T0135398

V&Runipress

Medizin und Kulturwissenschaft
Bonner Beiträge zur Geschichte, Anthropologie und Ethik der Medizin

Band 4

Herausgegeben von
Heinz Schott und Walter Bruchhausen

Katja Weiske

Die ärztliche Sicht auf Menschen mit Down-Syndrom

Mit 13 Abbildungen

V&R unipress

Bonn University Press

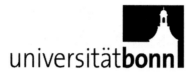

„Dieses Hardcover wurde
auf FSC-zertifiziertem
Papier gedruckt. FSC (Forest
Stewardship Council)
ist eine nichtstaatliche,
gemeinnützige
Organisation, die sich
für eine ökologische und
sozialverantwortliche
Nutzung der Wälder
unserer Erde einsetzt."

Bibliografische Information der Deutschen Nationalbibliothek

Die Deutsche Nationalbibliothek verzeichnet diese Publikation in der
Deutschen Nationalbibliografie; detaillierte bibliografische Daten sind
im Internet über http://dnb.d-nb.de abrufbar.

ISBN 978-3-89971-525-5

**Veröffentlichungen der Bonn University Press
erscheinen im Verlag V&R unipress GmbH.**

© 2008, V&R unipress in Göttingen / www.vr-unipress.de

Gedruckt auf alterungsbeständigem Papier.

Für meine Kinder Johannes, Mattis und Mia

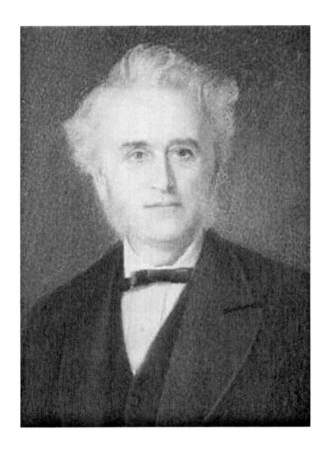

»Das erste, was getan werden muß, ist, den Schwachen aus diesem einsamen Leben zu retten, ihm geeignete Kameradschaft zu geben, ihn in eine Lage zu versetzen, in der die gesamte Maschinerie zu seinem Vorteil bewegt wird und wo er von Einflüssen der Kunst und der Natur umgeben sein wird, die dazu bestimmt sind, sein Leben freudvoll zu machen, seine Aufmerksamkeit zu erregen und seine Denkfähigkeit zu schärfen.«

Inhalt

9

Geleitwort

Vor mehr als zehn Jahren konfrontierte mich die Diplom-Biologin Dr. Katja de Bragança mit der Problematik des Blicks auf Menschen mit Down-Syndrom. Sie hatte – unterstützt von einem Freundeskreis – junge Menschen mit Down-Syndrom um sich versammelt, mit denen sie gemeinsam künstlerische Aktivitäten entfaltete und diese auch in der Öffentlichkeit eindrucksvoll präsentierte. Aus dem damaligen Gedankenaustausch mit Katja de Bragança ergab sich eine Kooperation zwischen ihrer Initiative und dem Medizinhistorischen Institut der Universität Bonn. Aus ihr ging das von der VolkswagenStiftung geförderte Projekt »Wie sehen Menschen mit Down-Syndrom die Welt – wie sieht die Welt Menschen mit Down-Syndrom - eine Gegenüberstellung« hervor. Innerhalb des Projektes entstanden schließlich das einzigartige Magazin »Ohrenkuss … da rein, da raus«, welches von Menschen mit Down-Syndrom in der Bonner »downtown-Werkstatt für Kultur und Wissenschaft« produziert wird, und nicht zuletzt das medizinhistorische Promotionsvorhaben von Katja Weiske.

Die ethische Problematik der ärztlichen (wie nichtärztlichen) Sicht auf Menschen mit Down-Syndrom liegt im gegenwärtigen Zeitalter von Pränataldiagnostik und Reproduktionsmedizin auf der Hand. Es geht um die Frage, inwieweit die zu erwartende Behinderung einen Schwangerschaftsabbruch rechtfertigen kann. Der Begriff »Mongolismus«, wie ihn der englische Kinderarzt Langdon-Down um 1860 prägte, führte in der Folgezeit zur rassenbiologischen Wertung des Down-Syndroms als einen evolutionsbiologischen »Atavismus«, den man an bestimmten körperlichen Defekten erkennen könne. Dieser stigmatisierende ärztliche Blick war bis in die zweite Hälfte des 20. Jahrhunderts vorherrschend, wie anhand der einschlägigen Fachliteratur belegt wird. Er wurde vor allem im Nationalsozialismus bedrohlich, da man das Down-Syndrom dem »angeborenen Schwachsinn« bzw. der »mongoloiden Idiotie« zuordnete. Umso wichtiger ist der werkbiografische Abriss zu Langdon-Down am Anfang des Buches. Er zeigt nämlich auf, dass dieser respektvoll und einfühlsam mit seinen Patienten umging und heute zu Recht als ein Pionier der Sozialpädiatrie angesehen werden kann.

Es ist erfreulich, dass die nun publizierte medizinhistorische Dissertation von der Mathematisch-naturwissenschaftlichen Fakultät der Universität Bonn, die keine eigene wissenschaftshistorische Einrichtung aufweist, angenommen wurde. Als Erstgutachter der Doktorarbeit danke ich dem Theoretischen Biologen Professor Dr. Wolfgang Alt, der den interfakultären Brückenschlag ermöglichte. Mein besonderer Dank gilt der Humangenetikerin Frau Professorin Dr. Gesa Schwanitz, deren kontinuierliche Unterstützung und Ermutigung für das Gelingen entscheidend war.

Für die Herausgeber der Reihe »Medizin und Kulturwissenschaft. Bonner Beiträge zur Geschichte, Anthropologie und Ethik der Medizin« ist dieser Band ein gutes Beispiel, wie historische Untersuchungen mit anthropologischen und ethischen Fragen zusammengehen und zu einer kritischen Auseinandersetzung mit gegenwärtigen Herausforderungen beitragen können. Möge die Studie einen großen Leserkreis finden und dazu beitragen, am Beispiel des Down-Syndroms die Problematik der Behinderung mit neuen Augen sehen zu lernen. Wir wünschen der Autorin den verdienten Erfolg.

Bonn, im September 2008 Heinz Schott

Vorwort

Menschen mit Down-Syndrom werden auch von medizinischen Laien sofort erkannt und vielfach heute noch als »mongoloid« identifiziert. Aufgrund ihres unverwechselbaren Erscheinungsbildes werden sie nicht als Individuen, sondern einer (minderwertigen) Gruppe zugehörig wahrgenommen und auch als solche behandelt.

In einem Forschungsprojekt am Bonner medizinhistorischen Institut (Direktor: Prof. Dr. Dr. Heinz Schott) unter der Leitung von Dr. Katja de Bragança wurde der Frage nachgegangen, warum das Vorurteil über die vermeintlich einge-schränkte Welt dieser recht großen Gruppe von Menschen – nach Schätzungen leben ca. 50.000 Menschen mit Down-Syndrom in Deutschland – in dieser Form besteht. Ein wichtiger Aspekt ist hierbei die Suche nach den historischen Wurzeln der heute noch bestehenden defektorientierten Sichtweise. Gerade der ärztliche Blick auf die Menschen mit Down-Syndrom im Laufe der Geschichte scheint bedeutend zu sein, ist das Phänomen »Mongolismus« doch seit etwa Mitte des 19. Jh. Gegenstand medizinischer Forschung und findet heute pränatale Diagnostik mit der möglichen Konsequenz eines Schwangerschaftsabbruchs nach Auffinden einer Trisomie 21 im Kontext ärztlicher Beratung statt. So liegt es nahe, sich zu den Anfängen der Erstbeschreibung durch Langdon-Down zurückzubegeben und die ärztliche Sicht bis in die Gegenwart zu analysieren. Neben der ärztlichen Per-spektive *auf* die Betroffenen ist aber der »Gegenblick« bzw. das Selbstverständnis heute lebender Menschen mit Down-Syndrom wichtig, um das Bild zu vervoll-ständigen, denn ihr Interesse ist es, in ihrem So-sein akzeptiert zu werden und das Stigma des Leidens, der Unerwünschtheit und des »Minderwertigen« zu verlieren. Oder, wie es der Künstler und Schauspieler Bobby Brederlow mit Down-Syndrom ausdrückt: »Ein Mensch ohne Macke ist Kacke.«

Schon während des Biologie-Studiums hatte ich Gelegenheit, am Institut für Humangenetik der Universität Bonn mitzuarbeiten und verfasste in der cytogene-tischen Abteilung unter Leitung von Frau Prof. Dr. Gesa Schwanitz eine experi-mentelle Diplomarbeit. Schon hier, später auch durch meine Tätigkeit am Institut für Humangenetik der FU Berlin und in einem Privatlabor, wurde ich mit den ethischen Problemen rund um die Anwendung der pränatalen Diagnostik, insbe-sondere bei der Diagnose Trisomie 21, konfrontiert. Persönliche Erfahrungen durch die Geburt eines Kindes mit Down-Syndrom, das im Alter von 7 Monaten starb, ließen mich neben der fachlichen Sicht auch die Perspektive der betroffenen Familien einnehmen. Meine ehemalige Kollegin Frau Dr. de Bragança lud mich ein, am oben genannten Projekt mitzuarbeiten, und stellte den Kontakt zu Herrn Prof. Schott her, der mich zur Ausarbeitung des Themas als medizinhistorische

Dissertation unter seiner Betreuung ermutigte. Diese Arbeit an der Schnittstelle zwischen Humangenetik und Medizin- bzw. Wissenschaftsgeschichte erfuhr besondere Wertschätzung durch die Anerkennung der Mathematisch-Naturwissenschaftlichen Fakultät (Promotion zum Dr. rer. nat.). Heute lehre ich am Institut für Ethik und Geschichte der Medizin (Direktor: Prof. Dr. Dr. Udo Benzenhöfer) der Universität Frankfurt a. Main.

Herrn Prof. Dr. Dr. Heinz Schott möchte ich für seine Betreuung und Unterstützung sowie für die Ermöglichung der Drucklegung meiner Arbeit von Herzen danken. Frau Dr. Katja de Bragança danke ich für den Anstoß zur Mitarbeit an diesem außergewöhnlichen Projekt, aus dem mein Thema erwachsen konnte.

Weiterhin gilt mein besonderer Dank allen, die mich bei der Realisierung meiner Arbeit unterstützt haben: Prof. Dr. Dr. Udo Benzenhöfer hat mich in die Methodik des historischen Arbeitens eingewiesen und die Arbeit an der Dissertation intensiv begleitet. Frau Prof. Dr. Gesa Schwanitz war in allen Belangen jederzeit ansprechbar. Prof. Dr. Wolfgang Alt hat mich seitens der Math.-Nat.-Fakultät als zweiter Gutachter unterstützt, ebenso vertrat Prof. Dr. Sergio Albeverio die naturwissenschaftliche Seite. Dr. Norbert Pies hat mir viele Materialien zum Leben Langdon-Downs zur Verfügung gestellt. Priv.-Doz. Dr. Georg Lilienthal (Gedenkstätte Hadamar), Dr. Petra Fuchs (Bundesarchiv Berlin) und Linda Orth (Rheinische Kliniken Bonn) waren hilfsbereite Ansprechpartner bei meinen Recherchen in den jeweiligen Archiven. Prof. Dr. Wolfram Henn und Dr. Ruth Raff waren für anregende Gespräche jederzeit bereit. Dr. Guido Bee und Friederike Wütscher haben mich in der Endphase meiner Arbeit unterstützt. Bei Herrn Priv.-Doz. Dr. Walter Bruchhausen möchte ich mich für seine Unterstützung und Diskussionsbereitschaft bei der Überarbeitung des Manuskripts im Zuge der Drucklegung ebenfalls herzlich bedanken. Den Redakteurinnen und Redakteuren des Magazins *Ohrenkuss* danke ich für die gute Zusammenarbeit, ihre Offenheit und den Funken, der immer übersprang. Ebenso wichtig wie die fachliche Unterstützung war die vielfache Hilfe in Sachen Kinderbetreuung, für die ich meinen Eltern und Frau Renate Corcan von Herzen danke. Mein ganz besonderer Dank gilt nicht zuletzt meinem Mann, Jan Roost, der mein Vorhaben in jeder erdenklichen Weise unterstützt hat.

Limburg, im September 2008   Katja Weiske

1 Einleitung

Menschen mit Down-Syndrom begegnen wir heute innerhalb des Spannungsfeldes von stetig wachsenden Möglichkeiten bezüglich ihrer Lebenserwartung und Lebensqualität einerseits, und ihrer pränatalen Diagnostizierbarkeit und somit möglichen »Lebensverhinderung« andererseits.

In den vergangenen Jahrzehnten hat sich die Lage von Menschen mit geistiger Behinderung stetig verbessert. Zu nennen sind hier die immer bessere medizinische Versorgung (bei Menschen mit Down-Syndrom ist beispielsweise in vielen Fällen die Korrektur eines kongenitalen Herzfehlers möglich) sowie die wachsenden Möglichkeiten bezüglich der Förderung im Kleinkindalter, der Schulbildung und Berufstätigkeit. Ein kultureller Wandel in der Einstellung gegenüber Menschen mit Behinderungen hat dahingehend statt gefunden, dass heute die meisten Menschen Konzepte von Akzeptanz unterschiedlicher Menschen, Vermeidung von Diskriminierung und vollständige Integration befürworten.[1]

Der Kampf der Behindertenverbände und Selbsthilfegruppen für eine Akzeptanz behinderter Menschen in der Gesellschaft zeigt sich in vielen Einzelprojekten und Initiativen und nicht zuletzt in dem 1994 in Artikel 3, Absatz 3 der Verfassung zugefügten Satz: »Niemand darf wegen seiner Behinderung benachteiligt werden«.[2] Beispielhaft sei hier die 1958 gegründete »Bundesvereinigung Lebenshilfe« genannt, die in 40 Jahren allein 3.000 Einrichtungen zur Förderung und Betreuung von 150.000 behinderten Menschen schuf. Die erste Elterninitiative mit Kindern mit Down-Syndrom wurde als »Arbeitskreis Down-Syndrom« 1977 ins Leben gerufen und schloss sich Ende der 90er Jahre mit zahlreichen anderen Down-Syndrom-Selbsthilfegruppen und Elterninitiativen zum »Down-Syndrom Netzwerk Deutschland e.V.« zusammen. Mit der Begründung der so genannten »Hamburger Arbeitsassistenz« im Jahr 1992 sei ein Beispiel für die Bemühungen um Integration geistig behinderter Menschen in den ersten Arbeitsmarkt genannt.[3] Ein erfolgreiches Projekt ist in diesem Zusammenhang das »Stadthaushotel Hamburg«, wo Menschen mit geistiger Behinderung in einem rollstuhlgerechten Hotel arbeiten und in benachbarten Wohnhäusern leben.[4]

In solchen viel versprechenden Projekten begegnen wir auch Menschen mit Down-Syndrom, die mit Hilfe geeigneter Assistenzen ein weitgehend selbstbe-

---

1 Vgl. Julian-Reynier et al. 1995, S. 597–599.
2 Eine Diskussion über die tatsächliche Umsetzung des genannten Verfassungs-Zusatzes soll hier nicht geführt werden. Zu verweisen ist in diesem Zusammenhang auf das Buch »Die Gesellschaft der Behinderer, das Buch zur Aktion Grundgesetz« 1997.
3 Vgl. Hinz und Boban 2001.
4 Vgl. Boban et al. 1996.

stimmtes Leben führen können.[5] Menschen mit Down-Syndrom wurden in jüngerer Vergangenheit auch als Werbeträger entdeckt, beispielsweise in der Werbekampagne der Firma Benetton im Jahr 1998.[6] In einigen populären Kino- und Fernsehfilmen der vergangenen Jahre waren Hauptdarsteller mit Down-Syndrom zu sehen (zu nennen ist hier der in Deutschland mittlerweile bekannte Schauspieler und Künstler mit Down-Syndrom, Bobby Brederlow).

Das Down-Syndrom kommt unter den angeborenen, nicht erblichen Syndromen und Krankheiten am häufigsten vor (Geburtsrate 1:600–800) und ist aufgrund seiner chromosomalen Ursache pränatal diagnostizierbar.[7] Parallel zu oben beschriebenem kulturellem Wandel in der Einstellung gegenüber Menschen mit Behinderungen haben die industrialisierten Länder eine Politik der vorgeburtlichen Diagnose-Verfahren eingeführt, in deren Zentrum die Diagnose Down-Syndrom steht.[8] Dieses Angebot pränataler Untersuchungen, basierend auf dem mütterlichen Alter, auf der bisherigen Familiengeschichte, auf pränatalen Ultraschalluntersuchungen und serologischen Markern findet insgesamt eine hohe soziale Akzeptanz. In den letzen Jahren wurde vor allem intensiv an möglichst nicht invasiven Methoden geforscht, die das Risiko für die Geburt eines Kindes mit Down-Syndrom präzisieren sollen (zu nennen sind hier Testverfahren basierend auf biochemischen Parametern im mütterlichen Blut sowie die so genannte Nackenfaltenmessung per Ultraschall), um dann eine Entscheidung für oder gegen eine vorgeburtliche Chromosomenanalyse fällen zu können. Bis heute sind zur Untersuchung der kindlichen Chromosomen invasive Methoden notwendig, wahrscheinlich ist ein nicht invasives screening mittels mütterlichen Bluts jedoch in greifbarer Nähe.[9] Als »Paradepferde« der pränatalen Diagnostik bezeichnete der Arzt Dr. Wolfgang Storm Kinder mit Down-Syndrom schon Anfang der 90er Jahre in einem kritischen Beitrag.[10]

---

5 Der Verfasserin ist bewusst, dass es sich hier um bisher einzelne erfolgreiche Projekte handelt und dass für die Mehrzahl der geistig behinderten Menschen eine berufliche Integration gerade im Zuge der allgemeinen Sparmaßnahmen nach wie vor nicht möglich ist.

6 Vgl. Möller 1998.

7 Vgl. Schmid 1987 und Wilken 2002.

8 Vgl. hierzu und im Folgenden Julian-Reynier et al. 1995, S 597–599.

9 Bisher nicht in die Routine-Praxis Eingang gefunden hat die seit Anfang der 90er Jahre intensiv beforschte Methode der Isolierung fetaler Zellen aus mütterlichem Blut, die eine Chromosomenanalyse kindlicher Zellen ohne invasiven Eingriff (und damit verbundenem Risiko für Mutter und Kind) möglich machen würde. Vgl. Miny und Holzgreve 1999. Nun scheint es einer Forschergruppe der Universität Stanford laut einer Publikation vom September 2008 gelungen zu sein, einen Test zu entwickeln, mit dem sich erhöhte Anteile des Chromosoms 21 bei Vorliegen einer Trisomie 21 im mütterlichen Blut feststellen lassen. Vgl. Fan et al. 2008.

10 Vgl. Storm 1991.

Der kategoriale Unterschied zu den etwa zeitgleich mit der Pränataldiagnostik eingeführten allgemeinen Vorsorgeuntersuchungen besteht darin, dass im Falle des Vorliegens einer Chromosomenaberration die »Therapie« nur in der Tötung des Ungeborenen bestehen kann. »Die Prävention besteht dann in der Verhütung des Geboren-Werdens schlechthin. Mit dem Feten verschwindet zugleich seine Krankheit.« [11] Fatale Folgen dieser Art der »Therapie« vor dem Hintergrund des ärztlichen Heilungsauftrags zeigt der so genannte »Oldenburger Fall« aus dem Jahr 1997, bei dem ein Fötus mit Down-Syndrom den in der 25. Schwangerschaftswoche durchgeführten Schwangerschaftsabbruch überlebte und erst nach vielen Stunden intensivmedizinisch versorgt wurde. [12] Die Diagnose einer Trisomie 21, der chromosomalen Ursache des Down-Syndroms, führt in über 90% der Fälle zu der Entscheidung für einen Schwangerschaftsabbruch, seit der Neufassung des Paragraphen 218 im Jahr 1995 sind im Rahmen der medizinischen Indikation auch Abbrüche nach der 22. Schwangerschaftswoche erlaubt. [13]

Erstaunlicherweise ist das in der medizinethischen Debatte um Pränatal- und auch Präimplantationsdiagnostik so präsente Thema Down-Syndrom bisher kaum historisch bearbeitet worden. Sowohl über den Entdecker des Syndroms, Langdon-Down (1828–1896), als auch über die historische Entwicklung der Diagnose »Mongolismus« als Gegenstand ärztlicher Forschung und Behandlung ist bis heute wenig bekannt. [14] Dabei ist davon auszugehen, dass das Bild von Menschen mit Down-Syndrom, das heute in der Gesellschaft vorherrscht und das sicher bei der Inanspruchnahme pränataler Diagnostik mit den möglichen Konsequenzen eine wichtige Rolle spielt, historische Wurzeln hat. Seit seiner Erstbeschreibung im Jahr 1866 ist der »Mongolismus« ein Thema in der ärztlichen Literatur. Sowohl psychiatrisch als auch pädiatrisch sowie später humangenetisch orientierte Ärzte publizieren seit nun fast 140 Jahren ihre Forschungsergebnisse zu dieser Form des menschlichen »Schwachsinns«.

Einer ärztlichen Sichtweise begegnen wir heute beispielsweise in einschlägigen medizinischen Syndrom-Atlanten, in denen systematisch die Defizite, die körperlichen und geistigen Abweichungen und Minderleistungen aufgelistet werden (verstärkt von z. T. drastischem Fotomaterial), während therapeutische Möglichkeiten, wenn überhaupt, mit wenigen Stichworten abgehandelt werden. »Es kommt somit zu einer medizinischen Stigmatisierung des Down-Syndroms, deren Menschsein, Lebensfreude und Kreativität aus dem Blick geraten, so dass sie als unerwünschte Kreaturen erscheinen, die mit Hilfe der Pränataldiagnostik ja gar nicht geboren werden müssen oder sollen.« [15] Wie hat sich nun diese medizinische

---

11 Vgl. Schott 2005, S. 157.
12 Vgl. Wewetzer 1998.
13 Vgl. Lehnhard 2004 .
14 Die erste Biographie über den Arzt John Langdon Haydon Langdon-Down erschien 100 Jahre nach dessen Tod (1996). Verfasser ist der Bonner Biologe Dr. Norbert Pies. Vgl. Pies 1996.
15 Vgl. Schott 2005, S. 15.

Stigmatisierung entwickelt? Wie wurde die Diagnose »Mongolismus« in der ärztlichen Literatur behandelt, wie gestaltete sich insbesondere die ärztliche Sicht auf die Betroffenen? Es erscheint sinnvoll, einen Blick zurückzuwerfen in die Geschichte und den ärztlichen Blick bzw. das zugrunde liegende ärztliche Menschenbild im Wandel der Zeit darzustellen. Auf die Frage, warum unser Vor-Urteil über die »eingeschränkte« Welt der Menschen mit Down-Syndrom mit ihrem unverwechselbaren Erscheinungsbild (unabhängig von der ethnischen Zugehörigkeit) in dieser Form besteht, sind hier möglicherweise Antworten zu finden.

Die historische Analyse der ärztlichen Sicht auf das Down-Syndrom soll im Folgenden bei seiner Erstbeschreibung durch den Arzt Langdon-Down beginnen, dessen Leben und Werk bezüglich des von ihm beschriebenen Syndroms beleuchtet wird. Weiterhin wird ärztliche Originalliteratur zum »Mongolismus« in der Zeit bis zum ersten Weltkrieg untersucht, der darauf folgende Abschnitt beschäftigt sich mit Monographien und Artikeln ärztlicher Autoren bis zum Beginn der nationalsozialistischen Herrschaft. Die ärztliche Sicht auf Menschen mit »Mongolismus« während der nationalsozialistischen Diktatur wird dann anhand der Verfolgung behinderter Menschen durch Zwangssterilisation und »Euthanasie« untersucht. Der letzte Abschnitt analysiert ärztliche Literatur zum Thema »Mongolismus« (Down-Syndrom) von 1945 bis zum Ende der 70er Jahre, also etwa dem Zeitpunkt, als das genetische Altersrisiko in die Mutterschaftsrichtlinien aufgenommen wurde mit der Empfehlung, Frauen ab 35 Jahren zur Fruchtwasseruntersuchung zu raten. Im letzten Kapitel werden dem ärztlichen Blick, gewissermaßen als »Korrektiv«, Aspekte des Selbstbildes von heute lebenden Betroffenen gegenüber gestellt.

Allgemein sei hier noch angemerkt, dass im Folgenden die in der jeweiligen Zeit in der ärztlichen Literatur verwendeten Begriffe benutzt werden. Sind diese für unser heutiges Verständnis abwertend bzw. diskriminierend, wie z. B. die Begriffe »Mongolismus« oder »Schwachsinn«, wird dies durch Anführungszeichen gekennzeichnet. Andere heute gebräuchliche Begriffe wie Fehlbildung oder auch Behinderung/Behinderte werden in dem Bewusstsein verwendet, dass sie bei vielen Betroffenen aufgrund ihrer negativen Bedeutungselemente in Kritik stehen.

2 Langdon-Down und seine Arbeit zum Down-Syndrom

Über John Langdon Haydon Langdon-Down ist in der medizinischen bzw. naturwissenschaftlichen Fachwelt bis heute wenig bekannt. Mediziner oder Biologen, die ihr Studium mit dem Fach Genetik bzw. Humangenetik durchlaufen, hören hier allenfalls, dass es sich um den Namensgeber der häufigsten Chromosomenaberration unter Lebendgeburten, des Down-Syndroms, handelt, vielleicht außerdem, dass er es war, der den irreführenden Begriff »Mongolismus« geprägt hat. In medizinischen Standardwerken zum »Mongolismus« nach 1945 wird Langdon-Down meist als Verfechter atavistischer Theorien dargestellt.[16] Häufig wird er zusammen mit F. G. Crookshank erwähnt, der im Phänomen »Mongolismus« eine vor-menschliche Stufe sah und dies für seine Argumentation in Richtung eines polyphyletischen Stammbaums der Menschheit nutzte (siehe Kap. 4.2).[17] Auch in Zeitungsartikeln anlässlich Langdon-Downs 100. Todestag (1996) ist zu lesen, er sei der Meinung gewesen, bei dem von ihm beschriebenen Syndrom handele es sich um »eine angeborene Degeneration auf niedrigerer Stufe der Evolution«.[18] Langdon-Downs tatsächliche Sichtweise auf die Menschen mit der von ihm entdeckten geistigen Behinderung sowie seine Verdienste als einer der Begründer der so genannten Sozialmedizin bleiben in der medizinischen Fachliteratur meist unerwähnt.

Im Folgenden soll das Werk des Arztes Langdon-Down im Hinblick auf sein Menschenbild untersucht werden, welches er als Arzt und Wissenschaftler entwickelt hat. Hierüber geben einerseits seine Publikationen Aufschluss, in denen er die Ergebnisse seiner wissenschaftlichen Forschung zu »Idiotie« und Geisteskrankheit sowie seine Erfahrungen als Arzt von geistig behinderten Patienten (eben auch jener, die er als Angehörige der »großen mongolischen Familie beschrieb«) veröffentlicht hat (siehe Kap. 2.2). Andererseits richtet sich das Augenmerk auch auf die Erziehung und Förderung der damals so genannten »Schwachsinnigen«, mit denen Langdon-Down über viele Jahre in zwei verschiedenen Einrichtungen zusammen lebte. Rückblickend auf die englische Gesellschaft Mitte des 19. Jahrhunderts, in der geistig behinderte Menschen als Angehörige der armen Schicht im täglichen Existenzkampf ohne jegliche Förderung verwahrlosten,

---

16 Vgl. beispielsweise Zellweger 1965 oder Rett 1977. Atavismus (lat. v. atavus Vorfahr) heißt Rückschlag. Hiermit bezeichnet man das Gesetz der Erblichkeit, nach dem gewisse körperliche und geistige Anlagen entfernter Ahnen in den späteren Nachkommen wieder hervortreten. Vgl. Regenbogen und Meyer 1998.

17 Langdon-Down war jedoch vom Gegenteil, nämlich dem gemeinsamen Ursprung der Menschheitsfamilie, überzeugt (siehe Kap. 2.2).

18 Vgl. Bröer 1996.

als Angehörige der Privilegierten aber oftmals – vom Familienleben ausgeschlossen – vereinsamten, werden Langdon-Downs Verdienste als Pionier der Sozialpädiatrie deutlich[19].

2.1 Biographisches und ärztlicher Werdegang

Ärztliche Ausbildung

Am 18. November 1928 wurde John Langdon Haydon Down als siebtes und letztes Kind der Eheleute Joseph Almond Down und Hannah Haydon in Torpoint, England, geboren[20]. Der Vater betrieb ein eigenes Geschäft und obwohl er offiziell immer nur als »Kolonialwarenhändler« bezeichnet wurde, war er ebenfalls als Apotheker tätig, wofür er wohl nie eine qualifizierte Ausbildung genossen, geschweige denn eine Prüfung absolviert hatte. Trotzdem schloss Langdon-Down 1849 mit seinem Vater einen Ausbildungsvertrag zum Apotheker ab, der auch von der Apothekerkammer anerkannt wurde. Langdon-Down war nur wenige Jahre zur Schule gegangen, hatte zwischen 1842 und 1847 im elterlichen Betrieb gearbeitet und im Anschluss ca. ein Jahr bei der Pharmazeutischen Gesellschaft in London studiert.

Nach verschiedenen Dozententätigkeiten im Fach Chemie entschloss sich Langdon-Down zum Medizinstudium und immatrikulierte sich 1853 am London Hospital.[21] Ein Jahr später schrieb er sich auch als Medizinstudent an der Universität zu London ein. Langdon-Downs Studium fiel in eine Zeit des Umbruchs der medizinischen Ausbildungsordnung in England. Per Gesetz, dem *Medical Act* von 1858, sollte die medizinische Ausbildung qualifiziert und vereinfacht werden. Um anerkannt zu werden, war es zu jener Zeit sinnvoll, Prüfungen in mehreren Fachrichtungen bei verschiedenen etablierten medizinischen Gesellschaften abzulegen. Langdon-Down erwarb daher mehrere Diplome und wurde Mitglied in zahlreichen medizinischen Gesellschaften, obwohl er später offenbarte, dass er nicht viel von den nicht-universitären, zur Lizenz berechtigten Körperschaften hielt.[22] 1859 promovierte Langdon-Down an der Universität zu London zum *MD (Doctor of*

---

19 Vgl. Clark 1869, S. 118–120. Der Autor zitiert in seinem Buch über John Conolly, dem ersten Professor für Medizin an der Universität zu London, Auszüge aus dessen Vortrag über die Situation geistig behinderter Kinder in Armenvierteln. Vgl. ebenfalls Langdon-Down 1876.

20 Vgl. hierzu und im Folgenden Pies 1996, S. 17–30. Später stellte er dem Nachnamen seinen mittleren Vornamen voran, so dass sein vollständiger Name seitdem John Langdon Haydon Langdon-Down war (siehe unten).

21 Vgl. hierzu und im Folgenden Pies 1996, S. 30–45 und S. 52–70.

22 Vor der Reformierung der medizinischen Ausbildung gab es in England zahlreiche Wege eine ärztliche Lizenz zu erwerben. Verschiedenste Körperschaften, einschließlich Kirche, Armee und *Navy* waren dazu berechtigt. Ebd., S. 39.

medicine) und war bis 1890 sowohl als Arzt am *London Hospital* als auch als Dozent am *London Hospital Medical College* tätig[23].

Superintendent des Asylum for idiots in Earlswood

Studiert man Langdon-Downs Tätigkeit zunächst als *superintendent* des *Asylum for idiots* in Earlswood nahe Redhill in Surrey (1858–1868), später in seinem eigens gegründeten *Training Institute Normansfield* in Teddington (siehe unten), wo er bis zu seinem Tod mit seiner Familie, zusammen mit den geistig behinderten Patienten, lebte, so liegt der Schluss nahe, Langdon-Down sei einer inneren Berufung gefolgt, seine ärztlichen sowie wissenschaftlichen Fähigkeiten ganz in den Dienst von geistig behinderten Patienten zu stellen. Eingehende Recherchen O Conor Wards über das Leben Langdon-Downs, denen auch unveröffentlichte private Briefwechsel des Arztes zugrunde liegen, zeigen jedoch, dass dieser allein durch äußere Umstände des Lebens die Arbeit mit den so genannten »Schwachsinnigen« aufgenommen hat[24]. Langdon-Down hatte seine spätere Frau, Mary Crellin, kennen gelernt, jedoch ließen seine bescheidenen finanziellen Verhältnisse eine Heirat nicht zu. Seine Tätigkeit am *London Hospital* erbrachte nur ein geringes Honorar (erst 1870 erhielt er dort eine Stelle als Vollarzt mit jedoch auch nur bescheidenem Gehalt), die Etablierung einer Privatpraxis hätte bis zu einer entsprechenden finanziellen Rentabilität Jahre gedauert. So bewarb er sich, ohne jegliche Erfahrung auf dem Gebiet der »Idiotie«, um die regulär bezahlte Anstellung als medizinischer *superintendent* am *Earlswood Asylum,* was zudem den Vorteil mit sich brachte, dass ihm dort auch eine Wohnung für eine künftige Familie zur Verfügung stand. Das 1847 gegründete Heim für geistig behinderte Menschen, vornehmlich aus der ärmsten Bevölkerungsschicht, unterstand einer Gruppe philanthropisch orientierter Bürger, die Langdon-Down zu humanem Führungsstil verpflichteten.[25]

Langdon-Down hatte gerade den *Bachelor of Medicine (MB)* erworben, als er 1858 mit seiner Arbeit am *Earlswood Asylum* begann. Er hatte nun ca. 300 geistig behinderte Patienten medizinisch zu betreuen, ohne dass er in irgendeiner Form eingearbeitet wurde oder sonstige Instruktionen erhielt; für die täglichen Probleme

---

23 Da bis heute keine Dissertationsschrift Langdon-Downs bekannt ist, liegt es nahe, dass er den Doktorgrad durch Ablegen einer Prüfung erlangte, was damals möglich war. Vgl. hierzu Ward 1998, S. 27.

24 Vgl. hierzu und im Folgenden ebd., Kap. 4, 5 und 6.

25 Initiatorin war eine Frau Plumbe, die »hinsichtlich ihres Engagements für geistig zurückgebliebene Menschen ihrer Zeit weit voraus war« (vgl. Pies 1996, S. 46). Anfang des 19. Jh. waren Asyle meist »Verwahranstalten«, in denen z.B. Fixierung der geistig behinderten und geistig kranken Menschen an der Tagesordnung war. Therapie oder Förderung gab es so gut wie nicht, um 1800 erst hatte die »Irrenheilkunde« überhaupt begonnen, sich institutionell vom Strafvollzug und dem Armenasyl zu lösen. Vgl. hierzu Schott 1993.

gab es keinen Ansprechpartner[26]. Eine große Stütze wurde ihm in dieser Zeit Dr. John Collony (erster Professor für Medizin an der Universität zu London), Mitglied im Verwaltungsrat von *Earlswood*. Er wurde Langdon-Down ein enger Kollege und Freund, beeinflusste ihn sowohl in seiner wissenschaftlichen Arbeit, als auch hinsichtlich Umgang und Förderung seiner geistig behinderten Patienten. Collony hatte den berühmten Edouard Séguin in Paris getroffen (1845) und begeisterte Langdon-Down für dessen Konzept des so genannten *moral treatments* (basierte auf der Förderung der motorischen Entwicklung unter wohlwollendem Umgang mit den Betroffenen), eine große Reform in einer Zeit, in der die öffentliche Haltung geprägt war von Abscheu und Gleichgültigkeit gegenüber den schwächsten Mitgliedern der Gesellschaft, was bis zur Verfolgung von geistig kranken oder behinderten Menschen führte[27]. Auch verschiedene wissenschaftliche Projekte Langdon-Downs entstanden wohl unter dem Einfluss Collonys, ebenso teilte Langdon-Down dessen Interesse für Anthropologie, woraus er sein ethnisches Klassifizierungssystem entwickelte (siehe unten).[28]

Zudem erhielt Langdon-Down die uneingeschränkte Unterstützung seiner Frau, die er 1860 heiratete und die von da an mit ihm zusammen in *Earlswood* lebte. Wie auch Langdon-Down selbst, war Mary Crellin in einem tief religiösen Elternhaus aufgewachsen; vor diesem Hintergrund begann sie sich um die Organisation des Heimes mit vielfältigen Aufgaben zu kümmern, in engem Kontakt mit den Bewohnern zu leben und dabei die eigene Familie zu gründen. Das Ehepaar Langdon-Down bekam vier Kinder, von denen drei in *Earlswood* geboren wurden.[29]

Langdon-Downs Arbeit im *Earlswood Asylum* war nicht nur geprägt von einem humanen Führungsstil und einer guten medizinischen Betreuung der Bewohner. Schon bald nach Beginn seiner Arbeit begann er mit umfassenden Reformen des gesamten Heimlebens, die zeigen, wie schnell er die Belange der behinderten Menschen zum Mittelpunkt seines ärztlichen und auch wissenschaftlichen Interesses machte[30]. Obwohl keinerlei Erfahrung mit den damals so genannten »Imbezillen« und »Idioten«, wollte er diese nicht nur menschenwürdig betreuen, sondern begann nach kürzester Zeit mit der Förderung sowohl der körperlichen als auch der intellektuellen Fähigkeiten, mit dem Ziel, seinen Patienten Erziehung und Bildung angedeihen zu lassen. Auf diesem Gebiet hatte es europaweit erst vereinzelte Anstrengungen gegeben, wie Langdon-Down 1887 selbst in seiner ersten Lettsomian-Vorlesung (siehe Kap. 2.2) resümiert, nachdem er einleitend zu seinem Vortrag anmerkt, dass es, von der Medizinischen Gesellschaft Londons aus-

---

26 Vgl. hierzu und im Folgenden Ward 1998, Kap. 6.
27 Vgl. Kraft 1961, S. 393–418.
28 Vgl. Ward 1998, Kap. 18.
29 Ebd., Kap. 7.
30 Vgl. hierzu und im Folgenden ebd., S. 44 ff.

gehend, zuvor nie eine Abhandlung zu dem Thema »Geistige Abweichungen in Kindheit und Jugend« gegeben hätte.[31]

Langdon-Down gestaltete das Leben in *Earlswood* in einer Weise um, dass die Bewohner ein möglichst hohes Maß an Selbständigkeit erlangten, indem sie Alltagsfertigkeiten trainierten (z.b. essen mit Besteck) anstatt passiv versorgt zu werden. In seinen vielen Protokollen für die Heimverwaltung ist eindrucksvoll zu lesen, wie detailliert er sich Gedanken über Veränderungen in nebensächlich erscheinenden Ereignissen, wie z.b. das Einnehmen der Mahlzeiten, machte und wie viel Bedeutung er ihnen als Förderungsmöglichkeit für seine Patienten beimaß.[32] Nach und nach wurde das *Earlswood Asylum* unter Langdon-Downs Leitung eine Art Selbstversorger-Betrieb mit eigener Bäckerei, Wäscherei und Werkstätten sowie einem landwirtschaftlichen Betrieb.[33] Parallel begann Langdon-Down individuelle Trainingsprogramme zu entwickeln, die Übungen zur Fingerkoordination, Lippen- und Zungenbeweglichkeit sowie spezielle Ernährungsformen enthielten. Ein weiterer Schwerpunkt war auch die religiöse Erziehung, tägliche Morgen- und Abendgebete sowie sonntägliche Gottesdienste waren fester Bestandteil des Heimlebens. Seine in *Earlswood* entwickelten Konzepte für die Behandlung und Therapie geistig behinderter Patienten präsentierte er 1867 auf einem Sozialwissenschaften-Kongress. Der Vortrag wurde 1876 unter dem Titel *»On the education and training of the feeble in mind«* gedruckt (siehe auch Kap. 2.2).

Während seiner Zeit in *Earlswood* betreute Langdon-Down viele Patienten (er sprach von mehr als 10 Prozent der ihm präsentierten Fälle), die er dann 1866 in seinem ethnischen Klassifizierungssystem als »Schwachsinnige des mongolischen Typs«, beschrieb[34]. Sowohl in dieser wohl bekanntesten Veröffentlichung zur ethnischen Klassifizierung als auch in seinen späteren Abhandlungen zu Geisteskrankheit und »Idiotie« widmet Langdon-Down dieser Patientengruppe mit dem später nach ihm benannten Syndrom besondere Aufmerksamkeit (siehe Kap. 2.2).

Das *Earlswood Asylum* entwickelte sich auf oben beschriebene Weise zur ersten Institution dieser Art für geistig behinderte Menschen in England. Zahlreiche Besucher, darunter viele ärztliche Kollegen, waren tief beeindruckt von der Arbeit Langdon-Downs. *»I could not help being forcibly struck* [beeindruckt] *at the interest he* [gemeint ist Langdon Down, K.W.] *took in all the inmates and the pleasure they experienced in seeing him as he accompanied me over the estate, coming round him as they did, and taking his hand and evincing their unfeigned delight* [echtes Entzücken] *in his presence«*, schrieb Charles Buxton *(MP)* im Anschluss an einen Besuch in *Earlswood* 1864 an die verantwortliche Verwaltung[35]. Die

---

31 Vgl. Langdon-Down 1887. Übersetzung der Lettsomian-Vorlesungen von N. Pies in Pies 1996, S. 137 ff.

32 Vgl. Ward 1998, S. 45. Auszug aus *Medical Superintendent's Report to the House Committee.*

33 Vgl. hierzu und im Folgenden ebd., S. 50 ff.

34 Vgl. Langdon-Down 1866 a).

35 Surrey Record Office. SRO;392/1/2/1. Letters. In Ward 1998, S. 45.

Patientenzahlen wuchsen stetig (kurz nach Langdon-Downs Ausscheiden wurde das Heim um neue Gebäude erweitert), die Wartelisten für eine Aufnahme in die Einrichtung waren lang. Eine Anfrage Séguins, im Zuge der Vorbereitung eines Buches für mehrere Monate am *Earlswood Asylum* zu hospitieren, wurde zur großen Enttäuschung Langdon-Downs von der Verwaltung abgelehnt.[36]

Trotz Langdon-Downs großartiger Arbeit, die *Earlswood* zu einer Vorzeigeeinrichtung des so genannten *Lunacy Board*, einer übergeordneten Kommission zuständig für die Kontrolle der »Irrenanstalten«, gemacht hatte, gab es mehr und mehr Meinungsverschiedenheiten zwischen ihm und der Heimverwaltung. Langdon-Downs Bestreben, *Earlswood* nach seinen Ideen umzustrukturieren und neue Konzepte zu entwickeln, vertrug sich nicht mit der engmaschigen Kontrolle seitens der Heimverwaltung, welche in allen Fragen letzte Entscheidungsgewalt für sich beanspruchte. Ein großer Streitpunkt war die Aufnahme zahlender Patienten aus wohlhabenden Schichten (hier gab es zahlreiche Anfragen), was die Verwaltung, festhaltend am Status einer wohltätigen Einrichtung, auf ein Minimum beschränkte. Auch Langdon-Downs parallele Tätigkeit als Dozent und Arzt am *London Hospital* sorgte für Spannungen, da seine Abwesenheit vom *Earlswood Asylum* nicht gern gesehen wurde. Bevor die Situation eskalierte, entschloss sich Langdon-Down zur Kündigung seines Postens als medizinischer *superintendent*.

Das Normansfield Training Institute

Gemeinnützige Einrichtungen wie das *Earlswood Asylum* leisteten wertvolle Arbeit für die arme Bevölkerungsschicht, wenn auch gerade außerhalb der großen Städte die Versorgung nur mangelhaft war.[37] Für geistig behinderte Angehörige reicher Familien gab es zu dieser Zeit keine Möglichkeit einer institutionellen Unterbringung. In seinem Vortrag 1867 auf einem Sozialwissenschaften-Kongress beschreibt Langdon-Down die Situation in der *upper class*: »*Nor is his position* [des »Schwachsinnigen«, K.W.] *more desirable in the houses of the wealthy. His claims are lost sight of* [aus den Augen verloren], *and the great aim is to keep his existence a secret, while no kind of compainionship is established between him and the other members of the household. Moreover, the claims* [Ansprüche] *of society, the presence of visitors ... lead to his being consigned to the care of servants* [sein Dasein der Obhut von Dienstboten zu überlassen] *in the upper and less frequented portions of the house, where his life must necessarily be monotonous and uninteresting.*«[38]

Langdon-Down gründete seine eigene Einrichtung, die er *Normansfield Trainings Institute* nannte, im Jahr 1868 in Teddington.[39] Gerade besser gestellte Fa-

---

36 Vgl. hierzu und im Folgenden Ward 1998, S. 67 ff.
37 Vgl. Langdon-Down 1887. Übersetzung der Lettsomian-Vorlesungen in Pies 1996, S. 142.
38 Vgl. Langdon-Down 1876. Auszüge in Ward 1998, S. 85 ff.
39 Vgl. Ward 1998, S. 77 ff.

milien hatten nun die Möglichkeit ihr geistig behindertes Kind gegen Bezahlung dort unterzubringen, es großzügig auszustatten und – wie Sir Brain Rix in seinem Buch »*Farce about face*« bemerkt – aller Welt zu verkünden, es sei gestorben.[40]

Da angesichts der bestehenden gesellschaftlichen Verhältnisse eine auch nur annähernd angemessene Förderung und Bildung geistig behinderter Menschen innerhalb ihrer Herkunftsfamilien undenkbar war (unabhängig davon, welcher sozialen Schicht sie angehörten), plädierte Langdon-Down stets für eine Erziehung der »*feeble in mind*« in geeigneten Einrichtungen unter ihresgleichen.[41] Bedenkt man, dass die allgemeine Schulpflicht in England erst 1870 eingeführt wurde, die Beschulbarkeit von geistig behinderten Menschen nochmals 100 Jahre später erst im *Education Act* von 1970 gesetzlich festgeschrieben wurde, wird deutlich, dass Langdon-Down mit seinem Förderungs- und Bildungskonzept seiner Zeit um 100 Jahre voraus war.[42] Anlässlich der Eröffnung eines neuen Flügels in *Normansfield*, wurde Langdon-Down anschließend in einer Zeitung zitiert: »*In a paper which I read at the Social Science Congress in Belfast I urged the necessity of providing in our counties, schools for the training of the feeble minded poor. Still more recently I have had the honour of working with your Lordship (the Earl of Devon), to enforce the claims of the neglected class* [um die Anrechte der vernachlässigten Klasse geltend zu machen]«.[43] In seiner eigenen Einrichtung *Normansfield* war die Ausbildung der Bewohner durch mehrere Lehrer gesichert.

Die in *Earlswood* begonnene Arbeit, mit gezielter Förderung und geeigneten therapeutischen Methoden den geistig behinderten Patienten ein hohes Maß an Lebensqualität und Selbständigkeit zu ermöglichen, konnte Langdon-Down nun in seiner eigenen Institution ganz nach seinen Vorstellungen weiter entwickeln. Seine Erfahrungen und Konzepte lassen *Normansfield* wie ein modernes, ganzheitliches Therapiezentrum erscheinen. Neben körperlicher Ertüchtigung (z.B. auch durch Rollschuhlaufen), spezieller Ernährung und Arbeitsmöglichkeiten in verschiedenen Werkstätten, gab es individuelle Förderung von Zungenübungen bis zum Mathematikunterricht.[44] Doch auch die kulturelle Bildung seiner behinderten Patienten zeichnet die Arbeit Langdon-Downs als für seine Zeit einzigartig aus. Neben Musik und Tanz als Therapie ließ Langdon-Down ein eigenes Theater bauen, in dem Aufführungen einstudiert wurden, an denen mitunter auch Patienten teilnahmen.[45] Hierzu referiert Langdon-Down in seiner dritten Lettsomian-Vorlesung: » … während sich für alle [geistig behinderten Patienten, K.W.] Musik und Tanz mit Aufführungen von Dramen abwechseln, die am nützlichsten sind, da

---

40 Vgl. Rix 1989, S. 22. Sir Brain Rix ist Schauspieler und Generalsekretär von *MENCAP* (*Royal Society for Mentally Handicapped Children and Adults*). Seine Tochter, 1951 mit Down-Syndrom geboren, lebte viele Jahre in *Normansfield*.
41 Vgl. Langdon-Down 1887.
42 Vgl. Rix 1989, S. 23.
43 Vgl. Ward 1998, S. 13.
44 Vgl. Pies 1996, S. 76 ff.
45 Vgl. Ward 1998, Kap. 12 sowie Pies 1996, S. 83 ff.

sie sich an beide, die Augen und die Ohren wenden.«[46] Heute ist die *Normansfield Amusment Hall* eines der wenigen existierenden Privattheater aus jener Zeit, architektonisch und historisch einzigartig.[47]

Das *Normansfield Training Institute* startete mit 19 Patienten und wuchs bis 1891 auf 150 Patienten an. Langdon-Down führte ausführliche Protokolle über seine Patienten, aus denen ersichtlich ist, dass er insgesamt 22 Patienten des »mongolischen Typs der Idiotie« betreute.[48] Die detaillierten Aufzeichnungen zeigen einerseits den Wissenschaftler Langdon-Down, der sich durch eine genaue, nüchterne Anamnese weitere Erkenntnisse und diagnostische Möglichkeiten bezüglich dieser Form des »Schwachsinns« erhoffte, andererseits notierte er auch Charaktereigenschaften und Verhaltensweisen seiner Patienten in einer Weise, die die menschliche Nähe und Beziehung zu ihnen deutlich werden lässt. Beeindruckend sind die geringe Sterberate und das hohe Alter, das einige seiner Patienten erreichten. Sechs der Patienten mit Down-Syndrom lebten über 35 Jahre in *Normansfield*, der älteste wurde 59 Jahre alt. In Zeiten von Scharlach-Epidemien und Tuberkulose mit den damals nur begrenzten Therapiemöglichkeiten zeigt sich hier der hohe Standard der Einrichtung in der Pflege und Versorgung seiner Bewohner. Die erste Patientin mit Down-Syndrom in *Normansfield*, Mary A., kam mit 19 Jahren und starb im Alter von 58 Jahren (siehe Abb.1a und b). Langdon-Down schreibt über sie in seinen Aufzeichnungen: »*She is extremely obstinate* [dickköpfig], *will not walk beyond the grounds and this obstinacy is most marked at the period antecedent to her catamenia* [Begriff für Menstruation, K.W.]. *She can write a letter and play some tunes from memory on the piano. She is affectionate* [liebevoll] *and when she is free from ill temper, is witty* [geistreich] *and cheerful.*«[49]

Die Sichtweise Langdon-Downs auf seine Patienten der »großen mongolischen Familie« stellt sich eindrucksvoll in seinen Fotografien dar, die er von ihnen fertigte. Beeinflusst von seinem Kollegen Collony, der schon für einige Veröffentlichungen mit Lithographien von klinischen Fotografien gearbeitet hatte, kaufte sich Langdon-Down einen Fotoapparat und fertigte 1862 seine erste klinische Fotografie (eine langwierige, damals technisch sehr umständliche Prozedur)[50]. Die Fotografien seiner Patienten mit Down-Syndrom lassen die ihnen vom Fotografen zuerkannte Persönlichkeit und Menschenwürde erkennen (siehe Abb. 1 und 2). Sie stehen in krassem Gegensatz zu den klinischen Fotografien späterer Veröffentlichungen anderer Autoren zur »mongoloiden Idiotie«, die eine defektorientierte

---

46 Vgl. Langdon-Down 1887. Übersetzung der Lettsomian-Vorlesungen in Pies 1996, S. 214.
47 Vgl. Earl 1997, S. 205–207.
48 Vgl. hierzu und im Folgenden Ward 1998, Kap. 16.
49 Vgl. Ward 1998, S. 150–151.
50 Ebd., Kap. 19.

Betrachtungsweise der Menschen mit Down-Syndrom offenbaren (siehe beispielsweise Kap. 6.3, Abb. 6–8).

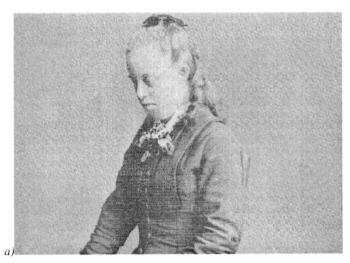

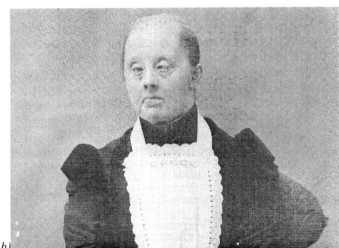

Abb.1: Mary A. im Alter von 19 Jahren (1868) (a). Mary A. im Alter von 55 Jahren (b).

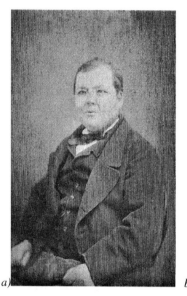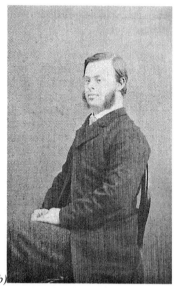

Abb. 2: Zwei Bewohner des Earlswood Asylum mit Down-Syndrom.
Fotografiert 1865 (a,b).

Mit Kündigung seiner Anstellung (und damit dem Verlust seines festen Gehaltes) am *Earlswood Asylum* und der Gründung seines eigenen Institutes sah Langdon-Down den richtigen Zeitpunkt gekommen, zusätzlich eine Privatpraxis aufzubauen, schon allein um finanziell eine weitere Absicherung zu haben[51]. Während seine Frau Mary hauptsächlich die Tagesgeschäfte in *Normansfield* führte, betrieb Langdon-Down täglich seine Praxis in der Harley Street in London. Zu diesem Zeitpunkt begann er auch den Nachnamen Langdon-Down zu führen, wohl um den weit verbreiteten Namen Down zu spezifizieren.

Ein ebenfalls wichtiger Teil seiner ärztlichen Tätigkeit blieb bis zu seinem Tod die Arbeit am *London Hospital*.[52] Langdon-Downs hoch entwickeltes soziales Bewusstsein spiegelt sich gerade in der Lehre seiner Studenten wider. Neben einer qualifizierten Ausbildung – möglichst mit Universitätsabschluss –, die er propagierte, versuchte er eindringlich seine Studenten dahingehend zu sensibilisieren, dass sie als Ärzte nicht nur beschädigte Körper, sondern auch empfindliche Seelen behandeln müssten. O Conor Ward wertet in seiner Biographie die Eröffnungsrede Langdon-Downs zum Wintersemester 1864/1865 als einen wichtigen Beitrag zur Entwicklung und Erhaltung eines hohen ethischen Standards im Arztberuf.[53] Langdon-Down schildert in seiner Rede die möglichen Gefühle und Ängste von Patienten, die, plötzlich aus ihrem Alltag gerissen, nun zu einem Krankenhausauf-

---

51 Vgl. hierzu und im Folgenden Ward 1998, S. 77 ff.
52 Vgl. Pies 1996, S. 52 ff.
53 Vgl. Ward 1998, S. 91.

enthalt gezwungen sind: »*In your care of fractured limb regard the broken spirit.*«[54] Langdon-Down versetzt sich in einer anderen Passage in die Lage einer Mutter, die ihr Kind im Krankenhaus zurücklassen muss: »*She* [die Mutter, K.W.] *has to leave with you the most precious thing* [muss ihr Kostbarstes zurücklassen] *in her narrow world. Wound not her bleeding heart by flippant speech or rough rebuke* [barsche Zurechtweisung]. *She has need of words of solace* [tröstende Worte] *to calm her saddened state* [aufgeregten Zustand].« Weiter erinnert Langdon-Down seine Studenten daran: » ... *that nearly all the patients who line the wards have left their homes, and cast themselves among strangers* [finden sich inmitten von Fremden wieder], ... *and that their convalescence will often be promoted by the genial manner and kindly bearing of those attend to their needs* [freundliche Art derer, die sie pflegen].«[55]

1868 wurde Langdon-Down zum Mitglied des *Royal College of Physicians of London* berufen, als Dozent hielt er 1887 die *Lettsomian-Lectures* der *Medical Society* (siehe Kap. 2.2). Ab 1884 fungierte Langdon-Down als Friedensrichter der *Counties of London and middlesex and the liberty of Westminster,* später auch als Ratsherr des *County Council of Middlesex.* 1890 erkrankte Langdon-Down an einer schweren Grippe, von der er sich nur langsam erholte. Er trat als aktiver Arzt des *London Hospital* zurück, blieb aber so genannter *Consulting Physician* des Krankenhauses[56].

Am 7. Oktober 1896 brach Langdon-Down plötzlich zusammen und starb. Der herbeigerufene Arzt stellte Herzversagen fest. Die beiden Söhne, ebenfalls zu Ärzten ausgebildet, bauten das *Normansfield Training Institute* bis zum 1. Weltkrieg weiter aus. Norman Langdon-Down (ein Enkel des Gründers) war der letzte medizinische Leiter der Langdon-Downs in *Normansfield.* Er trat 1970 in den Ruhestand. Das Institut, das schon 15 Jahre vor der Schulreform von 1970 eine voll ausgerüstete Schule für geistig behinderte Menschen einrichtete, existiert heute noch.[57]

2.2 Die wissenschaftlichen Veröffentlichungen

Langdon-Downs literarisches Werk ist kein sehr umfassendes, ab 1887 hat er nichts mehr veröffentlicht, was häufig mit Bedauern angemerkt wurde.[58] Vielleicht liegt auch hierin einer der Gründe für das bisher geringe Interesse an Leben

---

54 Vgl. Langdon-Down 1864, S. 406.
55 Ebd., S. 407.
56 Vgl. Pies 1996, S. 17–18 und S. 100 ff. sowie Ward 1998, Kap. 20.
57 Vgl. Pies 1996, S. 80 ff. Eine Enkelin Langdon-Downs gründete in den 40er Jahren »die Liga der Freunde von Normansfield«, die neben der Schule weitere Errungenschaften für die Einrichtung ermöglichte und ganz mit dem Geist des Gründers konform ging.
58 Vgl. Ward 1998, S. 145.

und Werk dieses Arztes und das daraus resultierende spärliche Wissen auch seitens der Medizinhistoriker.[59]

Pies hat in seiner Biographie eine 28 Titel umfassende Bibliographie zusammengestellt, von denen einige Arbeiten wissenschaftlich interessant und gerade bezüglich Langdon-Downs Menschenbild als Arzt und Wissenschaftler einer eingehenden Untersuchung wert sind.[60]

Langdon-Downs Publikationen im Überblick

Langdon-Downs erste Arbeit wurde zu Beginn seiner medizinischen Ausbildung 1853 gedruckt und war ein Essay mit dem Titel »Nature's balance: a prize essay on the wisdom and beneficence of the Creator, as displayed in the compensation between the animal and vegetable kingdoms.«[61]

1861 begann Langdon-Down mit Publikationen humanmedizinischer Themen. 1862, zu einem Zeitpunkt, als er schon am *Earlswood Asylum* tätig war, erschien in der Zeitschrift Lancet eine Arbeit über die Beziehung zwischen Deformationen des Mundes und Geisteskrankheit, in dem er unter anderem Auffälligkeiten beschreibt, die dem Erscheinungsbild des Down-Syndroms zuzuordnen sind (siehe unten). 1864 hielt Langdon Down die oben erwähnte Einführungsvorlesung zur Eröffnung des Akademischen Jahres und einen weiteren Vortrag vor Studenten der Pharmazeutischen Gesellschaft Londons. Weiterhin publizierte er zwei Arbeiten in den soeben ins Leben gerufenen *London Hospital Medical Reports*, welche er zusammen mit drei Kollegen zwischen 1864 und 1867 herausgab. In der einen Arbeit befasst er sich mit der Behandlung eines Falles extremer Adipositas. Die betreffende Bewohnerin des *Earlswood Asylums*, die durch eine spezielle Diät massiv an Gewicht verlor, wurde 1997 von O Conor Ward als Patientin mit Prader Willi-Syndrom identifiziert.[62] Er ist der Ansicht, dass Langdon-Down das Verdienst der Erstbeschreibung zusteht, während offiziell die Autoren Prader, Labhart und Willi 1956 das Syndrom entdeckten.[63] Die zweite Arbeit thematisiert die Behandlung von Scharlach, Erkenntnisse aus einer gerade überstandenen Epidemie am *Earlswood Asylum.*[64]

Seine wohl bekannteste Arbeit, die die Beschreibung des später nach ihm benannten Syndroms enthält, wurde 1866 unter dem Titel »*Observations of an ethnic classification of idiots*« veröffentlicht (siehe unten).

Eine weitere wichtige Arbeit aus diesem Jahr ist Langdon-Downs Untersuchung zu Beziehung und Ehe unter Blutsverwandten, zeigt sie doch seinen ho-

---

59 Vgl. Schott 1996. Geleitwort in der Biographie von Pies 1996, S. 7–8.
60 Vgl. Pies 1996, S. 112–113.
61 Für diese Arbeit wurde Langdon-Down ausgezeichnet. Vgl. hierzu und im Folgenden Pies 1996, S. 109 ff.
62 Vgl. Ward 1997, S. 170 ff.
63 Vgl. Prader, Labhart, Willi 1956.
64 Vgl. Ward 1998, Kap. 8.

hen wissenschaftlichen Anspruch bzw. seine Bereitschaft, eine vorgefasste Meinung zugunsten objektiver Beobachtungen zu revidieren. Der weit verbreiteten Ansicht, dass die Verbindung von Vettern ersten oder zweiten Grades per se ein Risiko für geistig behinderte Nachkommen sei und somit für den Prozess der Degeneration der Rasse mit verantwortlich, setzt er eine detailliert recherchierte Studie aus 852 Fällen vorliegender »Idiotie«, mit gesicherten Anamnese-Daten und Daten zur Familiengeschichte, entgegen. Hatte er sich zuvor der allgemein vorherrschenden Meinung angeschlossen, kommt er jetzt zu dem Schluss, dass Blutsverwandtschaft per se nicht die Ursache geistig schwacher Nachkommen ist. In Kindern aus einer solchen Verbindung könnten sich zwar negative erbliche Faktoren verstärken, genauso jedoch positive perfektionieren. So rät Langdon-Down zu genereller Vorsicht bei Beziehungen mit beidseits vorliegenden erblichen Krankheitsfaktoren, seien sie nun blutsverwandt oder nicht, jedoch sieht er keine Notwendigkeit, Ehen unter Vettern generell zu verbieten.[65]

Bemerkenswert ist der eingehende Vergleich seiner Forschungsergebnisse mit denen seiner Kollegen, die er häufig zitiert. Er unterstreicht die Notwendigkeit, Sachverhalte umfassender und tief greifender zu untersuchen, in diesem Fall die Familiengeschichte der »schwachsinnigen« Kinder. Auch ist ihm die Objektivität seiner Beobachtungen ein Anliegen: » …, ich kann nur die Sorgfalt wiederholen, mit der meine Informationen gesammelt wurden und die Objektivität, mit der meine Ergebnisse hier präsentiert werden.«[66]

1867 befasste sich Langdon-Down mit dem möglichen Zusammenhang zwischen Tuberkulose und »Idiotie«, hatte er doch in der Familiengeschichte vieler seiner Patienten des »mongolischen Typs« Tuberkulose beobachtet (siehe unten). Bis 1870 veröffentlichte Langdon-Down acht Fallberichte mit anatomisch-pathologischer Thematik, Ergebnisse eingehender Gehirnstudien an seinen verstorbenen Patienten. In den Publikationen bis 1876 greift er nochmals das Thema Gebiss- und Mundentwicklung in Zusammenhang mit der geistigen Entwicklung auf und verfasst eine Arbeit über geburtshilfliche Aspekte und »Idiotie«. Hinsichtlich Langdon-Downs Umgang mit seinen Patienten ist sein Vortrag *»On the education and training of the feeble in mind«* von 1867 hervorzuheben, der 1876 gedruckt wurde (siehe unten). Das letzte bedeutende Werk waren die drei so genannten *Lettsomian-lectures*, gehalten 1887 vor der Medizinischen Gesellschaft in London, in die Down seine gesamte Erfahrung als Arzt und Wissenschaftler einbringt, seine Ergebnisse kritisch beleuchtet und mit den Ergebnissen der Arbeiten seiner Kollegen diskutiert. Gerade hier spiegelt sich Langdon-Downs Persönlichkeit wider, als Zusammenspiel von nüchternem, akribisch arbeitendem Wissenschaftler einerseits und einfühlsamem Arzt mit ausgeprägtem ethischem Bewusstsein andererseits (siehe unten).

---

65 Vgl. Langdon-Down 1866 b).
66 Ebd., S. 235.

Die Entdeckung des »mongolischen Typs der Idiotie« (1866)

Die Fähigkeit, geistige Behinderungen verschiedener Ursache voneinander abzugrenzen, wurde überhaupt erst durch die Trennung der so genannten »Idioten« (Menschen mit einer geistigen Behinderung) von den damals so genannten »Irren« (Menschen, die an einer Geisteskrankheit leiden) möglich[67]. Langdon-Down unternahm einen weiteren Schritt, indem er am *Earlswood Asylum* versuchte, geeignete Lerngruppen bestehend aus geistig behinderten Patienten mit etwa gleichen Fähigkeiten zusammenzustellen, in dem Bestreben, damit optimale Voraussetzungen für eine Förderung zu schaffen. Dadurch war es ihm überhaupt erst möglich, seine sich phänotypisch ähnelnden Patienten als Gruppe mit derselben geistigen Behinderung zu identifizieren.

1862 veröffentlichte er im Lancet eine Untersuchung zu den Zusammenhängen zwischen Mundbeschaffenheit und Idiotie mit dem Titel *»On the condition of the mouth in idiocy«*.[68] In 200 Fällen mit vorliegendem »Schwachsinn« untersuchte er Gaumen, Zähne, Zunge, Mandeln, Schleimhaut und Speichelfluss. Bei den Ergebnissen der Zungenbeschaffenheit beschreibt er 16 Fälle, die eine teigig aussehende Zunge mit tiefen Transversalfurchen auf der Oberfläche aufweisen. Schon hier fällt ihm die Ähnlichkeit der Betroffenen auf: » *… in all these patients one is able to trace a marked physiological and psychological agreement, and so much do they resemble one another in these respects that they might readily be taken for members of the same family.*«[69] Es ist anzunehmen, dass es sich bei den beschriebenen Patienten um Menschen mit Trisomie 21 handelt. In der abschließenden Zusammenfassung der Arbeit legt er dar, dass es sich bei vorliegender »Idiotie« nicht allein um eine Hirnschädigung handelt, sondern dass begleitend viele körperliche Auffälligkeiten festzustellen seien, die sehr gut zusammen mit den geistigen Merkmalen für eine genaue Diagnose verwendet werden könnten. Im abschließenden Satz wird das Ziel Langdon-Downs wissenschaftlicher Forschung deutlich, nämlich die Lebensqualität und Fähigkeiten seiner geistig behinderten Patienten zu fördern: » *… that the psychical condition of these unfortunates should be specially sought to be ameliorated by an improvement of their physical condition.*«[70]

Thema der 1866 erschienenen Veröffentlichung *»Observations on an ethnic classification of idiots«* ist der Versuch einer Abgrenzung verschiedener »Schwachsinnsformen« anhand verschiedener ethnischer Standards. Zu Beginn der Abhandlung beklagt Langdon-Down den Mangel an geeigneten Möglichkeiten, in einem frühen Lebensabschnitt eines betroffenen Kindes eine einigermaßen brauchbare Diagnose und Prognose über dessen Gesundheitszustand stellen zu

---

67 Vgl. hierzu und im Folgenden Ward 1998, Kap. 14 sowie Schott 1993.
68 Vgl. Langdon-Down 1862.
69 Ebd., S. 66.
70 Vgl. Langdon-Down 1862, S. 66.

können.[71] Gleichwohl weist er daraufhin, dass gerade dies nicht nur für die Zukunft des Kindes selbst, sondern auch für dessen Eltern, die ängstlich über mögliche Ursachen nachdächten und voll Sorge in eine ungewisse Zukunft blickten, von größter Wichtigkeit sei. Schon in diesen ersten Abschnitten der Publikation wird deutlich, wie sehr Langdon-Down sich in die betroffenen Familien hineinversetzt und dass das Ziel seines nachfolgenden Klassifizierungssystems allein die Verbesserung ihrer Situation ist. Sein Mitgefühl wird auch durch seine Sprache deutlich, häufig bezeichnet er beispielsweise die betroffenen Kinder als »little ones«.[72]

Die Fallsammlung, auf die sich sein ethnisches Klassifizierungssystem stützt, besteht aus *Earlswood*-Bewohnern, von denen er zwischen 1862 und 1865 auch Fotografien angefertigt hatte, und Patienten, die ihm in der Ambulanz des *London Hospital* vorgestellt worden waren. Neben den offiziellen Protokollen für die Heimverwaltung führte Langdon-Down in *Earlswood* persönliche Notizbücher über seine Patienten, die jedoch nie gefunden wurden.[73] Mit Hilfe dieser ausführlichen Sammlung an Daten, stellte Langdon-Down neben der »großen kaukasischen Familie« (zu der die Europäer gehören) vier weitere »ethnische Standards« auf, nach denen er seine große Anzahl an »Imbezillen« und »Idioten« einteilen konnte. Er spricht in seiner Veröffentlichung von der »äthiopischen Spielart«, der »malaiischen Spielart«, von »Abbildern jener Menschen, die...ursprünglich den amerikanischen Kontinent bewohnten« (gemeint sind die Azteken) und der »großen mongolischen Familie«[74]. Letzterer widmet er die weiteren Ausführungen, da es sich um eine relativ große Gruppe handelt (mehr als 10 Prozent seiner Fälle), deren Mitglieder untereinander eine verblüffende Ähnlichkeit sowohl im Äußeren, als auch in den geistigen Fähigkeiten aufweisen, wie Langdon-Down herausstellt.

Im Anschluss stellt Langdon-Down in seiner Arbeit einen ausgewählten Fall vor und beschreibt typische äußere Merkmale eines Menschen mit Trisomie 21 wie flaches Profil, Augenstellung, Mundauffälligkeiten, Hautbeschaffenheit etc. Obwohl er in *Earlswood* ausführliche Schädelmessungen durchgeführt hatte und sicher früh auf den charakteristischen flachen Hinterkopf aufmerksam geworden war, erwähnte er dies erst 1887 in seinen *Lettsomian-lectures* (siehe unten).[75] Die ethnischen Merkmale, die er der mongolischen Rasse zuordnet, seien so häufig, so Langdon Down, dass sie zweifellos Folge der »Degeneration« seien. Er referiert weiter, dass es sich um eine angeborene Form der »Idiotie« handele und diese niemals auf Unfälle nach der Geburt zurückzuführen sei. Langdon-Down weist auf einen Zusammenhang mit elterlicher Tuberkulose als erbliche Ursache hin, was er später in seinen *Lettsomian-lectures* (1887) jedoch wieder revidiert. Nach

---

71 Vgl. hierzu und im Folgenden Langdon-Down 1866 a).
72 Ebd., S. 259–260.
73 Vgl. Ward 1998, S. 150.
74 Vgl. Langdon-Down 1866 a), S. 260.
75 Bei Aufnahme seiner Tätigkeit am Earlswood Asylum existierte dort bereits ein speziell gefertigter Apparat zur Durchführung von Schädelmessungen. Vgl. hierzu Ward 1998, Kap. 14.

der nüchternen wissenschaftlichen Fallbeschreibung folgt ein Abschnitt, in dem Langdon Down deutlich macht, was sein eigentliches Ziel einer Diagnose mittels des ethnischen Klassifizierungssystems ist:

»Es sind Fälle [der »mongolischen Familie«, K.W.], bei denen sich wohlüberlegte Behandlung lohnt. Sie brauchen stark stickstoffhaltige Ernährung mit einem beträchtlichen Anteil an ölhaltigen Stoffen. Sie verfügen über beträchtliche Nachahmungsfähigkeit, die sogar bis zur Schauspielerei geht. Sie sind humorvoll; ein lebhafter Sinn für das Lächerliche belebt oft ihre Mimik. Diese Fähigkeit zur Nachahmung kann sehr weit gefördert und in eine praktische Richtung gelenkt werden. Sie sind gewöhnlich fähig zu sprechen; die Sprache ist heiser und undeutlich, kann aber durch einen guten Übungsplan für Zungengymnastik weitgehend verbessert werden. Die Koordinationsfähigkeit ist abnorm, jedoch nicht so geschädigt, dass sie nicht wesentlich gekräftigt werden könnte. Durch systematische Übung kann beträchtliche manuelle Fertigkeit erreicht werden.«[76]

Langdon-Downs Klassifizierungssystem sollte also zu einer möglichst frühen, genauen Diagnosestellung dienen, um durch die bereits vorhandenen Kenntnisse über Menschen mit dieser »Schwachsinnsform« früh eine optimale Förderung der körperlichen und geistigen Fähigkeiten einleiten zu können.

Im letzten Abschnitt seiner Veröffentlichung äußert sich Langdon-Down in ein paar Sätzen zu einer möglichen philosophischen Nutzung (»considerable philosophical interest«) seines Klassifizierungssystems.[77] Diese Äußerungen sind meistenteils das, was bis heute »übrig geblieben ist« von seiner Entdeckung eines eigenständigen Syndroms und wofür er vielfach als Rassist und Anhänger einer atavistischen Theorie kritisiert wurde. Er greift die damals lebhafte Diskussion um die Verwandtschaft der Menschenrassen auf und argumentiert gegen die weit verbreitete Ansicht, die Grenzen zwischen den verschiedenen Rassen seien starr und unüberwindbar, da sie nicht einem gemeinsamen Ursprung entstammten.[78] Langdon-Down war allein aufgrund seiner tiefen Religiosität überzeugt, dass alle Menschen von einem einzigen Elternpaar abstammen.[79] Er war der Ansicht, »dass die von mir aufgezeichneten Beobachtungen Anzeichen dafür sind, dass die Unterschiede zwischen den Rassen nicht festgelegt, sondern veränderlich sind«[80]. In einem verhängnisvollen Satz beschreibt er seine beobachteten Fälle als »Beispiele der Rückentwicklung ... oder jedenfalls der Abweichung von einem Typus und die Übernahme der Merkmale eines anderen«.[81] Hier fällt zwar zweifelsfrei das Wort »Rückentwicklung« (retrogression), jedoch schränkt er diese Bewertung

---

76 Vgl. Langdon-Down 1866 a), S. 261. (Übersetzung von Horst Jahn 1968)
77 Vgl. Langdon-Down 1866 a), S. 262.
78 Vgl. Gelb 1995, S. 1–9.
79 Vgl. Ward 1998, Kap. 18.
80 Vgl. Down 1866 a), S. 262. (Übersetzung von Horst Jahn 1968)
81 Ebd.

sofort wieder ein, indem er anschließend den neutralen Ausdruck »Abweichung« verwendet.

Durch die Betrachtung der gesamten Publikation wird klar, dass Langdon-Down sicher kein Verfechter atavistischer Theorien war, stellt er doch klar fest, dass es sich bei der größten Anzahl seiner geistesschwachen Patienten um Vertreter der kaukasischen Familie handele (also jene ethnische Gruppe, zu der auch die Europäer gehören), sie also keine rassischen Abweichungen zu ihren Herkunftsfamilien aufwiesen. Er versäumt es jedoch, diesen Sachverhalt im letzten Abschnitt bei seiner Argumentation für die Verwandtschaft der Menschheitsfamilien noch einmal deutlich zu machen. Trotzdem lag es ihm sicher fern, andere Rassen abzuwerten, was in späteren Äußerungen ganz deutlich wird, beispielsweise in seiner Kritik am amerikanischen System der Sklaverei, welches durch die Theorien der Anthropologen, die von starren Rassengrenzen und unüberwindbaren Unterschieden ausgingen (»Rasse bedeutet Unterschied, Unterschied bedeutet Überlegenheit, Überlegenheit führt zu Vorherrschaft«), gestützt wurde.[82] Während seiner *Lettsomian-lectures* (1887) referierte Down hierzu: » ...weil sie [die ethnische Klassifizierung, K.W.] Licht auf eine Frage wirft, die in hohem Maße die öffentliche Meinung während der Zeit des Amerikanischen Bürgerkrieges bewegte. Die Arbeit von Nott und Gliddon [zwei amerikanische Anthropologen, K.W.] bemühte sich zu beweisen, dass die verschiedenen ethnischen Familien unterschiedliche Arten seien, und ein gewichtiges Argument wurde darauf aufgebaut, um eine bestimmte inländische Einrichtung zu rechtfertigen.[83] Wenn jedoch gezeigt werden kann, ..., ist dies ein starkes, bekräftigendes Argument dafür, dass der Unterschied ein variabler und kein spezifischer ist.«[84]

Auch die Verwendung des Begriffes »Degeneration« in dieser und anderen Publikationen Langdon-Downs bedeutet vor dem Hintergrund seines immer wieder formulierten Ziels der Verbesserung der Lebensqualität der Betroffenen sicherlich keine Abwertung seiner Patienten. So stellt auch O Conor Ward in seiner Biographie fest, dass Langdon-Down zu keinem Zeitpunkt das Auftreten geistiger Behinderung als Folge eines Rückschritts auf eine niedrigere Stufe ansah.[85]

Groteskerweise wurde sein ethnisches Klassifizierungssystem, das Langdon-Down als Beweis einer einzigen gemeinsamen Menschenfamilie ansah, im Jahre 1924 von F. G. Crookshank aufgegriffen (der sich sogar auf Langdon-Down berief) und für ein gegenteiliges Theoriengerüst »missbraucht«, in dem »der Mongole« sowie der »mongoloide Idiot« als vom Orang-Utan abstammend im Mittelpunkt stehen (siehe Kap. 4.2).

Die Verwendung des Klassifizierungssytems war also in erster Linie ein praktisches Werkzeug, wie es Langdon-Down selbst ausdrückt: »Die Klassifizierung ist

---

82 Vgl. Ward 1998, S. 176. Zitat von Benjamin Disraeli.
83 Gemeint ist die Sklaverei. Anm. des Übersetzers N. Pies.
84 Vgl. Langdon-Down 1887. Übersetzung in Pies 1996, S. 144.
85 Vgl. Ward 1998, S. 179.

also eine praktische. Wir sind mit der größtmöglichen Gewissheit in der Lage zu sagen, dass die Mitglieder dieser ethnischen Typen den Ursprung ihres Schwachsinnes aufgrund angeborener Ursachen erwerben.«[86] Dies zeigt sich auch darin, dass sich Langdon-Down von diesem System wieder distanzierte, als er es nicht mehr benötigte. 1882 wurde er gebeten, für »*Quain's Dictionary of Medicine*« das Kapitel über »Idiotie« zu verfassen, in welchem er rassische Merkmale nicht mehr erwähnt. Seine Patienten des »mongolischen Typs« werden einfach unter dem Begriff *strumous* aufgeführt.[87]

Eine abgerundete Darstellung und Bewertung Langdon-Downs Klassifizierungssystems bedarf noch des Hinweises, dass die Einteilung in die fünf verschiedenen Rassengruppen keineswegs neu war. Der Göttinger Arzt Johann Friedrich Blumenbach (1752–1840) war einer der letzten »universalen« Naturforscher.[88] Er teilte in seiner Arbeit mit dem Titel »De generis humani varietate nativa« die Menschheit in eben jene fünf Familien auf, wobei er – im Gegensatz zu Langdon-Down – die kaukasische Rasse als Stamm- bzw. Mittelrasse bezeichnete.[89] Interessanterweise wurden einige Arbeiten Blumenbachs, darunter auch die oben erwähnte, 1865 von der Anthropologischen Gesellschaft Londons nachgedruckt und übersetzt. Dieses Buch befand sich 1865 auf Langdon-Downs persönlicher Bücherliste, trotzdem erwähnte er diese Quelle nie[90].

The education and training of the feeble in mind (1876)

Zum Verständnis von Langdon-Downs Wirken als Arzt und Wissenschaftler, insbesondere in Bezug auf sein Menschenbild, ist eine weitere Publikation hervorzuheben. 1867 hielt Langdon-Down eine Rede auf einem Sozialwissenschaften-Kongress, welche 1876 unter dem Titel »*The education and training of the feeble in mind*« gedruckt wurde.[91]

Gerade in Anbetracht dessen, dass Langdon Down mit *Normansfield* eine Einrichtung allein für Angehörige der *upper class* unterhielt, sind seine Ausführungen in dieser Abhandlung als Ausdruck seines sozialen Verständnisses von großer Bedeutung, befürwortet er hier doch eindringlich die Errichtung spezieller Institutionen für alle gesellschaftlichen Klassen. Er beschreibt die Situation betroffener Kinder in den verschiedenen sozialen Schichten und konstatiert bei allen in erster Linie die starke Isolation innerhalb ihres Umfeldes. Aufgrund dieser Beobachtungen spricht sich Langdon-Down auch an dieser Stelle für eine Erziehung und Förderung »geistesschwacher« Kinder in geeigneten Institutionen unter ihresgleichen aus. Er wendet sich in seiner Rede an die Kongressteilnehmer mit der For-

---

86 Vgl. Langdon-Down 1887. Übersetzung in Pies 1996, S. 144–145.
87 Vgl. Quain's Dictionary of Medicine 1882, S. 925.
88 Vgl. Károly 1971, S. XVI.
89 Vgl. Pies 1996, S. 137.
90 Vgl. Ward 1998 S. 183.
91 Vgl. Langdon-Down 1876, Auszüge in Ward 1998, S. 85 ff.

derung,» ... *to discuss the best plan for elevating and improving individuals, who without fault of their own are powerless to rescue themselves from a condition than which humanity knows nothing more pitiable* [der Menschheit als nichts Bedauernswerteres bekannt], *and which as yet society has made only partial efforts to relieve* ...«.[92] Im weiteren Verlauf der Rede referiert er über die Behandlungsmethoden, die er zur Förderung sowohl des physischen als auch des geistigen Zustandes für wichtig erachtet. Hierbei geht er auch auf die besonderen Bedürfnisse der Gruppe der *»mongolian imbeciles«* ein. Er behandelt die Punkte Ernährung, physikalisches Training und moralische Erziehung. Letzterer misst er enorme Bedeutung bei, wobei er seine Erfahrungen empfiehlt, nach denen ein eingehendes Studium der charakteristischen Eigenschaften der Patienten den Zugang zu ihrer moralischen Führung öffne. Nach Hinweisen zur religiösen Erziehung legt er zusammenfassend dar, was das oberste Ziel der unterrichtenden Lehrer sein sollte, nämlich den Schüler zur Selbsthilfe zu befähigen, ihn so weit wie möglich zu einem nützlichen Mitglied der Gemeinschaft zu machen, weil allein dies ihn glücklich machen könne.

Die Ausführungen Langdon-Downs zeigen, dass dieser der festen Überzeugung war, dass durch adäquate medizinische Behandlung und geeignete Förderungsmethoden ein »geistesschwacher« Zustand immer Raum für Verbesserungen bietet. Hier hatte er eine gegenteilige Meinung zu einigen Zeitgenossen, wie z.B. den Arzt Thomas Andrew, der 1842 schrieb, dass »Idiotie« nur selten Gegenstand einer erfolgreichen medizinischen Behandlung oder moralischen Erziehung sein könnte.[93]

Die Lettsomian-lectures (1887)

1887 wurde Langdon-Down von der Medizinischen Gesellschaft Londons eingeladen, die nach dem Gründungsmitglied John Coakley Lettsom (1744–1815) benannten *Lettsomian-lectures* zu halten. Über diese jährlich stattfindende hochrangige Veranstaltung wurde stets ausführlich in der medizinischen Fachpresse berichtet.[94] Langdon-Down hatte hier die Gelegenheit, seine 30jährige Erfahrung auf dem Gebiet der geistigen Krankheiten und Behinderungen darzustellen. In insgesamt drei Vorlesungen referierte er »Über einige der Geisteskrankheiten der Kindheit und Jugend« und veröffentlichte diese anschließend auf Wunsch der Medizinischen Gesellschaft.[95]

In der ersten Vorlesung widmet er sich nach einem geschichtlichen Abriss über die Entwicklung menschenwürdiger Institutionen für geistig behinderte Menschen

---

92 Vgl. Langdon-Down 1876. Zitat in Ward 1998, S. 85.
93 Vgl. Ward 1998, S. 88.
94 Ebd., Kap. 17.
95 Der Veröffentlichung fügte er auch Nachdrucke früherer Artikel zu diesem Thema bei. Für vorliegende Arbeit wurde die Übersetzung von N. Pies in Pies, 1996, herangezogen.

in Europa der Verwendung des Begriffes »Idiotie«.[96] Er setzt sich schon hier kritisch mit dessen negativer Bedeutung auseinander: »Ich hege keine große Sympathie für den Begriff Idiot … Niemand mag den Namen und keine Mutter wird zulassen, dass ihr Kind so betitelt wird.«[97] Dies ist bemerkenswert, wenn man bedenkt, wie viele Jahrzehnte »Idiotie« als medizinischer Fachbegriff noch verwendet wurde. Danach geht er noch einmal auf seine ethnische Klassifizierung ein, insbesondere auf die »mongolische Familie«, und stellt im Anschluss eine neue Klassifizierung von »Schwachsinnsformen« vor. Er unterscheidet aufgrund der Ursache der Behinderung angeborene, unfallbedingte und entwicklungsbedingte Störungen.

In der zweiten Vorlesung behandelt er dann ausführlich die möglichen Ursachen dieser drei aufgestellten Kategorien und diskutiert verschiedenste Aspekte, wie den Einfluss der mütterlichen Gesundheit, Alkoholismus, Blutsverwandtschaft und verschiedene Krankheiten, insbesondere Schwindsucht.[98] Er greift jedoch auch heute abstrus anmutende Gesichtspunkte auf, die damals jedoch durchaus diskutiert wurden. Dies waren beispielsweise die Einflussnahme des väterlichen Berufs oder der »geistige Zustand« des Vaters bei der Zeugung sowie die mögliche Schädigung eines werdenden Kindes durch »Über-Bildung« von Frauen. Bei letzterem Diskussionspunkt zeigt sich abermals der visionäre Geist Langdon-Downs: » … kann es keinen Grund dafür geben, die ihnen [den Frauen, K.W.] eigenen Fähigkeiten nicht dahin zu entwickeln, sie nicht nur fit zu machen um ›Mütter von Männern‹, sondern auch Kameraden und Helfer von Menschen zu werden. …, und lasst uns die Ankunft einer Zeit begrüßen, wenn Frauen nicht bloß frivole Spielzeuge des Augenblicks sind, sondern die Privilegien und Rechte haben und genießen, derer sie zu berauben absurd ist.«[99]

In der dritten Vorlesung beschäftigt er sich mit dem infantilen »Irrsinn« und den eher seltenen Variationen in der Geistesfassung sowie mit »zurückgebliebenen« Kindern.[100] Nach langen Ausführungen über seine gehirnanatomischen Studien referiert er abschließend noch einmal über die Behandlungsmethoden des »Schwachsinns«. Allgemein zeigen die drei Vorlesungen erneut den Wissenschaftler Langdon-Down, der größten Wert auf genaues wissenschaftliches Arbeiten legt und sich auch kritisch mit seinen erhobenen Daten auseinandersetzt, vor allem aber auch entsprechende Ergebnisse von Kollegen lebhaft diskutiert (ein Beispiel ist hier die intensive Diskussion über den von Kollegen angezweifelten Zusammenhang eines hochgewölbten, V-förmigen Gaumens und angeborener Idiotie).[101] Beeindruckend ist hierbei die absolute Detailfreude Langdon-Downs,

---

96 Vgl. hierzu und im Folgenden Langdon-Down 1887. Übersetzung in Pies 1996, S. 140–161.
97 Vgl. Langdon-Down 1887. Übersetzung in Pies 1996, S. 143.
98 Vgl. hierzu und im Folgenden ebd., S. 162–187.
99 Ebd., S. 186.
100 Vgl. hierzu und im Folgenden ebd., S. 188–214.
101 Ebd., S. 157–159.

sei es nun bei der Beschreibung anatomischer oder physiologischer Besonderheiten oder bei der Beobachtung charakterlicher Eigenheiten und Verhaltensweisen bei seinen vielen Patienten mit unterschiedlichen Formen einer geistigen Beeinträchtigung. Parallel hierzu macht er wie in den früheren Veröffentlichungen stets die Ziele deutlich, die er mit seiner Wissenschaft verfolgt, nämlich eine Verbesserung der Lebensqualität und somit der Lebensfreude seiner Patienten.

Immer wieder kommt er in seinen *Lettsomian-lectures* auf die Fälle mit angeborener »Idiotie« zu sprechen und hier insbesondere auf die des *»mongolian type«*. Innerhalb der drei Vorlesungen präsentiert er seinen gesamten wissenschaftlichen und ärztlichen Beitrag zur Diagnose und Behandlung der heute als Trisomie 21 bekannten Chromosomenstörung. Ergänzend zu seiner Beschreibung der Leitmerkmale aus seiner Veröffentlichung von 1866 erwähnt er nun auch die charakteristische Form des Hinterkopfes: »Ihre Schädel haben eine bezeichnende Ähnlichkeit. Sie sind alle brachycephal, und der hintere Teil ist schlecht entwickelt.«[102] Das Ziel einer frühen Diagnose anhand spezifischer Symptome sei es, den ängstlichen Eltern die Ungewissheit zu nehmen und ihnen eine Prognose hinsichtlich der künftigen Entwicklung zu geben sowie eine geeignete Behandlung empfehlen zu können. Langdon-Down beschreibt nochmals ausführlich die Charaktereigenheiten und Fähigkeiten seiner Patienten des »mongolischen Typs«, aus denen sich der geeignete Umgang mit ihnen ergebe: »Sie haben einen ausgeprägten Sinn für Witziges. Darauf weisen ihre humorvollen Bemerkungen und das Lachen hin, mit dem sie sogar solche Stürze kommentieren, von denen sie selbst am meisten betroffen sind. Eine andere Eigenschaft ist ihre Hartnäckigkeit – sie können lediglich durch vollendetes Feingefühl geführt werden.«[103] Er schreibt den von Geburt an »Schwachsinnigen« jedoch auch Eigenschaften zu, die für das Selbstverständnis von Menschen mit Down-Syndrom heutzutage sicher nicht zutreffen: »Das mangelhafte emotionale Element bei den Schwachsinnigen erspart ihnen viel Kummer. ... Sie leben sehr stark in der Gegenwart und sind nicht durch die Sorgen der Vergangenheit oder der unerforschten Zukunft beunruhigt.«[104] Berücksichtigt man jedoch die Tatsache, dass Betroffene damals im Vergleich zu heute in keiner Weise in ein normales gesellschaftliches Leben integriert wurden, das heißt, dass sie von den Problemen und Geschehnissen der Zeit weitgehend ausgeschlossen waren, entsprachen Langdon-Downs Beobachtungen vielleicht der damaligen Realität.

Als wichtigsten Faktor möglicher Ursachen der »mongoloiden Idiotie« sieht Langdon-Down die Vererbung und hier speziell an Schwindsucht leidende Vorfahren (er fand bei 25% der Väter oder unmittelbaren Verwandten und bei 20% der Mütter Schwindsucht).[105] In allgemeinen Ausführungen über die erblichen

---

102 Vgl. Langdon-Down 1887. Übersetzung in Pies 1996, S. 146.
103 Ebd., S. 145.
104 Ebd., S. 195.
105 Ebd., S. 173.

Ursachen angeborener »Idiotie« präsentiert er das Ergebnis einer Untersuchung von 2.000 Fällen, von denen er bei 84% »eine ernsthafte Krankheitsgeschichte körperlichen oder psychischen Verfalls von dem ein oder anderen Vorfahren« fand[106]. Dies führte ihn zu folgender Ansicht: » … und nur, wenn man die Gelegenheit hat, die körperliche Gestalt der Eltern und Großeltern zu untersuchen, kann man sehen, dass Idiotie in vielen Fällen der Gipfel eines schrittweisen degenerativen Prozesses ist«.[107] Er stellt jedoch hier die Schwierigkeiten einer objektiven Datenerhebung fest und merkt an: »Selbst bei aller Vorsicht, die ich bei der Untersuchung habe walten lassen, kann ich nur hoffen, dass meine Ergebnisse annähernd richtig sind.«[108] An späterer Stelle korrigiert Langdon-Down seine Ausführungen aus dem Jahr 1867 über die Zusammenhänge zwischen »Idiotie« und Tuberkulose (»On idiocy and its relation to tuberculosis«) – er sah hierin die erbliche Ursache – und weist auf neue Erfahrungen hin, nach denen ein erhöhtes Auftreten von Tuberkulose in Gegenden mit Lehmboden festzustellen ist.[109] Natürlich lag Langdon-Down mit diesen Einschätzungen falsch, jedoch erkannte er, dass Menschen mit »mongoloider Idiotie« ein anfälliges Immunsystem haben und häufig früh an jenen damals herrschenden Krankheiten, wie z.B. Tuberkulose, starben, die auch schon ihre Vorfahren geplagt hatten.

Interessanterweise untersuchte er einen möglichen Einfluss des Altersunterschiedes zwischen Vater und Mutter, erkannte jedoch nicht den Zusammenhang mit dem mütterlichen Alter.[110] Dies erklärt sich natürlich auch dadurch, dass die Lebenserwartung in England Mitte des 19. Jh. entsprechend niedrig war und ungefähr nur die Hälfte der Frauen das 35. Lebensjahr erreichte (der Zeitpunkt, ab dem das Auftreten einer Trisomie 21 deutlich ansteigt).[111] Obwohl Langdon-Down mehrmals auf den schwachen Kreislauf seiner »mongolians« hinweist und am London Hospital auch kardiologisch ausgebildet worden war, wurde er nicht auf das häufige Auftreten kongenitaler Herzfehler (in ca. 50% der Fälle) bei seinen Patienten aufmerksam.[112] Betrachtet man jedoch allein die damals hohe allgemeine Säuglingssterblichkeit, wird klar, dass vermutlich nur solche Kinder mit Trisomie 21 überlebten, die keinen oder nur solche Herzfehler aufwiesen, mit denen sie einigermaßen symptomfrei leben konnten. Zudem hatte die Diagnose eines Herzfehlers kaum praktische Relevanz, da die Möglichkeit einer chirurgischen Korrektur in weiter Ferne lag.

---

106 Vgl. Langdon-Down 1887. Übersetzung in Pies 1996, S. 167.
107 Ebd.
108 Ebd.
109 Ebd., S. 199.
110 Ebd., S. 168.
111 Vgl. Richards 1968.
112 Vgl. Langdon-Down 1887. Übersetzung in Pies 1996, S. 146.

Langdon-Down beendet seine dritte *Lettsomian*-Vorlesung mit einem ausführlichen Referat über die Behandlung seiner »schwachsinnigen« Patienten.[113] Hier werden einmal mehr die geradezu visionären Ziele und Konzepte seines ärztlichen Wirkens deutlich. Er äußert sich neben der medizinischen Behandlung und therapeutischer Förderung zu jeglichen Aspekten des alltäglichen Lebens, nichts ist zu profan, um sich darüber Gedanken zu machen:»Der Gebrauch und Wert von Geld wird dort, wo Geschäfte nicht erreichbar sind, am besten durch einen Plan gelehrt, den ich ersonnen habe, indem ich ein Geschäft mit den herkömmlichen Verkaufsgegenständen ausgestattet habe.«[114] Er betont nochmals das wichtige Ziel, eine weitgehende Selbständigkeit der Betroffenen zu erreichen, da nur das Gefühl, innerhalb ihrer Gemeinschaft nützlich zu sein, sie glücklich machen könne. Auch heute ist der Umgang mit Geld, sowohl das Geld verdienen als auch der Wert des Geldes, ein wichtiges Thema für das Selbstverständnis von Menschen mit Down-Syndrom.[115]

Langdon-Down schließt seine Vorlesung mit einer Würdigung der ärztlichen Arbeit auf dem Gebiet der geistigen Behinderungen und Krankheiten:»Ich denke, dass die Medizin dieser letzten Tage … kein größeres Ergebnis erzielt hat, als durch den Enthusiasmus solcher Männer der Vergangenheit wie Howe, Seguin, Wilbur, Knight und Conolly und durch jene noch lebenden, die – möglicherweise in einem ehrerbietenden Abstand – die Nachfolger in der Arbeit mit einer Klasse [gemeint sind die geistig behinderten Menschen, K.W.] sind, die an unsere zartesten Sympathien und unsere liebevolle Aufmerksamkeit appelliert, um sie vor dem Vergessen und der Vernachlässigung zu retten.«[116]

Die Analyse von Leben und Werk des Langdon-Down zeigen in eindrucksvoller Weise, dass er – entgegen der bis heute vorherrschenden Meinung – kein Verfechter atavistischer Theorien war. Auf eine für jene Zeit ungewöhnliche Art wollte er nicht nur wissenschaftliche Erkenntnisse anhäufen, sondern verknüpfte sie stets mit Zielen für eine Verbesserung der Lebenssituation seiner Patienten. In seinem literarischen Werk entpuppt sich Langdon-Down gleichermaßen als leidenschaftlicher Wissenschaftler wie als Vertreter einer sozialen Medizin. Motivation seines ärztlichen Wirkens war das Wohl der von ihm betreuten Patienten, die er in erster Linie als Menschen und nicht als Träger bestimmter Defekte sah. Dieser Sichtweise lag ein Menschenbild zugrunde, das von Religiosität und Humanität geprägt war. Aus diesem Fundament heraus war es ihm möglich, seine visionären Therapie- und Förderkonzepte zu entwickeln und für die Verbesserung der Lebensqualität seiner ihm anvertrauten Patienten einzusetzen.

---

113 Vgl. hierzu und im Folgenden Langdon-Down 1887. Übersetzung in. Pies 1996, S. 210 ff.

114 Vgl. Langdon-Down 1887. Übersetzung in Pies 1996, S. 213.

115 Vgl. Kap. 7.1 (in diesem Buch) sowie Weiske 2001.

116 Vgl. Langdon-Down 1887. Übersetzung in Pies 1996, S. 214.

3 Ausgewählte Arbeiten zum Thema »Mongoloide Idiotie« bis zum Beginn des Ersten Weltkriegs

Die ausgewählten Artikel und Monographien wurden in wissenschaftlichen Standardwerken nach 1945 innerhalb historischer Rückblicke zitiert, ihnen wurde also von Kennern eine Bedeutung zugesprochen.[117]

Es handelt sich um Werke aus Großbritannien, wo bis um die Jahrhundertwende die Forschung zum »Mongolismus« hauptsächlich stattfand, und um die ersten wichtigen deutschen Veröffentlichungen zu diesem Thema.

3.1 Über die »kalmückische Idiotie« – John Fraser und Arthur Mitchell (1876)

Im Jahr 1876 erschien eine Doppelveröffentlichung mit dem Titel »*Kalmuc Idiocy*«.[118] Die Autoren, John Fraser (1846–1925) und Arthur Mitchell (1826–1909), waren beide als Ärzte in Schottland tätig.[119] Dr. Arthur Mitchell studierte Kunst und Medizin an der Universität in Aberdeen.[120] 1848 erhielt er im Fach Medizin einen Doktortitel. Ab 1870 »war Mitchell als so genannter *Commissioner in lunacy* tätig und somit verantwortlich für alle schottischen Einrichtungen, in denen Patienten mit geistigen Beeinträchtigungen untergebracht waren. Regelmäßig hatte er den einzelnen Institutionen Besuche abzustatten.[121] John Fraser schloss sein Medizinstudium in Edinburgh 1870 mit der höchsten Auszeichnung ab und war danach als *assistant medical officer* im *District Asylum* in Springfield, Fife

---

117 Die ausgewählten Autoren sind mit Ausnahme von William W. Ireland alle in der Bibliographie zum Down-Syndrom von Koch et al. (1986) aufgeführt. Die Arbeit Irelands, der Zeitgenosse Langdon-Downs sowie Frasers und Mitchells war, ist jedoch als wichtig zu erachten. Vgl. hierzu auch Pies, S. 106. Von H. Vogt ist bei Koch ein kurzer Artikel (1906) zum »Mongolismus« aufgeführt, für die vorliegende Arbeit wurde jedoch die umfassende Monographie von 1907 ausgewählt. Vgl. Koch et al. 1986.

118 John Fraser hatte auf einer Tagung der *Medico-Psychological Association* den Fall einer Patientin vorgestellt. Frasers Ausführungen sowie anschließende Anmerkungen von Arthur Mitchell wurden in *The Journal of mental science* veröffentlicht. Vgl. Fraser und Mitchell 1876, S. 169.

119 Vgl. Mitchell (1909): *Obituary*: Sir Arthur Mitchell, S. 1253 sowie Fraser (1925): *Obituary*: The late Dr. John Fraser, S. 363.

120 Vgl. hierzu und im Folgenden ebd.: *Obituary*: Sir Arthur Mitchell, S. 1253.

121 Vgl. Ward 1998, S. 135. Ebenso intensiv beschäftigte sich Mitchell mit Altertumsforschung und ging auch auf diesem Gebiet zahlreichen Tätigkeiten nach. Vgl. Mitchell (1909): *Obituary*: Sir Arthur Mitchell, S. 1253.

tätig.[122] Wenige Jahre später wurde er zum *medical superintendent* ernannt. Zwischen 1877 und 1895 besuchte er als so genannter *Deputy* (stellvertretender) *Commissioner* Einrichtungen für geistig beeinträchtigte Patienten in allen Gemeinden. Danach wurde er zum *Commissioner* befördert.

Dr. Mitchell hatte John Fraser während eines Besuchs in dem von Fraser ärztlich betreuten Asyl auf eine Patientin aufmerksam gemacht und ihren Zustand der von ihm benannten »Kalmückischen Idiotie« zugerechnet, wie Fraser einleitend erläutert.[123] Im ersten Teil der Veröffentlichung stellt Fraser den Fall der betreffenden Patientin vor, im Anschluss macht Mitchell Anmerkungen zu dieser eigenständigen Form der »Idiotie« und präsentiert Ergebnisse aus Beobachtungen von 62 Fällen.

Fraser beginnt mit äußeren phänotypischen Merkmalen dieser »Klasse von Idioten«, deren Vertreter seiner Meinung nach zwar selten in Asylen anzutreffen, jedoch nicht wirklich ungewöhnlich seien.[124] Er beschreibt charakteristische Merkmale wie flaches Profil, Transversalfurchen auf der Zunge, kleine Statur, kleiner Kopf mit kurzem anterior-posterior-Abstand und unterstreicht die Besonderheiten der schrägen Augenstellung und der breiten flachen Nasenwurzel, die für das den Kalmücken ähnliche Aussehen der Betroffenen verantwortlich seien. Nachdem Frasers Aufmerksamkeit auf die »kalmückischen Idiotie« gelenkt worden war, bemühte er sich – nach seinen Aussagen – in der Literatur Hinweise auf diese Form des »Schwachsinns« zu finden, blieb aber erfolglos. Weder er noch Mitchell nehmen in dieser Veröffentlichung Bezug auf den »mongolischen Typ der Idiotie«, den Langdon-Down im Zuge seines ethnischen Klassifizierungssystems zehn Jahre zuvor beschrieben hatte.[125] Fraser weist lediglich auf die umfangreiche Datensammlung Mitchells hin, welche auch Fotografien enthält, von denen eines in der Publikation abgedruckt ist. Es ist das erste in der medizinischen Literatur veröffentlichte Foto eines Menschen mit Down-Syndrom (siehe Abb. 3).[126] Langdon-

---

122 Vgl. hierzu und im Folgenden Fraser (1925): *Obituary: The late Dr. John Fraser*, S. 363.

123 Vgl. hierzu und im Folgenden Fraser und Mitchell 1876, S. 169. Bei den Kalmücken handelt es sich um ein westmongolisches Volk aus ehemaligen Nomaden und Halbnomaden. Sie leben hauptsächlich in Kalmückien, einer autonomen Republik in der westlichen kaspischen Senke Russlands. Vgl. hierzu Müller-Stellrecht 1986, S. 163–164.

124 Vgl. hierzu und im Folgenden Fraser und Mitchell 1876, S. 169.

125 Vgl. Langdon-Down 1866. O Conor Ward bezweifelt stark die Unkenntnis der Autoren über Langdon-Downs Veröffentlichung von 1866, erschien diese doch in der gleichen medizinischen Zeitschrift wie »*Kalmuc Idiocy*«. Ward vermutet weiterhin, dass die Publikation von Fraser und Mitchell evtl. Langdon-Downs Entscheidung zum Nachdruck seiner frühen Veröffentlichungen zusammen mit den *Lettsomian-lectures* im Jahr 1887 erklärt. Vgl. Ward 1898, S. 135.

126 Vgl. Pies 1996, S. 108.

Down hatte zwar Fotografien von seinen Patienten angefertigt, jedoch nie veröffentlicht (siehe Kap. 2.1).

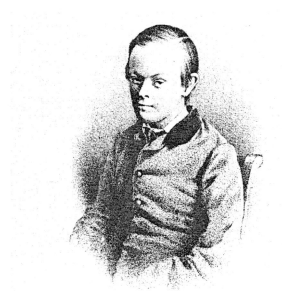

Abb. 3: Erste Darstellung eines Menschen mit Down-Syndrom in der medizinischen Literatur (1876)

Fraser stellt nun den Fall einer 40-jährigen Patientin vor, die sechs Wochen nach Aufnahme in der von ihm betreuten Einrichtung verstarb.[127] Fraser beschreibt die vielfach vermessene kleine Statur der Patientin mit im Verhältnis zueinander und zum Rumpf unproportionierten Gliedmaßen, sowie besondere Zehendeformitäten beidseits, die er als nicht ungewöhnlich bei »kalmückischen Idioten« einstuft. Er erwähnt zwei weitere (für das heute als Down-Syndrom bekannte Erscheinungsbild charakteristische) Merkmale, einmal die abnorme Überdehnbarkeit der Gelenke, welche Fraser an den Fingergelenken der Patientin beobachtete, zum anderen kleine Ohren mit einfach geformten Muscheln. Nachfolgend referiert Fraser eingehend über die Besonderheiten des Kopfes bzw. der Schädelform, dessen genaue Vermessung erst nach dem Tod der Patientin stattgefunden hatte. Er beschreibt die Flächen des Gesichtes und des Hinterkopfes als parallele Linien, was einem flachen Hinterkopf gleich kommt. Die Augen beschreibt er sehr detailliert, unter anderem stellt er fest: »*The inner canthus seemed drawn down*«.[128] Er beobachtete hier den beim Down-Syndrom typischen Epikanthus. Weiterhin geht er auf die Mundbeschaffenheit ein, insbesondere beschreibt er die lange Zunge mit

---

127 Vgl. hierzu und im Folgenden Fraser und Mitchell 1876, S. 169–171.
128 Ebd., S. 171.

zahlreichen Transversalfurchen. Abschließend erwähnt er einen unauffälligen Befund hinsichtlich der inneren Organe, Ergebnisse einer Untersuchung zu Lebzeiten der Patientin.

Den folgenden Abschnitt überschreibt Fraser mit dem Titel *Mental Phenomena* und widmet sich hier den intellektuellen Eigenschaften sowie charakteristischen Verhaltensweisen der Patientin.[129] Sie habe den Intellekt eines 12 bis 18 Monate alten Kleinkindes, könne nicht sprechen würde aber gerne und viel lautieren und ihre Stimmungslage, z.b. Ärger, auf diese Weise ausdrücken. Fraser beschreibt ihr gutes Erinnerungsvermögen für Gesichter (sie wüsste genau, welche Menschen ihr wohl gesonnen seien und welche nicht) und ihre zärtliche Anhänglichkeit. Alles in allem würde ihr freundliches, zufriedenes und glückliches Wesen von einem durchweg liebevollen Charakter zeugen. Besondere Eigenheiten seien ihre Vorliebe für glitzernde Accessoires sowie ihr bevorzugter Aufenthaltsort nahe am Feuer mit unter den Körper gezogenen Füßen. Weiterhin liebe sie sehr die Musik. Als negative Eigenschaften stellt Fraser den fehlenden Sinn für Bescheidenheit und das mangelnde Hygienebewusstsein (die Patientin hasse Wasser) heraus. Die extrem schmutzige Erscheinung hätte konsequentes Baden der Patientin notwendig gemacht und Fraser sieht hierin die mögliche Ursache für die akute Brustfellentzündung, an der sie dann starb. Fraser stellt abschließend fest, dass die Beschreibung der geistigen Eigenschaften nicht umfangreicher ausfallen konnte, weil die Patientin nur sechs Wochen bis zu ihrem Tod im Heim beobachtet werden konnte.

Im Anschluss folgt ein ausführlicher Bericht der Ergebnisse der pathologischen Untersuchung, ausführlich beschreibt Fraser die Befunde des Schädels und des Gehirns der Patientin.[130] Bei der Untersuchung des Thorax fand sich, so Fraser, neben den pathologischen Auffälligkeiten des Brustraumes und der Lunge (akute Brustfellentzündung) ein kleines Herz mit fehlerhaften Aortenklappen, das jedoch ansonsten von unauffälliger Erscheinung war.

Frasers Vorstellung seiner Patientin beschränkt sich im Wesentlichen auf die detaillierte Darstellung auffälliger Merkmale des äußeren Erscheinungsbildes sowie die umfangreichen post mortem Untersuchungen. In dem nur kurzen Abschnitt zu Charaktereigenschaften und Verhaltensweisen wird deutlich, dass die 40-jährige Patientin, die bis zu diesem Zeitpunkt als uneheliches Kind bei ihrer Mutter gelebt hatte, vermutlich niemals in irgendeiner Hinsicht eine Förderung bzw. auch nur eine Erziehung genossen hatte, worauf auch der von Fraser beschriebene äußerlich verwahrloste Zustand hindeutet.[131] Dass die Patientin intellektuell auf dem Stand eines 12 bis 18 Monate alten Kleinkindes war und keine verständliche Sprache hatte, ist sicherlich nicht allein auf das Down-Syndrom zurückzuführen. Schon Langdon-Down erwähnt in seinen ausführlichen Patien-

---

129 Vgl. hierzu und im Folgenden Fraser und Mitchell 1876, S. 171.
130 Vgl. hierzu und im Folgenden ebd., S. 171–174.
131 Vgl. hierzu und im Folgenden ebd., S. 170–171.

tenbeschreibungen unter anderem Fähigkeiten des Schreibens und Klavierspielens.[132] Fraser stellt alle Beobachtungen als gegebene Fakten dar und diskutiert nicht den möglichen Einfluss äußerer Faktoren auf den Zustand der Patientin. Im Gegensatz zu Langdon-Down, der die Erziehung seiner Patienten des »mongolischen Typs« zu Alltagsfertigkeiten wie Hygiene, Essmanieren etc. als notwendig und absolut möglich ansah, erwähnt Fraser das mangelnde Hygienebewusstsein kommentarlos, so dass diese »Unfähigkeit« dem Zuhörer/Leser als zum Krankheitsbild zugehörig erscheint.

Zu den Themen Prognose, Therapie oder gar Förderung der »kalmückischen Idiotie« äußert sich Fraser nicht. Er beschreibt unter anderem das freundliche, liebevolle Wesen und die zärtliche Anhänglichkeit der Patientin an ihr wohl gesonnene Personen sowie eine starke Vorliebe für Musik. Mit diesen Charaktereigenschaften werden auch heute noch Menschen mit Down-Syndrom vielfach in der Literatur beschrieben.[133]

Mitchell schließt den Ausführungen Frasers einige Anmerkungen über die von ihm so genannten »kalmückischen Idioten« an, Ergebnisse von Beobachtungen an 62 Fällen, von denen er in 54 Fällen Aufzeichnungen hinsichtlich körperlicher und geistiger Verfassung machen konnte.[134] Er stellt heraus, dass die folgenden Ergebnisse sich eher auf die »Klasse« der »kalmückischen Idioten« bezögen als auf das einzelne Individuum.

Mitchell stellt eine geringere Lebenserwartung fest, nur vier der 54 Fälle waren über 35 Jahre alt.[135] Viele seiner Fälle seien an Schwindsucht gestorben, weiterhin konstatiert er einen generellen Verfall, eine Art beschleunigte Senilität, die im Tod endet. Mitchell beobachtet hier den frühen Alterungsprozess, der vielfach bei erwachsenen Menschen mit Down-Syndrom einsetzt bzw. das erhöhte Risiko frühzeitig an Alzheimerscher Demenz zu erkranken[136]. Weiterhin führt Mitchell aus, dass seine »kalmückischen Idioten« im Allgemeinen von kleinerer Statur seien und die von Fraser vorher ausführlich beschriebene charakteristische brachycephale Kopfform aufwiesen. In der Vorgeschichte seiner Patienten gibt es nach seinen Aussagen keine Hinweise auf Erblichkeit. Blutsverwandtschaft der Eltern als Ursache schließt Mitchell aus, in vielen Fällen jedoch seien die Mütter während der Schwangerschaft in einem schlechten gesundheitlichen Zustand gewesen. Mitchell weist auf das verzögerte Eintreten in die Pubertät sowohl bei betroffenen Mädchen wie auch bei Jungen hin, verbunden mit einer schwächeren Ausprägung der sekundären Geschlechtsmerkmale. Bezogen auf die Mädchen und Frauen behauptet er, dass sie niemals eine »aktive Erotik« zeigen würden.[137] Bis

---

132 Vgl. Ward 1998, S. 150.
133 Vgl. beispielsweise Wunderlich 1999.
134 Vgl. hierzu und im Folgenden Fraser und Mitchell 1876, S. 174 ff.
135 Vgl. hierzu und im Folgenden ebd., S. 175 ff.
136 Vgl. Schmid 1987 sowie Storm 1995.
137 Vgl. Fraser und Mitchell 1876, S. 176.

heute gibt es Fachleute, die die Ansicht vertreten, dass Menschen mit Down-Syndrom kein Bestreben nach einer aktiven genitalen Sexualität haben.[138]

Die Gesamtheit der spezifischen äußeren Merkmale der »kalmückischen Idioten« ist laut Mitchell bei jüngeren Patienten ausgeprägter, wenn noch keine Anzeichen von Verfall zu erkennen sind.[139] Zahlreiche seiner Patienten ließ Mitchell fotografieren, mit Ausnahme des in der Veröffentlichung präsentierten Fotos (siehe Abb. 3), jedoch recht erfolglos, wie er erläutert.

Mitchell beschreibt den Zustand der »kalmückischen Schwachsinnigen« als weitgehend unveränderlich und gleich bleibend.[140] Nicht nur die äußerliche Ähnlichkeit seiner 54 Fälle sei erstaunlich, vielmehr würden sie sich in ihren charakterlichen Eigenheiten, ihren Fähigkeiten, ihren Vorlieben und Abneigungen, ihren Gewohnheiten und Defekten extrem ähneln, weshalb diese Form der »Idiotie« so interessant sei. Im Folgenden grenzt Mitchell die »kalmückische Idiotie« von der Erscheinungsform des Kretinismus ab, gesteht aber zu, dass man sie dem Phänomen des Kretinismus zuordnen könnte. Eine weitere wichtige Feststellung Mitchells ist die Stellung der Betroffenen innerhalb der Geschwisterreihe. 20 seiner Patienten seien letztgeborene, weitere acht auf den hinteren Rängen einer langen Geschwisterfolge. Im letzten Punkt widmet er sich den Umständen von Geburt und Schwangerschaft und diskutiert mögliche Ursachen: Mitchell schließt einen Zusammenhang zwischen der »kalmückischen Idiotie« und möglichen Geburtsverletzungen aus und führt im Folgenden zahlreiche besondere Geburts- bzw. Schwangerschaftsumstände auf, die eventuell eine Bedeutung haben könnten.[141] In diesen abschließenden Ausführungen ist vor allem seine Beobachtung interessant, dass in neun seiner Fälle das mütterliche Alter zwischen 40 und 50 Jahre war.[142] Einen konkreten ursächlichen Zusammenhang zwischen dem mütterlichen Alter und der von ihm beschriebenen Form der »Idiotie« leitet er jedoch nicht ab.

Mitchell reiht in seinen Anmerkungen nüchtern eine Reihe von Fakten und Beobachtungen aneinander, die die von ihm beschriebene »Klasse von Idioten« möglichst genau charakterisieren soll, ohne dabei eine mögliche Therapie oder Förderung zum Thema zu machen. Bei der Beschreibung des intellektuellen Zustandes geht er nicht auf eine mögliche Lernfähigkeit der »Kalmücken« ein. Eine persönliche Bindung zu den von ihm als »Irrenbeauftragten« (*Commissioner in Lunacy*)

---

138 Erst in den letzten 40 Jahren hat das Thema »Geistige Behinderung und Sexualität« eine beginnende Enttabuisierung erfahren. Wunderlich, der im Grunde diesen Prozess begrüßt, ist jedoch noch heute der Meinung, dass Menschen mit Down-Syndrom keine genitale Sexualität benötigen, um ein erfülltes Leben zu verwirklichen. Vgl. Wunderlich 1999, S. 264 ff. Für betroffene Familien ist Sexualität ein wichtiges und schwieriges Thema mit großem Diskussionsbedarf. Vgl. hierzu Wilken, U. 1999, Fachtagung Down-Syndrom 1999.

139 Vgl. Fraser und Mitchell 1876, S. 176.

140 Vgl. hierzu und im Folgenden ebd., S. 177.

141 Ebd., S. 177–179.

142 Ebd., S. 179.

betreuten Patienten ist seinen Ausführungen nicht zu entnehmen. Weder er noch Fraser erwähnen ein Ziel ihrer wissenschaftlichen Arbeit.

In der sich dem Vortrag anschließenden Diskussion bemerkte Dr. William W. Ireland, dass er noch niemals einem solchen von Fraser beschriebenen »Idioten« begegnet sei und er Frasers Ausführungen für wenig nachvollziehbar halte.[143] Er selbst habe noch nie die Notwendigkeit gesehen, eine solche Art Klassifizierung vorzunehmen. Jedoch würde er künftig Ausschau nach »Vertretern« der von Fraser und Mitchell beschriebenen »Klasse« halten. In seinem 1898 erschienenen Buch geht er dann auf die von Langdon-Down als »*mongolian type*« klassifizierte Form der »Idiotie« ein (siehe Kap. 3.2). Den von Mitchell geprägten Begriff der »*kalmuc idiocy*« erwähnt er in diesem Werk jedoch nicht.

Der Chairman der Sitzung zeigte sich bestürzt über den Ausdruck »Kalmücke«. Es gäbe keinen Grund, einen »Idioten« zu hänseln, indem man ihn Kalmücke nenne. Ein Idiot sei nicht mehr eine »Kalmücke« als irgendein anderer Mensch. Bemerkenswerterweise wurde hier zwar eine mögliche Diskriminierung der Patienten kritisiert, die Sichtweise des betroffenen Volksstammes blieb jedoch unberücksichtigt. Fraser weist in seiner Antwort nochmals auf die Augenstellung und die Kopfform hin, die zur Namensgebung geführt hätten.

3.2 »Mongolismus« als Variante der »genetous idiocy« – William W. Ireland (1898)

Im Jahr 1898 erschien in Großbritannien eine umfassende Arbeit zum »Mongolismus« mit dem Titel »*The mental affections of children, idiocy, imbecility and insanity*«.[144] Der Autor, William W. Ireland (1832–1909), gilt heute als bedeutender Wegbereiter der Kinderpsychiatrie.[145] Zum Zeitpunkt der Veröffentlichung seines Werkes war er so genanntes *Corresponding Member of the Psychiatric Society of St Petersburg and of the New York Medico-Legal Society*.[146] Zuvor war er als *superintendent* bzw. *medical officer* in zwei Einrichtungen für geistig behinderte Kinder in Großbritannien tätig.[147]

In seiner Monographie geht Ireland auf mögliche Ursachen der »Idiotie« ein und diskutiert hier zunächst die Erblichkeit als ursächlichen Faktor.[148] Seiner Meinung nach würden »idiotische« Kinder häufig in Familien mit einer Neigung zu Neurosen geboren (*neurotic tendency*), ersichtlich durch das Auftreten von »Irr-

---

143 Vgl. hierzu und im Folgenden die Diskussion nach dem Vortrag: *Case and autopsy of a kalmuc idiot*. The Journal of Mental Science, Notes and News 1876, S. 161–162.

144 Vgl. Ireland 1898, Deckblatt.

145 Vgl. Pies 1996, S. 106. Ireland hatte sich 1876 zur Beschreibung einer neuen Form der »Idiotie« durch Fraser und Mitchell noch eher ablehnend geäußert. Vgl. Kap. 3.1 der vorliegenden Arbeit.

146 Vgl. Ireland 1898, Deckblatt.

147 Ebd.

148 Vgl. hierzu und im Folgenden Ireland 1898, S. 11 ff.

sinn«, Imbezillität oder Epilepsie bei verschiedenen Familienmitgliedern. Warum einige Familienmitglieder betroffen seien und andere nicht, sei ebenso unmöglich zu erklären wie die Tatsache, dass ein Familienmitglied ein großer Dichter oder Mathematiker werde, während die anderen dieser Familie nur »Mittelmäßigkeit« erreichten. Den Entstehungsprozess einer solchen »neuropathic tendency« erklärt Ireland als eine über Generationen andauernde Entwicklung, an deren Ende die Geburt eines »idiotischen« Kindes stehe. Ganz ähnliche Aussagen machte auch Langdon-Down in seinen Lettsomian-lectures, in der er angeborene »Idiotie« als Folge eines über Generationen andauernden »degenerativen« Prozesses ansah.[149] Wie Langdon-Down erwähnt auch Ireland kleinste Merkmale bei vermeintlich gesunden Vorfahren (wie enger Oberkiefer oder eine abnorme Ohrmodellierung), die auf den Beginn eines solchen Prozesses hindeuteten.

Ireland gibt im Folgenden das Vorliegen einer erblichen Disposition in 20% – 50% aller Fälle von »Idiotie« und »Imbezillität« an.[150] Zum Vergleich führt er die Ergebnisse von 7 anderen Autoren an, unter ihnen auch Langdon-Down, der laut Ireland in insgesamt 45% von 2.000 Fällen vorliegender »Idiotie« neurotische Anzeichen bei den Eltern gefunden hatte. Ireland erläutert jedoch abschließend, dass die neurotische Konstitution alleine nicht ausreichen könne, um »Idiotie« hervorzubringen, weitere Kräfte müssten wirken, um das Auftreten bzw. Ausbleiben von »Idiotie« erklären zu können. Im Anschluss diskutiert Ireland verschiedene Faktoren und ihren möglichen ursächlichen Einfluss auf das Auftreten von »Idiotie«.[151] Beim Thema Ehe zwischen Blutsverwandten resümiert Ireland die Ergebnisse zahlreicher anderer Wissenschaftler, darunter auch die Beobachtungen von Langdon-Down. Wie dieser kommt auch Ireland zu dem Schluss, dass Blutsverwandtschaft per se nicht die Ursache für »geistig schwache« Nachkommen sei, sofern nicht »ungünstige« erbliche Faktoren bei den Eltern vorlägen.[152]

Den wichtigsten Einfluss auf die Geburt »idiotischer« Nachkommen schreibt Ireland der, wie er es nennt, »skrofulösen Konstitution« zu, unter der er Schwindsucht, Tuberkulose und Hauttuberkulose aufführt.[153] Er schätzt den Anteil aller »idiotischen« Patienten mit »skrofulöser Konstitution« auf mindestens zwei Drittel. Ireland resümiert, dass all diese die Gesundheit der Eltern schwächenden Krankheiten (er erwähnt hier auch einen möglichen Einfluss von Rachitis) das Auftreten von »Idiotie« begünstigen könnten, während er dies wider Erwarten nicht bei Vorliegen von Syphilis beobachten konnte. Das gleiche Ergebnis hatte Langdon-Down in seinen Lettsomian-lectures dargelegt.

---

149 Vgl. Langdon-Down 1887. Übersetzung in Pies 1996.
150 Vgl. hierzu und im Folgenden Ireland 1898, S. 14–16.
151 Vgl. hierzu und im Folgenden ebd., S. 16 ff.
152 Ebd., S. 17–18.
153 Ebd., S. 18–19. Der Begriff Skrofulose wurde früher mit (der Disposition zur) Tuberkulose in Zusammenhang gebracht. Vgl. Pschyrembel 1990.

Im Gegensatz zu Langdon-Down, der dem Alkoholmissbrauch (vor allem Trunkenheit des Vaters während der Zeugung) große Bedeutung beimaß, schreibt Ireland der Trunkenheit als Ursache für »Idiotie« keinen sehr wichtigen Einfluss zu, vor allem nicht als alleiniger Faktor.[154] Sehr wohl sieht er einen schädigenden Einfluss (die Kinder trunksüchtiger Eltern seien schwach, unfertig und hätten ein geschädigtes Nervensystem), jedoch glaubt er nicht, dass Alkohol alleine zu »Idiotie« führen könne. Er erwähnt die konträre Meinung Langdon-Downs und eines weiteren Autors (Ludwig Dahl). Ireland weist in diesem Zusammenhang auf die Schwierigkeiten bei der Erforschung der Ätiologie von »Idiotie« und »Imbezillität« hin, da mögliche Ursachen meist nicht alleine aufträten, sondern in der Regel mehrere mögliche ursächliche Faktoren bei den Eltern gefunden würden, deren Auswirkungen im Einzelnen schwierig zu entschlüsseln seien. Ireland schildert Versuche von Féré mit toxischen Agenzien an Hühnerembryonen, die Aufschluss über die Wirkung bestimmter schädigender Einflüsse geben sollten. Ein Ergebnis dieser Versuche sei gewesen, dass betroffenen Individuen mit einer bestimmten Form von Defekten einander sehr viel mehr ähnelten als ihren gesunden Eltern. Ireland erwähnt nun erstmals die »*mongolian idiots*« als Beispiel einer bestimmten Form menschlicher »Idiotie«, deren Mitglieder untereinander sehr viel größere Ähnlichkeit aufwiesen als zu ihren Herkunftsfamilien.[155]

Im Weiteren berichtet Ireland aus einem Vortrag Edouard Séguins über den möglichen schädigenden Einfluss der von diesem so genannten »*Gynagogues*«.[156] Séguin beziehe sich auf Lebensumstände wie sie beispielsweise in großen Städten wie New York anzutreffen seien, wo zahlreiche Familien unter schwierigen sozialen Bedingungen lebten. Er nenne als mögliche schädigende Einflüsse ein unruhiges Leben in nicht gefestigten Familienstrukturen, wo die Männer versuchten, mit Spekulationen ihr Geld zu machen und überforderte Frauen von Ängsten geplagt seien. Séguin habe hier die Geburten von »idiotischen« Kindern erlebt, die er mit diesen Lebensumständen in Zusammenhang gebracht habe.[157] Ireland bestätigt im Anschluss auch die von zahlreichen Autoren beobachtete Verbindung zwischen Ängsten bzw. emotionalem Stress der Mütter während der Schwangerschaft und dem Auftreten von »Idiotie« bei den Nachkommen, jedoch bestreitet er Unehelichkeit als ursächlichen Faktor für Idiotie. Etwaige Beobachtungen seien darauf zurückzuführen, dass viele Mütter von unehelichen Kindern »*simple minded*« seien, was sie auch meist in diese prekäre Situation geführt habe.

Ireland schließt das Kapitel über die Ursachen von »Idiotie« mit weiteren Ausführungen über die Erblichkeit der schon zu Kapitelanfang dargestellten »*neuro-*

---

154 Vgl. hierzu und im Folgenden Ireland 1898, S. 19 ff.
155 Ebd., S. 22.
156 Ebd., S. 23 ff.
157 Ireland kommentiert die Aussagen Séguins wie folgt: »*The antagonism created by social agitators of the gynagogue class had already born evil fruit.*« Vgl. Ireland 1898, S. 23.

pathic tendency«, die letztlich »Idiotie« zur Folge haben könne.[158] Hier geht er auch auf die zu dieser Zeit verbreiteten Theorien seitens der Anthropologen ein, die gemeinsame abnorme phänotypische Merkmale bei »Idioten«, »Irren«, Epileptikern und einer so genannten »Klasse aus Gewohnheits-Kriminellen« beobachtet haben wollten und dies als Reversion auf die Stufe von »freien Wilden« interpretierten. Ireland teilt diese Ansichten in keiner Weise: »The application of the idea of atavism in connection with the Darwinian theory of evolution has proved especially unfortunate when introduced in pathology«.[159] Er versucht mit seinen Ausführungen die atavistischen Theorien zu widerlegen und zeigt sich überzeugt, dass vielmehr das komplexe Gefüge der Zivilisation für Phänomene wie Gewohnheitskriminalität verantwortlich seien und bezeichnet es als reine Zeitverschwendung, Gewohnheitskriminelle losgelöst von ihrer Herkunft und den Umständen zu betrachten, die sie »in einen Krieg mit der Gesellschaft« geführt hätten. Im Weiteren diskutiert er die von vielen Autoren propagierte Theorie eines sukzessiven »degenerativen« Prozesses über viele Generationen (beginnend mit Unmoral, Alkoholmissbrauch und Gewaltbereitschaft), an dessen Ende Imbezillität, »Idiotie« oder »Irrsinn« stünden. Folge man beispielsweise den Ausführungen Férés, so übten »*neurotic persons*« Anziehungskraft aufeinander aus, wodurch die Zahl der Betroffenen schnell ansteige. Am Ende stehe die Auslöschung der Rasse. Ireland verwahrt sich gegen diese Theorien, indem er auf Familienuntersuchungen verweist, die zeigen würden, dass es nicht nur jene unglücklichen Entwicklungen gäbe, sondern auch zahlreiche Beispiele für einen gegenläufigen Prozess.[160] In Familien, die fest im sozialen Gefüge verankert seien und sich möglichst fern von gesundheitsschädigenden Einflüssen hielten, könne man beobachten, dass die Zahl der von »*neuropathic defects*« bzw. ihren Folgeerscheinungen (Epilepsie, »Idiotie«, »Irrsinn«) betroffenen Familienmitgliedern über die Generationen hin abnehme. Es gebe immer eine Tendenz, zu den normalen bzw. durchschnittlichen Bedingungen einer Rasse zurückzukehren. Ireland glaubt, dass die Anzahl der »Idioten« in einer Rasse, die in Einklang mit den sozialen wie auch den Naturgesetzen leben würde und keinen schädigenden Einflüssen ausgesetzt sei, äußerst gering sei. Dies sei jedoch eine Utopie, da schädigende Einflüsse nicht zu vermeiden seien und selbst von intelligenten Menschen nicht immer vermieden werden wollten. Zudem gäbe es auch immer wieder Fälle von »Idiotie«, deren Ursache in keiner Weise erklärt werden könne.

Im darauf folgenden Kapitel beschäftigt sich Ireland mit einer möglichen Klassifizierung von »Idiotie«.[161] Er diskutiert zunächst eine grundsätzliche Problematik bei der Klassifizierung von »Irrsinn« bzw. »Idiotie«, da die Defekte auf zweierlei Weise beschrieben werden könnten. Einmal gäbe es die psychischen/geistigen

---

158 Vgl. hierzu und im Folgenden ebd., S. 30 ff.
159 Ebd., S. 31.
160 Ebd., S. 34–36.
161 Vgl. hierzu und im Folgenden Ireland 1898, S. 37 ff.

Auswirkungen und zum zweiten die zugrunde liegende Pathologie des Gehirns (über die das Wissen jedoch noch sehr gering sei). Bei vorliegender »Idiotie« bzw. »Imbezillität« wäre der geistige Zustand ein sehr wichtiges Kriterium für eine Klassifizierung, weil dies die schwerwiegendste Folge der zugrunde liegenden »Krankheit« sei. Als Beispiel führt er die drei Begriffe *idiot*«, *imbecile*«, *feeble-minded*« an, die Auskunft über die verbleibenden intellektuellen Fähigkeiten geben würden.[162] Dieses Kriterium sei sehr wichtig für die Prognose und Behandlung eines Patienten (Ireland formuliert hier also auch das Ziel, das eine Klassifizierung verfolgen sollte). Jedoch könne man schwere Fehler begehen, verlasse man sich allein auf die Symptome des Geisteszustandes. Es gäbe Patienten mit den gleichen intellektuellen Defiziten, die jedoch auf völlig verschiedene Ursachen zurückzuführen seien (z.b. ein »epileptischer Idiot« und ein »traumatischer Idiot«) und daher völlig verschiedenen Behandlungen benötigten und andere Zukunftsprognosen hätten. Nach Meinung Irelands benötigt eine sinnvolle Klassifizierung daher sowohl psychische/geistige Kriterien als auch Kriterien bezüglich der Pathologie der Ursprungskrankheit. Von der Einteilung in angeborene und erworbene »Idiotie, wie sie andere Autoren vorgenommen hatten, hält Ireland wenig, da ein Patient vor und nach der Geburt von den gleichen Krankheiten getroffen werden könne, was die gleichen Auswirkungen hätte.[163]

Ireland stellt nun seine Klassifizierung vor, der in erster Linie pathologische Kriterien zugrunde liegen, wie er erläutert. Er grenzt zwölf Formen der »Idiotie voneinander ab und nennt sie nach ihrem pathologischen Hauptmerkmal, wie z.B. »Microcephalitische Idiotie«, »Hydrocephalitische Idiotie«, »Epileptische Idiotie«, »Sklerotische Idiotie« etc.[164]

Die erste Kategorie bezeichnet Ireland als *genetous idiocy*« und erläutert im nächsten Kapitel diesen von ihm geprägten Begriff.[165] In dieser Klasse sammle er jene Fälle, deren Pathologie zumindest zu Lebzeiten nicht eindeutig beschrieben werden könne (Untersuchungen nach dem Tod ergäben dann möglicherweise eine andere Klasse). Die Auswirkungen der verursachenden Faktoren (nämlich das Auftreten geistiger Defekte) seien bei der Geburt abgeschlossen, der Verdacht auf erbliche Ursachen sei hier stärker als bei den anderen Formen von »Idiotie«. Auch die weiteren Ausführungen Irelands über die von ihm benannte *genetous idiocy*« weisen starke Parallelen zu Langdon-Downs Form der angeborenen »Idiotie« auf, z.B. der Hinweis, dass diese Patienten manchmal die jüngsten Kinder seien, insbesondere bei Eltern in einem fortgeschrittenen Alter. Weiterhin beschreibt Ireland einen *strumous taint*«, einen schwachen Kreislauf und eine Anfälligkeit für kon-

---

162 Vgl. hierzu und im Folgenden Ireland 1898, S. 39.
163 Auch Langdon-Down hatte in seinen Lettsomian-lectures eine Klassifizierung nach angeborener, unfallbedingter und entwicklungsbedingter Idiotie vorgestellt. Vgl. Langdon-Down 1887. Übersetzung in Pies 1996.
164 Vgl. Ireland 1898, S. 41.
165 Vgl. hierzu und im Folgenden ebd., S. 42 ff.

stitutionelle Krankheiten. Als häufigstes begleitendes Symptom beschreibt Ireland einen hochgewölbten Gaumen mit Auswirkungen auf Kieferform und Zahnstellung.[166] Das Vorfinden dieses Leitsymptoms des hochgewölbten Gaumens ließe den Schluss des Vorliegens einer kongenitalen Form der »Idiotie« zu, so Ireland. Während seiner weiteren Ausführungen kommt er erneut auf das Thema Atavismus zu sprechen, indem er anführt, dass der hochgewölbte Gaumen eher Zeichen der »Übertreibung« (*exaggeration*) einer speziellen Eigenart des zivilisierten Menschen sei als des Rückschritts in vormenschliche Stufen (Affen hätten in der Regel flache Gaumen).[167]

Als Variante dieser Klasse der »*genetous idiots*« beschreibt Ireland nun in einem Unterkapitel die »*mongolians*«.[168] Irland erwähnt Langdon-Down als Autor, der auf diese Form der Idiotie hingewiesen hätte, zitiert ausführlich aus der Veröffentlichung von Fraser und Mitchell (1876), und zwar Teile der Beschreibung der dort vorgestellten Patientin.[169] Während Fraser und Mitchell die Kalmücken als Namensgeber bemüht hatten, übernimmt Ireland den von Langdon-Down geprägten Begriff des »*mongolian type*« und spricht von auffallender Ähnlichkeit der Gesichtszüge mit denen chinesischer Zeichnungen. Wie Fraser und Mitchell erwähnt auch Ireland unterentwickelte sekundäre Geschlechtsmerkmale und hebt die Stellung innerhalb der Geschwisterreihe hervor (Betroffene seien häufig jüngere Kinder in großen Familien). In seiner weiteren Beschreibung behandelt er einen neuen Aspekt, der in dieser Form noch nicht dargestellt worden war, nämlich eine verzögerte motorische Entwicklung im Säuglings- und Kleinkindalter sowie verspätetes Zahnen.

Weiterhin stellt er den Fall eines Kollegen (Dr. J. Thomson) vor, ein Kleinkind, welches an Masernpneumonie gestorben sei.[170] Schon zu Lebzeiten wäre ein Herzgeräusch festgestellt worden, eine Untersuchung post mortem hätte eine fehlerhafte Herzklappe ergeben, die auf eine intrauterine Endokarditis zurückgeführt worden sei. Einen Zusammenhang zwischen dieser Form der »Idiotie« und dem Auftreten von Herzfehlern leitet Ireland nicht ab. Ein Foto des kleinen Mädchens sowie Aufnahmen zweier weiterer Patienten des »*mongolian type*« sind in der Veröffentlichung abgedruckt. Ireland fährt mit allgemeinen Beschreibungen des Syndroms fort, äußert sich in wenigen Sätzen zu Verhaltensweisen bzw. Charaktereigenschaften, fasst hierbei kurz zusammen, was bisher schon veröffentlicht wurde (die Betroffenen seien sanft, gutartig, zuweilen stur und hätten eine Neigung zur Nachahmung).

---

166 Er erwähnt hier Langdon-Down in Zusammenhang mit so genannten »syphilitischen Zähnen«, anhand derer Langdon-Down zu dem Schluss gekommen sei, dass Syphilis kein wesentlicher Faktor bei der Entstehung einer kongenitalen Form der »Idiotie« sei. Ebd., S. 47.

167 Ebd., S. 51.

168 Ebd., S. 55 ff.

169 Ebd., S. 55 sowie Fraser und Mitchell 1876.

170 Vgl. hierzu und im Folgenden Ireland 1898, S. 56–57.

Bezüglich möglicher Ursachen widerspricht Ireland der Meinung Langdon-Downs, es handle sich bei der »mongoloiden Idiotie« um die Folgeerscheinungen einer familiären »tuberkulösen Degeneration«, macht aber klar, dass Patienten dieses Typs schnell Opfer aller Arten von Schwindsucht würden.[171] Ireland bestätigt an späterer Stelle Langdon-Down in seiner Aussage, dass Patienten mit angeborenen geistigen Defekten (bei Ireland »genetous idiocy«) meist eine bessere Prognose gestellt werden könne als Vertretern anderer Formen der »Idiotie«, stellt jedoch weiterhin fest, dass man in der großen Klasse der »genetous idiots« ebenso die am schwersten betroffenen Fälle finden könne.[172]

Die Intelligenz der »mongolians« befindet Ireland als im Allgemeinen sehr niedrig (*low grade*) und er glaubt kaum an Verbesserungsmöglichkeiten.[173] In dem Teilkapitel *Diagnosis and Prognosis* empfiehlt Ireland, die Möglichkeiten einer frühen Erkennung geistiger Defekte auszuschöpfen.[174] Er betont hier die wichtige Rolle des Arztes, der zum einen eine mögliche Gehörlosigkeit oder eine bloße verzögerte Entwicklung ausschließen müsse und zum zweiten im Umgang mit den Eltern »Takt und Management« benötige, da Eltern in der Regel die Diagnose »Idiotie« nicht wahr haben wollten. Ireland gibt konkrete Hinweise für eine frühkindliche Testung und hebt die Wichtigkeit einer genauen Diagnose hervor. Eine Prognose macht er vor allem von motorischen Fähigkeiten in Verbindung mit dem Muskeltonus und dem Kreislauf abhängig. Patienten mit angeborener »Idiotie«, die hier Defizite aufwiesen (wie es bei »mongolians« der Fall ist), würden kaum Fortschritte durch Förderung und Training erzielen.

Insgesamt legt Ireland in seiner Abhandlung großen Wert auf Wissenschaftlichkeit, er diskutiert seine dargestellten Beobachtungen intensiv mit den Ergebnissen anderer Autoren. Seine wissenschaftliche Sicht zeigt sich auch darin, dass er einer Übertragung atavistischer Ideen vor dem Hintergrund der Theorien Darwins auf die menschliche Pathologie eine klare Absage erteilt. Vielmehr vertritt er die Ansicht, dass das komplexe gesellschaftliche Gefüge des zivilisierten Menschen Einfluss auf das Auftreten geistiger Defekte hat (und nicht dass umgekehrt der »Schwachsinn« Ursache von beispielsweise Alkoholismus und Kriminalität in einer Gesellschaft sei, wie z.B. später seitens der Rassenhygienikern argumentiert wurde, siehe auch Kap. 5).[175] Ireland sieht in der Erforschung der Pathologie (spe-

---

171 Vgl. Ireland 1898, S. 57. Ireland bezieht sich hier sicher auf Langdon-Downs Publikation aus dem Jahr 1866 (über die ethnische Klassifizierung der »Idiotie«). Langdon-Down hatte die Aussagen bezüglich elterlicher Tuberkulose als Ursache jedoch in seinen Lettsomian-lectures (1887) wieder revidiert und ebenfalls eine allgemeine Anfälligkeit bei vorliegender »Idiotie« und hier auch beim »mongolian type« konstatiert. Vgl. hierzu Kap. 2.2 sowie Langdon-Down 1887, Übersetzung in Pies 1996, S. 199.

172 Vgl. Ireland 1898, S. 62.

173 Ebd., S. 57.

174 Vgl. hierzu und im Folgenden ebd., S. 60 ff.

175 In seinem umfassenden Werk mit dem Titel »*Feeble-Mindedness*« befasst sich schon 1914 der Autor H. Goddard mit »Schwachsinn« als Ursache für die Gesellschaft schä-

ziell der des Gehirns) die einzige Möglichkeit den Zusammenhang zwischen den verursachenden Defekten und den daraus resultierenden Effekten zu verstehen. Dieser »pathologische« Schwerpunkt prägt auch seine Sichtweise auf die Betroffenen des »mongolischen Typs«. Möglichkeiten einer Verbesserung durch spezielle Förderung sieht er bei den »mongolians« nur sehr eingeschränkt.

3.3 Erscheinungsbild und Entwicklungsbesonderheiten von Kindern des »Mongolen-Typus« – Hugo Neumann (1899)

Im Jahr 1899 erschien zum Thema »Mongolismus« die erste Arbeit im deutschsprachigen Raum.[176] Sie hatte den Titel: »Ueber den mongoloiden Typus der Idiotie«.[177] Der Verfasser war Privatdozent Dr. Hugo Neumann (1858–1912), ein damals »hervorragender Berliner Kinderarzt«.[178] Neumann studierte in Heidelberg und Berlin, promovierte 1883 und eröffnete 1888 eine Poliklinik für Kinderkrankheiten mit sieben Spezialabteilungen.[179] Er habilitierte in Berlin im Jahr 1893.[180] Grundlage oben genannter Veröffentlichung war eine Vorstellung mehrerer »schwachsinniger« Kinder durch Neumann vor der Berliner medizinischen Gesellschaft.[181]

Als erstes weist Neumann auf die Ähnlichkeit »dieser Vertreter eines pathologischen Typus« hin, die in ihren Herkunftsfamilien vereinzelt stünden und weder Eltern, Geschwistern noch anderen Verwandten ähnlich sähen.[182] In der deutschen Literatur sei diese Form der Idiotie nirgends erwähnt, was Neumann auf die geringe Lebenserwartung der Betroffenen zurückführt (von 13 seiner Fälle, die er drei bis vier Jahre beobachtet hatte, würden nur noch sechs leben). Neumann führt

---

digende Phänomene. Folgen von »Schwachsinn« seien sexuelle Ausschweifungen, Alkoholismus und Kriminalität. Der Autor schlägt als Gegenmaßnahme ein umfassendes eugenisches Programm (Segregation, Kolonisation, Sterilisation) vor. Vgl. Goddard 1914.

176 Vgl. Pies 1996, S. 107
177 Vgl. Neumann 1899, S. 210.
178 Vgl. Semi-Kürschner 1913, Band 1, Spalte 348.
179 Vgl. Pagel 1901, Biographisches Lexikon hervorragender Ärzte des neunzehnten Jahrhunderts, Spalte 1203.
180 Ebd.
181 Vgl. Neumann 1899, S. 210. Karl König beschreibt in seiner Monographie von 1959 die näheren Umstände der Patientenvorstellung Neumanns vor der Berliner medizinischen Gesellschaft (zur Monographie Karl Königs siehe auch Kap. 6.4). Hiernach hätte der damals »allgewaltige« Rudolf Virchow von einem neuem Typus der »Idiotie« nichts wissen wollen und der Vorstellung Neumanns erwidert, dass es sich keineswegs um eine neue Beobachtung handele, sondern es zahlreiche Abbildungen solcher Patienten gebe, die von früheren Autoren als *Rachitis congenita* und von späteren als *Kretinismus sporadicus* beschrieben worden seien. Vgl. König 1959, S. 14–15.
182 Vgl. Neumann 1899, S. 210.

jedoch die Situation in England an, wo er in einem Asyl 4–5% der Insassen als zum »Mongolen-Typus« zugehörig identifizierte, also ein nicht ganz geringer Teil über die erste Kindheit hinaus käme. Überhaupt sei den Engländern diese Form der »Idiotie« wohl bekannt, die sie »Mongolen«- oder »Kalmücken«-Typus nennen würden, »ohne übrigens darum mehr als eine ungefähre Aehnlichkeit andeuten zu wollen.«[183] Neumann erwähnt hier nicht Langdon-Down, sondern verweist in einer Fußnote unter anderem auf Ausführungen von Shuttleworth in »*Transactions of the International Medical Congress*« aus dem Jahr 1881 (zu Shuttleworth siehe auch Kap. 3.5).[184]

Im Folgenden beschreibt Neumann das »mongoloide« Aussehen als durch die Eigentümlichkeit der Gesichtsbildung bedingt (schon gleich nach der Geburt seien die Betroffenen leicht zu erkennen).[185] Er schildert detailliert die besonderen Merkmale von Gesicht und Kopf, im Wesentlichen so, wie aus den englischen Veröffentlichungen bekannt. Er verweist explizit auf Mitchell, der die Ebene des Hinterkopfes als parallel zur Gesichtsebene beschrieben hatte.[186] Weiterführend bemerkt er jedoch, dass in Verbindung mit diesen »Missbildungen« des Kopfes, so Neumann, auch andere »Missbildungen« aufträten und nennt hier neben Strabismus, Nystagmus und anderen Fehlbildungen auch angeborene Herzfehler in zwei seiner 13 Fälle. Er verweist auf Veröffentlichungen aus dem Vorjahr (1898) der Londoner *Clinical Society* zum Thema Herzfehler, ohne eine spezielle Publikation zu nennen. Er bezieht sich hier vermutlich auf Garrod, der vor erwähnter *Clinical Society* den Zusammenhang zwischen dem Auftreten von Herzfehlern und der »mongoloiden Idiotie« präsentiert hatte.[187]

Nach dem Hinweis auf die extreme Überdehnbarkeit der Gelenke kommt Neumann zu der seiner Meinung nach klinisch bedeutungsvollsten »Missbildung«, nämlich der geringeren Differenzierung der Gehirnwindungen. Statt dies näher auszuführen, verweist er an dieser Stelle auf eine Publikation von Telford-Smith (1896).[188]

Im Gegensatz zu Fraser und Mitchell, die in ihrer Veröffentlichung die auffällige Beständigkeit sowohl der psychischen als auch der körperlichen Eigenschaften der »*mongolians*« hervorhoben und die extreme Ähnlichkeit der Betroffenen, auch in ihren intellektuellen Fähigkeiten, beschrieben, spricht Neumann von einer großen Schwankungsbreite bzgl. des Erscheinungsbildes und der geistigen Entwicklung der Betroffenen. »Nach manchen Autoren sollen die Idioten mit Mongolentypus sehr lebhaft, nach anderen apathisch sein. Ich kann mich nach meiner Erfahrung nicht gerade nach einer Richtung hin entscheiden.«[189] Er (als Pädiater)

---

183 Vgl. Neumann 1899, S. 210.
184 Ebd., Fußnote 2), S. 210.
185 Vgl. hierzu und im Folgenden Neumann 1899, S. 210.
186 Vgl. Fraser und Mitchell 1876.
187 Vgl. Garrod 1898.
188 Vgl. Neumann 1899, S. 210.
189 Ebd.

würde im Gegensatz zu den Psychiatern die Kindesentwicklung verfolgen, während jene es mit erwachsenen »Idioten« zu tun hätten. Daher könne er die Beobachtungen an erwachsenen Betroffenen ergänzen.

Im Folgenden beschreibt er die kindliche Entwicklung mit Rückständen sowohl auf körperlicher als auch auf geistiger Ebene.[190] Er weist hier insbesondere auf die verzögerte motorische Entwicklung hin, die er auf eine verspätete Entwicklung der Muskulatur zurückführt, sowie auf das späte Zahnen mit unüblicher Zahnreihenfolge. Allgemein würden sich die Kinder geistig jedoch immer so weit entwickeln, dass sie nicht den höchsten Grad an »Idiotie« darböten.

»Dass die hier vorgeführte Form der Idiotie als eine angeborenen Missbildung des Körpers und im Besonderen auch des Gehirns aufzufassen ist, geht aus meinen Schilderungen wohl klar hervor.«[191] Die Ursache sei jedoch ein Rätsel, Neumann sieht eher den Charakter einer Entwicklungshemmung als den einer fetalen Erkrankung. Von zwölf seiner untersuchten Fälle waren neun Mädchen gewesen, worin sich laut Neumann das bei »Idiotie« überhaupt gefundene Verhältnis widerspiegle. Diese Aussage Neumanns widerspricht sowohl den hierzu gemachten Äußerungen der bisher untersuchten Literatur als auch den heute bekannten Zahlen, nach denen es mehr männliche Betroffene mit geistiger Behinderung gibt. Dies gilt auch für das Down-Syndrom.[192] Neumann macht im weiteren Verlauf der Publikation deutlich, dass sich bei den Vorfahren von »mongoloiden Idioten« (im Gegensatz zu anderen Formen der »Idiotie«) keinerlei Hinweise hinsichtlich der Gesundheitsverhältnisse finden lassen, die als Erklärung für die Entstehung dieses Typus der »Idiotie« dienen könnten.[193] Er nennt hier die von anderen Autoren diskutierten Aspekte wie Syphilis, Alkoholismus, Nervenkrankheiten und Blutsverwandtschaft. Lediglich der schon vielfach beschriebenen Beobachtung, dass es sich oft um jüngste Kinder großer Familien handelt, misst er Bedeutung bei (wenn er dies auch nicht in seinen 13 Fällen wiederfinden könne).

Seine eigene Beobachtung eines Zwillingspaares bestehend aus einem gesunden Mädchen und einem männlichen »mongoloiden Idioten« unterstreicht seiner Meinung nach die Unzulänglichkeit bisheriger Erklärungsversuche. In seinen weiteren Ausführungen widmet sich Neumann der Unterscheidung des »mongo-

---

190 Vgl. Neumann 1899, S. 210.
191 Ebd., S. 211.
192 Ireland (1898) weist in seiner Veröffentlichung explizit darauf hin, dass die Zahl männlicher »Idioten« überall größer wäre als die Zahl der weiblichen Betroffenen und gibt das Verhältnis männlich zu weiblich mit 2:1 an. Vgl. Ireland 1898, S. 26. Schmid (1987) gibt für das Down-Syndrom nach Auswertung seines eigenen Kollektivs (Deutschland) sowie einiger anderer Untersuchungen (Ausland) das Verhältnis männlich zu weiblich mit 55,4%:44,6% an. Schmid weist daraufhin, dass sich die diesbezüglichen Zahlen der einzelnen Studien aus In- und Ausland in etwa gleichen. Vgl. Schmid 1987. S. 19.
193 Vgl. hierzu und im Folgenden Neumann 1899, S. 211.

loiden Typus« von der »sporadischen Form des Kretinismus«, die beispielsweise beide einen flachen Nasenrücken aufwiesen.

Im Wesentlichen referiert Neumann bei der Beschreibung des Erscheinungsbildes der »mongoloiden Idiotie« aus der Veröffentlichung von Fraser und Mitchell. Im Gegensatz zu den Ausführungen dieser Autoren stehen jedoch seine Beobachtungen eines variablen Erscheinungsbildes bei Kindern mit »Mongolismus«, sowohl bezüglich des Äußeren als auch hinsichtlich der geistigen Entwicklung, womit er als Pädiater die Erkenntnisse der Psychiater ergänzen möchte. In diesem ersten deutschen Beitrag verweist Neumann auf den Zusammenhang zwischen »Mongolismus« und dem Auftreten von Herzfehlern (was ein Jahr zuvor in England beschrieben worden war) und beschreibt frühkindliche Entwicklungsrückstände. Auch Ireland hatte schon auf die verzögerte motorische Entwicklung bei betroffenen Kindern hingewiesen (siehe Kap. 3.2), er wird als Autor jedoch nicht von Neumann erwähnt.

Neumann ist der Meinung, dass die Entwicklung in den meisten Fällen so weit gehe, dass man nicht von dem höchsten Grad an »Idiotie« sprechen könne. Er spricht den Betroffenen also ein durchaus vorhandenes Entwicklungspotenzial zu. Die Ursache für seine von Fraser und Mitchell (siehe Kap. 3.1) so verschiedene Einschätzung der »Idiotie« des »Mongolen-Typus« liegt sicher unter anderem darin, dass er als Pädiater ein breites Spektrum an Ausprägungsgrad und Entwicklungsmöglichkeiten bei seinen jungen Patienten beobachten konnte. Die Untersuchungen an erwachsenen Betroffenen in Asylen hingegen (wie beispielsweise die von Mitchell) spiegeln das Bild des weitgehend ungeförderten erwachsenen Patienten wider, der scheinbar »unbeweglich« in einem gleich bleibenden Zustand verharrt. Langdon-Down jedoch, der Jahrzehnte mit seinen Patienten zusammenlebte und der außergewöhnlich viele ältere Patienten (35 Jahre und älter) des *mongolian type«* betreute, sah auch im Erwachsenenalter stets Möglichkeiten für eine Förderung und Verbesserung des Zustandes.[194]

Neumann äußert sich nicht näher zu den Themen Prognose und Therapie und geht nicht auf mögliche Förderungsmöglichkeiten ein. In dieser relativ kurzen Publikation zum »Mongolismus« lassen nur wenige Aussagen auf die ärztliche Sicht Neumanns schließen. So spricht er an mehreren Stellen von »meinen Kindern«, was auf eine persönliche Beziehung zu seinen Patienten hindeutet. Überlegungen zum ethnischen Aspekt bzw. mögliche atavistische Deutungen liegen ihm wohl fern, weist er doch darauf hin, dass die Begriffe »Mongolen«- oder »Kalmückentypus« keine tiefere Bedeutung hätten als lediglich eine ungefähre Ähnlichkeit zu diesen Volksstämmen.

---

194 Vgl. Ward 1998, Kap. 16.

3.4 Über den »Mongolismus«:
Erscheinungsbild, Ursachen und anthropologische Deutung
– Heinrich Vogt (1907)

Nach der ersten kurzen Studie von Neumann erschien im Jahr 1907 eine ausführliche deutsche Monographie mit dem Titel »Der Mongolismus«.[195] Der Autor, Privatdozent Dr. med. Heinrich Vogt (geb. 1875), studierte Medizin in München, Göttingen und Heidelberg, wo er 1899 promovierte.[196] Er habilitierte sich 1901 in Frankfurt a. M. im Fach Neurologie.[197] Vogt arbeitete auch auf den Gebieten des Anstaltswesens und der Fürsorgeerziehung.[198] In Langenhagen war er als so genannter Anstaltsarzt tätig.[199] Auf dem Gebiet des »jugendlichen Schwachsinns« arbeitete Vogt eng mit dem bekannten Psychiater Wilhelm Weygandt zusammen, mit dem er über dieses Thema ein Buch veröffentlichte.[200] Da es sich bei oben genannter Monographie um die erste zusammenfassende deutschsprachige Darstellung zum »Mongolismus« handelt, sei sie im Folgenden ausführlich dargestellt.[201]

Zu Anfang thematisiert Vogt die bis zu diesem Zeitpunkt in Deutschland nur spärlichen und sehr zerstreut zu findenden Veröffentlichungen zum Thema.[202] Als einen der Gründe nennt er die Forschung einmal seitens der Psychiatrie und einmal seitens der Pädiatrie, was einen Überblick erschweren würde. Einen eben solchen zu geben sei das Ziel seines zusammenfassenden Werkes über den »Mongolismus«.

Im Folgenden stellt er die bisherigen Publikationen vor.[203] Als Erstbeschreiber nennt er Langdon-Down und Fraser/Mitchell in einem Satz, wobei er den Namen »Mongolismus« Langdon-Down zuschreibt. Auch nach ihrer »Entdeckung« sei diese Form der »Idiotie« vornehmlich in England studiert worden. Vogt nennt einige englische Autoren und weist darauf hin, dass das Thema in England frühzeitig Würdigung in Lehrbüchern erfuhr (hier nennt er als Autoren Ireland 1898 und Shuttleworth 1900). In Deutschland dagegen sei die »Krankheit« lange ver-

---

195 Vgl. Vogt 1907.
196 Vgl. Fischer 1933, Biographisches Lexikon der hervorragenden Ärzte der letzten fünfzig Jahre, Band 2, S. 1624. Als jüngste Quelle gibt das World Biographical Information System (vgl. htttp://galenet.galegroup.com) Kürschners Deutscher Gelehrten-Kalender von 1950 an. Ein Sterbejahr Vogts scheint also in den einschlägigen Nachschlagewerken nicht verzeichnet.
197 Vgl. Fischer 1933, Band 2, S. 1624.
198 Vgl. Vogt 1907, S. 445.
199 Ebd.
200 Vgl. Degener 1935, »Degeners Wer ist's«, S. 1653 sowie Vogt 1907, S. 446.
201 Vor allem Vogts hier gemachte Aussage zur Häufigkeit des »Mongolismus« wird bis in die Literatur nach 1945 zitiert. Vgl. hierzu beispielsweise Engler 1949, S. 8 sowie König 1959, S. 448.
202 Vgl. Vogt 1907, S. 445.
203 Vgl. hierzu und im Folgenden ebd., S. 446–447.

nachlässigt worden, Neumann (1899) sei der Verfasser der ersten erschöpfenden Charakteristik, von dem Österreicher Kassowitz (1902) stamme eine vornehmlich differentialdiagnostische Studie.[204] Von psychiatrischer Seite hätten erst sein Kollege Weygandt und er selbst das Thema in Angriff genommen, da die Fälle meist in Kinderhospitälern zur Beobachtung kämen und psychiatrisch interessierte Ärzte kaum mit ihnen in Berührung kämen.[205] Als Kollegen, die wichtige Beiträge zu Vogts Abhandlung geliefert hätten, nennt er Heubner und Fromm (poliklinisches Material) sowie Herwig (Beobachtungen aus der Anstalt Niedermarsberg).

Seiner Monographie versucht Vogt eine klare Struktur zu geben, indem er sie in folgende Punkte gliedert: Ätiologie und Anamnese (darunter die Punkte Häufigkeit und Beginn), Krankheitssymptome (dieser Punkt ist in zahlreiche weitere untergliedert), Verlauf, Prognose sowie Stellung des Krankheitsbildes und Differentialdiagnose.

Vogt resümiert im ersten Punkt die bisher in der Literatur diskutierten möglichen Ursachen des »Mongolismus« und kommentiert diese vor dem Hintergrund seiner eigenen Beobachtungen bzw. der Ergebnisse Weygandts.[206] So handelt er die Einflussfaktoren Syphilis, Tuberkulose und eine psychische Belastung als wenig wahrscheinlich ab. Interessanterweise liefert er als Argument gegen eine mögliche Einflussnahme durch Syphilis die unterschiedlichen Häufigkeiten des Auftretens in England und Deutschland. Während Syphilis in beiden Ländern gleich häufig wäre, wäre »Mongolismus« in England sehr viel verbreiteter als in Deutschland. Einen wichtigen Hinweis für den »degenerativen Charakter der Erkrankung« sieht Vogt allerdings in der von vielen Autoren konstatierten Tatsache, dass die Betroffenen oft die »letzten Sprossen« einer kinderreichen Familie seien, dass die »Genitoren« auch sonst weit im Alter fortgeschritten seien, oder in den Jahren auffallend weit auseinander lägen.[207] Dies decke sich mit Vogts eigenen Untersuchungen, die sogar ergeben hätten, dass zuweilen die dem betroffenen Kind nachgeborenen Kinder alle frühzeitig sterben würden. All dies spreche für eine »Degeneration des Stammes«. Zudem gebe es keine betroffenen Einzelkinder. » ..., dass der Mongole das einzige Kind war, hat auch Mitchell unter 54 Fällen nicht gesehen.«[208] Vogt gebraucht hier wie auch häufig im weiteren Verlauf des Textes das Wort »Mongole« (später auch »mongolisch« anstatt »mongoloid«),

---

204 Vogt spricht vom »Mongolismus« häufig als »Krankheit«. Betroffene und Fachleute legen heute Wert auf die Unterscheidung zwischen den Begriffen »Krankheit« und »Behinderung«. Vgl. hierzu z.B. Neuhäuser in Wilken, E. 1997, S. 100.

205 Der Psychiater Wilhelm Weygandt hatte 1904 einen Vortrag zum »Mongolismus« gehalten. Während der Zeit des Nationalsozialismus war er einer der bekanntesten Psychiater bezüglich der Erforschung des »jugendlichen Schwachsinns«. Vgl. hierzu Weygandt 1936 und 1937 sowie Kap. 5 der vorliegenden Arbeit.

206 Vgl. hierzu und im Folgenden Vogt 1907, S. 447–448.

207 Ebd., S. 447.

208 Ebd., S. 448.

differenziert sprachlich nicht zwischen dem Volksstamm der Mongolen und der von ihm untersuchten Form der »Idiotie«.

Bei den weiteren Faktoren, wie Verwandtenehe, Unehelichkeit, Frühgeburt etc. sieht er lediglich »schwächende Einflüsse« während der Schwangerschaft als von Mitchell in einigen Fällen erwiesen an. Er hebt hervor, dass die »Krankheit« nicht familiär sei, es seien niemals mehrere Fälle in einer Familie beobachtet worden. Ebenso seien sie nicht endemisch, Fälle der Anstalt Langenhagen beispielsweise stammten aus verschiedensten Teilen der Provinz Hannover, eine Häufung bezüglich bestimmter geographischer Gegebenheiten sei nicht zu beobachten.

Unter dem Punkt Häufigkeit erläutert Vogt jedoch ein weitaus stärkeres Vorkommen des »Mongolismus« in England (bezogen auf die Gesamtzahl der Fälle mit »Idiotie«) als in den Ländern des Kontinents.[209] Mitchell gebe hier 5%, Ireland 3-4% an. Für Deutschland ergäbe sich eine Häufigkeit von 1%, welche Vogt jedoch allein vom Auftreten innerhalb der Langenhagener Anstalt ableitet. Unerklärlicherweise sieht Vogt keinen Zusammenhang zwischen diesem Ergebnis und den erst spärlichen deutschen Forschungsergebnissen sowie dem sich hieraus ergebenden geringen Zahlenmaterial (Statistik aus nur einer Anstalt). Weiterhin zitiert er noch einen russischen und einen dänischen Autor, die eine Häufigkeit von 10% (Russland) und 4% (Dänemark) angäben.[210] Schon 1910 stellt Siegert in seiner Monographie die Ergebnisse Vogts aufgrund des »kleinen Anstaltsmaterials« in Frage.[211]

Vogt erläutert unter dem Punkt Beginn, dass die »Krankheit« angeboren sei, die charakteristische Erscheinungsweise würde von den Kindern mit auf die Welt gebracht.[212] Durch die Symptome der äußeren Erscheinung, die abnorme Schlaffheit und Biegsamkeit der Gelenke sowie die meist auffallende Kleinheit seien die Kinder nach der Geburt leicht zu diagnostizieren. Eine enorme Wichtigkeit läge darin, den Eltern schon frühzeitig eine relativ genaue Prognose geben zu können. Später referiert Vogt ausführlicher zum Punkt Prognose, im Folgenden widmet er sich umfassend den Krankheitssymptomen:

Zunächst stellt er fest, dass »Mongolismus« stets mit »Schwachsinn« einhergehe, wenn auch der Schweregrad verschieden sei.[213] Gewöhnlich bestehe aber ein »tiefer Grad von Idiotie«. Die weiteren nie fehlenden Begleitsymptome hätten größtenteils den Charakter einer Entwicklungshemmung und seien oft Anzeichen

---

209 Vgl. hierzu und im Folgenden Vogt 1907, S. 448.
210 Das Down-Syndrom kommt bei allen Völkern unabhängig der ethnischen Herkunft vor, vermutlich liegt die Häufigkeit bei Völkern dunkler Hautfarbe niedriger (vergleichbare Zahlen liegen jedoch kaum vor). Die wenigen Studien aus Institutionen für geistig behinderte Menschen (aus verschiedenen Ländern, erhoben zwischen 1924 und 1959) geben eine Häufigkeit des Down-Syndroms zwischen 5% und 10% an. Vgl. hierzu Schmid 1987, S. 16–17.
211 Vgl. Siegert 1910, S. 573.
212 Vgl. hierzu und im Folgenden ebd., S. 448–449.
213 Vgl. hierzu und im Folgenden Vogt 1907, S. 449 ff.

der »Degeneration«. Der Habitus des betroffenen Menschen würde so verändert, dass alles Individualistische verloren ginge. Alle »Kranken« würden sich daher ähneln wie Geschwister und keinerlei Ähnlichkeiten mit den gesunden Geschwistern aufweisen. Vogt geht hier noch weiter als die bisherigen Autoren, indem er den Betroffenen jegliche Individualität abspricht, ja sogar so weit geht zu behaupten, Eltern würden bei Besuchen in der Anstalt ihr eigenes nicht von anderen Kindern mit »Mongolismus« unterscheiden können.[214] Vogt führt weiter eine Bemerkung von Kassowitz an, nach der »mongoloide« Kinder jeder Abstammung (verschiedener Rassen und Völker) mit fotografischer Ähnlichkeit übereinstimmten.

Im Anschluss geht er ausführlich auf die charakteristischen Merkmale des Gesichtes (Augenstellung, Epikanthus, Nasenwurzel etc.) ein, erwähnt verschiedene Autoren, die sich mit einzelnen Symptomen beschäftigt hatten. Das flache Profil scheint Vogt so gravierend, dass er darauf hinweist, dass das Charakteristische des »kontrastlosen Gesichtes mit nur verschwommenen Nuancen von Licht und Schatten« unmöglich auf fotografischem Wege widerzugeben sei.[215] Auch in diesem Abschnitt spricht er von »Mongolen«, sogar in einer Fußnote als Erläuterung zur Augenbeschaffenheit schreibt er: »Wie Metschnikov (zitiert nach Anton) angibt, zeigt das Mongolenauge die Persistenz des fötalen Zustandes.«[216] Ob es sich um den Volksstamm oder um Menschen mit »Mongolismus« handelt, kann nur vermutet werden. Im Weiteren geht er auf die Hautbeschaffenheit, die Behaarung und sehr ausführlich auf die Zungenbeschaffenheit ein. Einen eigenen Abschnitt widmet er Untersuchungen zum Schädel, in dem er vor allem die seiner Meinung nach »hochgradige Brachycephalie« hervorhebt.[217] Die für die Hirnentwicklung und somit der Intelligenz nicht unwichtige Schädelhöhe wäre bei allen von ihm untersuchten »Mongolen« unter der Norm. Vogt vertritt ferner die Meinung, dass die Schädel größtenteils an der Grenze zur Mikrocephalie stünden oder zu dieser gehörten und man deshalb von »Mikrobrachycephalie« sprechen müsse.

In den folgenden Abschnitten zu Skelett und Ossifikation wird einmal mehr die defektorientierte Betrachtungsweise Vogts (der zudem in keiner Weise eine mögliche Diskriminierung des Volkes der Mongolen berücksichtigt) durch seine sprachliche Ausdrucksweise deutlich: »Eigenartig für das Mongolenskelett ist seine Derbheit, seine gedrungene, in die Breite gehende Gestalt.«[218] Weiter unten dann : »Die eigenartig plumpe Gestalt der Hände und Füße der Mongoloiden ... «. Vogt weist auf eine verzögerte und qualitativ veränderte Knochenbildung hin, sowie auf partielle Defekte und Verkümmerungen des Extremitätenskeletts (z. B. die Verkümmerung der zweiten Phalanx des Daumens und/oder des fünften Fingers).

---

214 Vgl. hierzu und im Folgenden Vogt 1907, S. 449–450. Dies könnte vielleicht der Fall sein, wenn Eltern nur zweimal jährlich zu Besuch kommen, hätte dann aber nichts mit dem Down-Syndrom zu tun.

215 Ebd., S. 451.

216 Ebd.

217 Vgl. hierzu und im Folgenden ebd., S. 453–455.

218 Vgl. hierzu und im Folgenden Vogt 1907, S. 455.

Er referiert weiter über die irreguläre Dentition und weist auf eine Neigung zu Karies hin. Das Längenwachstum sei zwar geringer als die Norm, liege jedoch im Durchschnitt der anderen »Idiotieformen«. Dies sei ein Unterschied zu Patienten mit Myxödem, welche im Längenwachstum deutlich unter dem »idiotischen Mittel« liegen würden.

Im folgenden Abschnitt behandelt Vogt die Auffälligkeiten der inneren Organe und stellt hier den wichtigen Zusammenhang zwischen »Mongolismus« und dem Auftreten angeborener Herzfehler dar.[219] Erstmalig hätte Garrod (1898) sieben Fälle von »Mongolismus« mit gleichzeitig auftretendem Herzfehler vorgestellt.[220] Neumann hätte zwei unter seinen 13 Fällen beobachtet und auch schon auf englische Veröffentlichungen hingewiesen (siehe Kap. 3.3). Vogt betont, dass die Herzfehler angeboren seien und somit auf Entwicklungsfehler des Herzens hinwiesen. Er erwähnt Fälle anderer Autoren, die nach Obduktion bestimmte Herzanomalien feststellen konnten (z. B. einen offenen Ductus arteriosus Botalli oder ein offenes Herzseptum) und hier auch den Fall von Ireland, der post mortem einen Herzklappenfehler diagnostizierte (siehe Kap. 3.2). Vogt stellt fest, dass Herzanomalien bei »Mongolen« häufiger vorkämen als bei »Idioten« überhaupt. Ferner seien bei »Mongoloiden« vielfach funktionelle Herzstörungen festzustellen (labiler Kreislauf, unreine Herztöne). Die Geschlechtsorgane seien oft mangelhaft entwickelt, die Entwicklung der sekundären Geschlechtsorgane verzögert und ungenügend, Vogt verweist auf Mitchells These, »mongoloide« Frauen seien stets steril. In neurologischer Hinsicht konstatiert er einen verringerten allgemeinen Tonus und eine »stumpfe« Sensibilität.

Im nächsten Abschnitt widmet sich Vogt der Motilität und ihrer Entwicklung und stellt in diesem Bereich bei den Betroffenen eine außerordentliche Verzögerung fest.[221] Er diskutiert hier explizit den Zusammenhang zwischen motorischen und geistigen Fähigkeiten, indem er beobachtet, dass sich die (verzögerte) Gehfähigkeit mit Zunahme der geistigen Fähigkeiten einstellt.[222] Im Allgemeinen würden die groben Bewegungsabläufe nach und nach erlernt, Bewegungen der Feinmotorik jedoch blieben dauerhaft schwierig oder gar unmöglich. Vogt zieht hier sogar einen Vergleich zum Bewegungsmuster von Patienten mit Mikrocephalie, wenn er den »Mongoloiden« (bei denen er ja von »Mikrobrachycephalie« spricht, siehe oben) auch einen »leichteren Grad« bescheinigt.

Im Bereich Sprache, Stimme, Schrift finden sich nach Vogts Untersuchungsergebnissen höchstens Ansätze auf den untersten Stufen der Entwicklung.[223] Er hätte nur einen Fall gesehen, der mehr als nur ein paar ganz einfache Worte sprechen

---

219 Vgl. hierzu und im Folgenden ebd., S. 460 ff.
220 Vgl. auch Garrod 1898.
221 Vgl. hierzu und im Folgenden Vogt 1907, S. 462–463.
222 Heutzutage werden schon Säuglinge mit Down-Syndrom motorisch gefördert, um die geistige Entwicklung positiv zu beeinflussen.
223 Vgl. hierzu und im Folgenden Vogt 1907, S. 463–464.

konnte. Die Sprache sei meist einsilbig, die Artikulation mangelhaft. »Die Zischlaute fallen den Kranken stets schwer (Jones), haben sie gar keine Worte, so grunzen und schnarchen sie mit Kehllauten und rauen harten Tönen.«[224] Die Schrift könne wohl nur ausnahmsweise Gegenstand der Untersuchung sein, er (Vogt) hätte in keinem Fall eine nennenswerte Entwicklung der Schrift beobachten können. Vergleicht man diese Aussagen mit den Ausführungen Langdon-Downs, so fällt es schwer zu glauben, dass beide Autoren von Patienten mit dem gleichen Syndrom sprechen. Als »Idioten« in einer Anstalt lediglich »verwahrt«, werden ihre Fähigkeiten seitens der Ärzte (siehe Vogt) sehr viel negativer beurteilt als Langdon-Down dies tat, dessen Patienten innerhalb der von ihm betreuten Einrichtungen Erziehung, Schulbildung und Arbeitsmöglichkeiten (neben verschiedensten individuellen Fördermaßnahmen) erhielten.[225]

In einem recht ausführlichen Abschnitt behandelt Vogt das Thema Psyche.[226] Hier widerspricht er zunächst den Äußerungen von Fraser/Mitchell, die bezüglich der Psyche von einem stets gleichförmigen, charakteristischen Erscheinungsbild gesprochen hatten. Vogt dagegen führt aus, dass spätere Beobachtungen gezeigt hätten, »daß von einem charakteristischen, psychischen Symptomenkomplex bei der mongoloiden Idiotie nicht die Rede sein kann, dass die einzelnen Fälle aber ohne Zweifel gemeinsame Züge bei sonst differenter Form aufweisen«.[227] In intellektueller Beziehung gäbe es alle Grade vom »tiefsten Blödsinn« bis zur Imbezilität bildungsfähigeren Grades, erstere Fälle seien aber viel häufiger. Weiterhin unterscheidet Vogt zwischen torpidem und erethischem »Stumpfsinn« bei »Mongoloiden«. Häufig wäre dies am gleichen Individuum zu beobachten, in der Weise, dass eine in den ersten Jahren vorhandene hochgradige Apathie später einem unruhigen Wesen Platz mache. Die schon von Langdon-Down beobachtete Veranlagung zur Imitation, die dieser durch Theatervorführungen förderte, wird von Vogt als »eigentümliche Neigung« bewertet, welche jedoch zu einer gewissen Fertigkeit im Abzeichnen von Buchstaben führen könne.

Auch im weiteren Verlauf dieses Abschnitts setzt Vogt jedem positiven Aspekt (bezüglich gewisser Fähigkeiten) eine negative Eigenschaft entgegen, so dass er im Ergebnis den »mongoloiden Idioten« nur sehr eingeschränkte intellektuelle Entwicklungsmöglichkeiten bescheinigt, wobei sich hier früher oder später ein Stillstand einstellen würde und die »Kranken« von da an in keiner Weise weiter zu bringen seien.[228] Zwar konstatiert Vogt die vielfach beschriebene Veranlagung für Musik und Rhythmik, diese stünde aber zusammen mit den »imitativen Eigenschaften« und einer gewissen Lebhaftigkeit in krassem Gegensatz zu dem fast

---

224 Vgl. hierzu und im Folgenden Vogt 1907, S. 464.
225 Heute lernen viele Menschen mit Down-Syndrom Lesen und Schreiben. Seit einigen Jahren existiert in Deutschland die erste Zeitschrift, deren Redakteure alle Down-Syndrom haben. Vgl. Kapitel 7 sowie www.ohrenkuss.de
226 Vgl. hierzu und im Folgenden Vogt 1907, S. 464–465.
227 Ebd., S. 464.
228 Vgl. hierzu und im Folgenden Vogt, S. 465.

totalen Mangel an Spontaneität und der eigentlichen Ungeselligkeit der »Kranken«. Weiterhin bescheinigt er ihnen einen Mangel des »Haftenbleibens« äußerer Eindrücke, ein Fehlen der Merkfähigkeit und eine geringe Tiefe der Wahrnehmung. Das frühe Versagen der geistigen Entwicklung sei Ursache für die nur geringen Schulkenntnisse, die sie erwerben und die wenigen einfachen praktischen Dinge, die sie leisten könnten. Er schließt die Ausführungen über die Psyche mit der Aussage, dass Fenell unter 21 Fällen nur einen beobachtet hätte, der im häuslichen Betrieb brauchbare Dienstleistungen verrichtete.

Es folgen kurze Ausführungen zu den so genannten formes frustes, die von verschiedenen Autoren nach beiden Seiten hin beobachtet wurden, wie Vogt erläutert.[229] Sowohl Fälle mit einer Imbezillität geringen Grades bei einem körperlich vollwertigen Typus als auch solche mit »idiotischem Status« bei nur geringer Ausprägung der körperlichen Stigmata seien beobachtet worden. Nach heutigem Wissensstand könnte es sich bei diesen Fällen um Menschen handeln, bei denen das Down-Syndrom in Mosaikform vorliegt.[230]

Unter dem Punkt Verlauf vermerkt Vogt eine mit den Jahren mehr oder weniger gleich bleibende Gesamterscheinung des »Krankheitsbildes«.[231] Fast alle Autoren hätten eine frühe Sterblichkeit der »Mongolen« beobachtet, die hauptsächlich auf die erhöhte Anfälligkeit zurückzuführen sei. Jedoch auch sonst würde die Lebenskraft rasch schwinden, ein Fall von 54 Jahren (beobachtet von Weygandt in einer englischen Anstalt) sei sicher eine Seltenheit. Vogt weist jedoch auch auf andere Autoren hin, beispielsweise auf Mitchell, der 17 Fälle im Alter über 25 Jahren in seinem Kollektiv gehabt hätte. In Vogts abschließendem Satz zum Thema Verlauf wird seine Sicht auf die von ihm untersuchten »Kranken« hinsichtlich einer Wertung von Leben sprachlich sichtbar: »Die minderwertige Lebenskraft macht sich bei den Mongolen ferner in den Erscheinungen der vorzeitigen Senilität bemerkbar (Mitchell).«[232] Anstatt von der »minderen« oder der »geringen« spricht Vogt von der »minder*wertigen*« Lebenskraft und gebraucht wiederum den Ausdruck »Mongole«.

Im folgenden Abschnitt diskutiert Vogt unter der Überschrift »Therapie« vornehmlich die Auswirkungen einer Thyreoidinbehandlung, welche damals aufgrund der scheinbaren Ähnlichkeit zum Kretinismus auch bei »mongoloiden« Patienten vielfach angewandt wurde. Vogt macht deutlich, dass bei »mongoloiden« Patienten durch eine solche Behandlung lediglich Begleiterscheinungen gemildert werden könnten, während bei Betroffenen mit Myxödem dagegen eine gänzliche Veränderung zu beobachten sei. »Aus dem abschreckenden widerlichen

---

229 Vgl. hierzu und im Folgenden Vogt, S. 465–466.
230 Vgl. Weiske 1997. Eine Mosaikform liegt bei ca. 2% der Betroffenen vor. Da die prozentuale Verteilung der trisomen und disomen Zelllinien in den verschiedenen Geweben des Körpers ganz unterschiedlich sein kann, sind hier alle Variationen bezüglich der Ausprägung der körperlichen und geistigen Merkmale möglich.
231 Vgl. hierzu und im Folgenden Vogt 1907, S. 466–467.
232 Vgl. Vogt, S. 467.

Kretin wird ein nettes, liebenswürdiges Menschenkind.«[233] Die unwissenschaftliche, ja menschenverachtende Ausdrucksweise Vogts ist hier bemerkenswert.

Unter dem Punkt Prognose betont Vogt zunächst die Wichtigkeit einer frühen Diagnose schon beim Neugeborenen, um zu diesem frühen Zeitpunkt auf die zu erwartende (schlechte) Entwicklung hinweisen zu können.[234] Er verweist erneut auf eine allgemein ungünstige Prognose, da bezüglich der geistigen Qualitäten die Stufe der »Idiotie« nur selten überschritten würde. Eine Erziehung und Behandlung der »Kranken« müsse früh einsetzen, um bescheidene Erfolge erzielen zu können. Nennenswerte Schulkenntnisse wären nur in einzelnen Fällen zu erzielen und auch hier nur in frühen Jahren, da der geistige Stillstand frühzeitig einsetzen würde. Vogt warnt vor »überspannten Erwartungen«, man müsse sich der Grenzen des Erreichbaren bewusst bleiben. Immerhin könnte in einer Anstalt (die er als Unterbringung propagiert) durch geeignete Maßnahmen ein gewisser Grad an Selbstständigkeit erreicht werden, gelegentlich seien die »Mongoloiden« im vielseitigen Betrieb der Anstalt nutzbringend zu beschäftigen.

Nach kurzen Ausführungen zur »pathologischen Anatomie«, in welchen Vogt im Wesentlichen Veränderungen der Gehirns zusammenfassend darstellt (hauptsächlich die mangelnde sekundäre Gliederung der Hirnfurchen), kommt er zu seinem abschließenden Unterkapitel mit dem Titel Stellung der Krankheit, Differentialdiagnose.[235]

Nach Ausführungen zur Differentialdiagnostik beschäftigt sich Vogt noch einmal mit den anthropologischen Merkmalen des »Mongolismus«, die er als besondere Eigenart bewertet.[236] Vogt bekundet sein Interesse an der Theorie, dass diese Hemmung der Entwicklung zu einer Transformation der Rassenmerkmale führen könnte, wie dies von Anthropologen und Pathologen beschrieben worden sei. Er spricht von einem Atavismus, den es aufzuklären gelte und erläutert im Anschluss, seine persönliche Theorie einer »phylogenetischen Vererbung«. Hier würde die Hemmung der »evolutiven Kräfte« dazu führen, dass nicht das für die Art Typische hervorgebracht werden könne, sondern Anlehnungen an andere Entwicklungsstufen zum Vorschein kämen. Zunächst verwendet er noch den Ausdruck »andere« Entwicklungsstufen, doch im Folgenden tritt seine (Ab)wertung ganz deutlich hervor: »So stellen auch derartige Formen, welche für die Art selbst atypisch, für eine andere (niedrigere) Art (oder Rasse) aber ihrerseits typisch sind, Abzweigungen von der Norm dar, Abzweigungen, die sich parallel jener Divergenz bewegen, so dass an dem Vertreter einer bestimmten Art Normen einer anderen (niedrigeren) zutage treten.«[237] Vogt macht abschließend noch einmal deutlich, dass alle bisherigen Beobachtungen darauf hindeuteten, »dass die Entwicklung des

---

233 Vgl. Vogt, S. 472.
234 Vgl. hierzu und im Folgenden ebd., S. 473–474.
235 Vgl. Vogt 1907, S. 474 ff.
236 Vgl. hierzu und im Folgenden ebd., S. 481 ff.
237 Ebd., S. 482.

Mongoloiden eine Hemmung erfuhr (Degenerationszeichen, Hirnbefund usw.)«.[238] Zeitpunkt und Ursache der Hemmung lägen aber noch völlig im Dunkeln. Die Entwicklungshemmung sei jedoch nicht der einzige Aspekt, denn es stelle sich die Frage, warum die gesamte Entwicklung gerade nach der »mongoloiden« Seite divergiere. »Nicht zuletzt aber ist dieses anthropologische Merkmal eine der interessantesten Seiten der Affektion.«[239]

Der Verlauf des Werkes macht deutlich, dass Vogt eine insgesamt negative Sicht auf die betroffenen Patienten hat, er sie hinsichtlich ihrer geistigen Fähigkeiten als nur sehr eingeschränkt entwicklungsfähig einstuft. Gerade seine Ausführungen bezüglich intellektueller Fähigkeiten (Stimme, Sprache, Schrift) sowie in den Punkten Psyche, Verlauf, Prognose und Stellung der Krankheit lassen seine abwertende Sichtweise erkennen. Er betont vor allem den nach den Kinderjahren bald erreichten Stillstand der geistigen Entwicklung.[240] Ausführungen Langdon-Downs, der sich bezüglich Verhalten, Entwicklungsmöglichkeiten bzw. Förderung der »mongolians« umfassend geäußert hat (z.B. in den *Lettsomian-lectures*), werden von Vogt nicht herangezogen. Auch rein sprachlich wird seine Gesinnung hinsichtlich einer Wertung von Menschenleben mehrfach deutlich. Vogt bemüht sich nicht um eine neutrale (bzw. wissenschaftlich korrekte) Ausdrucksweise, er gebraucht Ausdrücke wie »minderwertig« und »widerlicher Kretin«, hält es auch nicht für nötig, zwischen dem mongolischen Volk und den vom »Mongolismus« Betroffenen zu unterscheiden. Im Rahmen seiner These einer »phylogenetischen Vererbung« spricht er auch von »niederen Rassen« (niedriger als die eigene »kaukasische Rasse«).

Bezüglich eines Ziels seiner wissenschaftlichen Arbeit spricht er lediglich einmal von einer möglichen Heilung, wenn die Ursache der Entwicklungshemmung aufgeklärt sei (ähnlich wie beim Kretinismus).[241] Ohne die Möglichkeit einer Heilung jedoch bewertet Vogt die Betroffenen letztlich als Kreaturen von »minderwertiger« Lebenskraft, die er auch als Gruppe – durch die übertriebene Betonung der vermeintlich extremen Ähnlichkeit untereinander – weit von den »gesunden« Mitmenschen distanziert. Eine (mit)fühlende Beziehung bzw. Bindung zu den betroffenen Patienten, beispielsweise im Rahmen seiner Tätigkeit als Anstaltsarzt, scheint vor dem Hintergrund der Art und Weise seiner Ausführungen unwahrscheinlich.[242]

---

238 Vgl. Vogt 1907, S. 483.
239 Ebd.
240 Heute weiß man, dass sich Menschen mit Down-Syndrom durch adäquate Förderung bzw. Begleitung ein Leben lang innerhalb ihres individuellen Rahmens weiterentwickeln können. Vgl. hierzu beispielsweise Storm 1999.
241 Vgl. Vogt 1907, S. 472.
242 Siegert weist in seinem Werk zum »Mongolismus« (1910, aufgeführt in der Bibliographie von Koch) auf die »bekannte Monographie« von Vogt hin. Auch seiner Meinung nach sind die »Mongoloiden« gekennzeichnet durch ein »minderwertiges Gesamtresultat«. Vgl. Siegert 1910, S. 588–589.

3.5 Über die »mongoloide« Imbezillität
– George Edward Shuttleworth (1909)

Im Jahr 1909 erschien in England eine Übersichtsarbeit zum »Mongolismus« mit dem Titel: *»Mongolian Imbecility«*.[243] Der Autor, George Edward Shuttleworth (1842–1928) erwarb nach einem Medizinstudium in England seinen Doktortitel im Jahr 1869 in Heidelberg.[244] Für kurze Zeit war er am *Earlswood Asylum* in Surrey tätig (wo bis 1868 Langdon-Down *superintendent* war), bevor er ab 1870 den Posten des *superintendent* am *Royal Albert Asylum* in Lancaster übernahm. Nach seiner Pensionierung 1893 widmete er sich insbesondere dem Studium geistiger Behinderungen bei Kindern und ihrer Behandlung. Als Facharzt (*consultant*) in London war er unter anderem an der Ausbildung medizinischen Personals bezüglich des Umgangs und der Arbeit mit geistig behinderten Kindern beteiligt.

Shuttleworth hatte schon in früheren Jahren zum »Mongolismus« publiziert.[245] Die vorliegende Publikation aus dem Jahr 1909 enthält den Hinweis, dass dem Artikel eine große Sammlung Fotografien beigefügt war, die »mongoloide Schwachsinnige verschiedenen Grades« aus verschiedenen Teilen der Erde darstellten.[246] Abgedruckt wurden jedoch lediglich zwei Fotografien, die Menschen mit Down-Syndrom europäischen Ursprungs darstellen.[247] Eine der Abbildungen benutzt später Crookshank in seiner Veröffentlichung (1925, siehe Kap. 4.2).

Shuttleworth beginnt mit dem Verweis auf andere, in seinen Augen wichtige aktuelle Veröffentlichungen und stellt sein eigenes Kollektiv vor mit dem Hinweis, dass er ebenfalls seine umfassenden Erfahrungen aus zahlreichen Fällen der Fachwelt zur Verfügung stellen möchte.[248] Von den 350 Fällen aus verschiedenen Asylen (darunter auch das *Earlswood Asylum*) und seiner privaten Praxis habe er einen großen Teil selbst gesehen. Im Folgenden geht er kurz auf die Geschichte ein und beginnt hier mit dem Kretinismus, darauf hinweisend, dass vor der Abgrenzung des »Mongolismus« als eigene Form der »Idiotie« jene Patienten zusammen mit den von Kretinismus Betroffenen betrachtet wurden. Als ersten Hinweis auf einen eigenen Typ nennt Shuttleworth Äußerungen Séguins, der von

---

243 Vgl. Shuttleworth 1909.
244 Vgl. hierzu und im Folgenden www.aim25.ac.uk/Wellcome library.
245 Neumann verweist auf Ausführungen von Shuttleworth in *»Transactions of the International Medical Congress«* aus dem Jahr 1881 (vgl. Neumann 1899, S. 210) und Vogt auf einen Vortrag Shuttleworth' auf dem *»Congress international de médicine«*, der 1900 gedruckt wurde (vgl. Vogt 1907, S. 487). In der Bibliographie Kochs sind weitere Veröffentlichungen Shuttleworth' zum »Mongolismus« aus den Jahren 1886, 1895 und 1906 aufgeführt. Vgl. Koch 1986, S. 37.
246 Vgl. Shuttleworth 1909, S. 661.
247 Ebd., S. 662. Zwei andere Abbildungen zeigen lediglich Hände und zwei weitere die Gehirnoberfläche von Betroffenen. Vgl. S. 662 und 663.
248 Ebd., S. 661.

einer Patientengruppe gesprochen hatte, die er als *»furfuraceous cretins«* bezeichnete. Dann verweist er auf die Veröffentlichung Langdon-Downs zum »mongolischen Typ der Idiotie« (1866).[249]

Unter der Überschrift *Characteristics* kommt Shuttleworth in interessanter Weise auf den ethnischen Aspekt beim »Mongolismus« zu sprechen.[250] Auch er verbindet mit Langdon-Down den Urheber einer Regressionstheorie, die er aber so nicht übernehmen möchte. Zwar stimmt er zu, dass betroffene Kinder kaukasischer Eltern (hierzu gehören die Europäer) in bemerkenswerter Weise »mongolisch« anmutende Züge aufwiesen, jedoch sieht er ebenso die Notwendigkeit, die Unterschiede zwischen den vom »Schwachsinn« betroffenen Kaukasiern und den echten Mongolen bzw. Kalmücken aufzuzeigen. Er ist der Meinung, dass die stärkste Ähnlichkeit die Augenstellung, den flachen Nasenrücken sowie die Tendenz zum Epikanthus betreffe, während viele andere Merkmale höchst unterschiedlich seien. Hierzu zählt er die Beschaffenheit der Haut, Haare und Wangenknochen sowie der Hände und Füße auf. Ebenso seien die Zunge und die typischen Schwellungen an Lippe und Augenlidern nur bei den »mongoloiden Schwachsinnigen« zu finden. Der brachycephale Hinterkopf sei zwar auch Merkmal der Mongolen, die Flachheit der occipitalen Region jedoch wiesen nur die »Mongoloiden« auf. Shuttleworth stellt nun die interessante Überlegung auf, ob unter »degenerierten Mongolen« des Ostens, wie er sich ausdrückt, ebenfalls diese allein für die »mongoloiden Schwachsinnigen« typischen Merkmale zu finden seien.[251] Abschließend hierzu bestätigt er jedoch noch einmal den an Mongolen erinnernden Habitus der »mongoloiden Schwachsinnigen« und betont auch die große Ähnlichkeit der Patienten untereinander.

Bezüglich der Häufigkeit stellt er die zu diesem Zeitpunkt verfügbaren Zahlen vor, aus denen hervorgeht, dass »Mongolismus« in England häufiger sei (ca. 5%) als in anderen Ländern.[252] Shuttleworth nennt drei Autoren (Vogt, Weygandt und Alt), die für Deutschland eine Frequenz von 1% angegeben hätten (diese Zahl stammt aus der Arbeit Vogts und bezieht sich auf nur eine Anstalt, siehe Kap. 3.4). Hier wird deutlich, wie die Qualität dieser ersten Statistiken einzustufen ist, die teilweise über Jahrzehnte (beispielsweise die Zahl Vogts) in den wissenschaftlichen Arbeiten kursierten (meist ohne Angaben zum zugrunde liegenden Zahlenmaterial).

Ausführlich diskutiert Shuttleworth (unter der Überschrift *Etiology*) die bisher in der Literatur vorgestellten möglichen Ursachen des »Mongolismus«.[253] Durch seine eigenen umfangreichen Untersuchungen ist er von der ätiologischen Bedeu-

---

249 Vgl. Langdon-Down 1866.
250 Vgl. hierzu und im Folgenden Shuttleworth 1909, S. 661–662.
251 Schon lange ist bekannt, dass auch bei den Mongolen das Down-Syndrom vorkommt. Die Betroffenen weisen die für das Syndrom typischen Merkmale auf. Vgl. hierzu beispielsweise Schmid 1987.
252 Vgl. hierzu und im Folgenden Shuttleworth 1909, S. 662.
253 Vgl. hierzu und im Folgenden ebd, S. 662–663.

tung zweier Faktoren überzeugt. Einmal führt er das mütterliche Alter an, was er in seinem Kollektiv bestätigt sieht, zum anderen nennt er den Status des letztgeborenen Kindes, was er allein in 68 von 107 Fällen im *Royal Albert Asylum* und in 46 von 98 Fällen im *Earlswood Asylum* gefunden hätte. Ebenso hätten Familien mit einem »mongoloiden« Kind überdurchschnittlich viele Kinder. Shuttleworth gebraucht in diesem Zusammenhang den Ausdruck »*mongol-producing family*«, der für heutiges Empfinden sehr diskriminierend ist. Zum Anderen geht auch er dazu über, die Ausdrücke »*mongol*« und »*mongolian*« synonym zu verwenden, obwohl er zuvor ausdrücklich auf die Unterschiede zum Volksstamm hingewiesen hatte.[254] Welcher der beiden Faktoren (das mütterliche Alter oder die Erschöpfung nach einer langen Geburtenreihe) als Ursache des »Mongolismus« bedeutender ist, ist laut Shuttleworth aufgrund des häufigen Zusammenwirkens beider Phänomene nicht zu beurteilen. Es gäbe jedoch gerade in sozial höheren Schichten nicht selten Fälle eines »mongoloiden« Einzelkindes. Das Vorkommen »mongoloider« Einzelkinder hatte Vogt unter Berufung auf Mitchell noch bestritten (siehe Kap. 3.4). Als »Rarität« bezeichnet Shuttleworth das Vorkommen zweier »*mongolians*« in einer Familie (in den Fallbüchern des *Royal Albert Asylum* hätte er zwei Fälle gefunden).

Nachdem er im Weiteren als mögliche ursächliche Faktoren eine neuropathologische Veranlagung (*neuropathic heredity*), Syphilis und Tuberkulose diskutiert hat, zieht Shuttleworth folgenden Schluss:[255] Erstens seien »mongoloide Schwachsinnige« Produkte mütterlicher Erschöpfung. Dies führe zu einer verminderten reproduktiven Kraft. Ursache hierfür seien ein fortgeschrittenes Alter sowie häufige Geburten. Zum Zweiten gebe es schädigende Einflüsse (*depressing toxic influences*), durch die auch bei jungen Müttern eine solche reproduktive Erschöpfung hervorgerufen werden könne. Dies könnte neben einer *neuropathic heredity* und Alkoholismus auch eine schwere Infektion wie Syphilis oder Tuberkulose sein (wobei weder Syphilis noch Tuberkulose spezifische Ursachen des »Mongolismus« seien). Auslaugende Krankheiten während der Schwangerschaft könnten zu einer »Unvollkommenheit in der evolutiven Entwicklung« (*imperfection in the evolution*) des Fetus und seiner Gewebe führen.

Unter *Anatomical Pecularities and Pathology* führt Shuttleworth die bisher gefundenen Besonderheiten auf.[256] Neben charakteristischen Merkmalen des Kopfes erwähnt er auch die Überdehnbarkeit der Gelenke und eine muskuläre Hypotonie als Zeichen einer generellen Unreife. Als Besonderheit des Fußes nennt er die typische Lücke zwischen Großzehe und der nächsten Zehe (wird heute als Sandalenfurche bezeichnet). Bezüglich der inneren Organe geht er auf angeborene Herzfehlbildungen ein und erläutert die bis dahin bekannten Auffälligkeiten in der Anatomie des Gehirns.

---

254 Vgl. hierzu und im Folgenden Shuttleworth 1909, S. 663 oben.
255 Vgl. hierzu und im Folgenden Shuttleworth 1909, S. 663 unten.
256 Vgl. hierzu und im Folgenden ebd., S. 663–664.

In nur wenigen Sätzen widmet sich Shuttleworth den *Mental Pecularities*.[257] Hier spricht er von einer Bandbreite im Ausprägungsgrad der verschiedenen Stigmata, betont jedoch die allen Fällen gemeinsamen charakteristischen Verhaltensweisen. Er übernimmt die üblichen Beschreibungen wie Hang zur Imitation, musikalische Veranlagung, liebenswürdiges Wesen und in manchen Fällen auch Sturheit. Zu letztem Punkt schreibt er: »*... obstinacy, which only yields to tactful management*«.[258] Diese Formulierung erinnert stark an die Ausführungen Langdon-Downs in seinen *Lettsomian-lectures* (siehe Kap. 2.2). Eigene Erfahrungen oder Ergebnisse bezüglich der Psyche seiner Patienten bringt Shuttleworth nicht ein.

Im Anschluss beschäftigt sich Shuttleworth mit dem Punkt *Diagnosis* und hier insbesondere mit der Differentialdiagnose zum Kretinismus.[259]

Shuttleworths Ausführungen zum Thema *Prognosis* differieren erheblich von den Äußerungen Vogts.[260] Er stellt zunächst fest, dass eine Prognose vom Schweregrad des »Defekts« abhängt. Zusätzlich unterscheidet er zwischen einer Prognose in physischer und einer in geistiger Hinsicht. Bezüglich ersterer weist er auf die hohe Säuglingssterblichkeit (vor allem durch kongenitale Herzfehler) und häufige Erkrankungen der Atemwege sowie des Verdauungstraktes hin. Wiederkehrende Infektionen seien die Folge, nicht selten gäbe es chronische Verläufe. Die generelle Anfälligkeit führe auch zu häufigem Auftreten von Tuberkulose, was die Überlebensrate in den ersten Jahren zusätzlich senken würde. Die spät einsetzende Pubertät sei oft gekennzeichnet durch den Beginn »degenerativer« Prozesse, die Sterblichkeit im Alter zwischen 15 und 20 Jahren (hauptsächlich verursacht durch Tuberkulose) sehr hoch. Vergleichsweise wenige Patienten würden das Erwachsenenalter erreichen, doch Shuttleworth sieht hier einen wichtigen Einfluss der Lebensbedingungen bzw. die positive Wirkung einer umsichtigen Fürsorge. Er verweist auf ein *meeting* 1906 in *Normansfield*, wo die Drs. Langdon-Down (die Söhne John Langdon-Downs, Reginald und Percival) sechs »mongoloide« Patienten mit einem Durchschnittsalter von 35 Jahren vorstellten, von denen die älteste 56 Jahre gewesen sei.[261] Hinsichtlich des geistigen Zustandes glaubt Shuttleworth an eine erhebliche Verbesserung durch geeignetes Training der Patienten. Er nennt in diesem Zusammenhang einfachen Unterricht im Zeichnen, Schreiben und Lesen. Weniger schwer Betroffene könnten auch Übungen des abstrakten Denkens absolvieren. »*The typical mongol*«, bemerkt Shuttleworth abschließend, »*remains at best an imperfect being to his life's end, destitute of originating power, though a willing machine, needing, however, to be ›wound up‹ regulary*«.[262]

---

257 Vgl. hierzu und im Folgenden ebd., S. 664.
258 Ebd., S. 664.
259 Ebd.
260 Vgl. hierzu und im Folgenden ebd., S. 664.
261 Es handelt sich hier mit großer Wahrscheinlichkeit um Mary A., die fast 40 Jahre in Normansfield lebte und 1907 starb. Vgl. hierzu Ward 1998, Kap. 16.
262 Vgl. Shuttleworth 1909, S. 664.

Seine Veröffentlichung schließt Shuttleworth mit einigen Bemerkungen zur Behandlung der »mongoloiden Schwachsinnigen«.[263] Spezielle medizinische Möglichkeiten gäbe es nicht, jedoch könnte man den allgemeinen Gesundheitszustand durch eine gute medizinische Versorgung stützen. Shuttleworth plädiert für eine medizinisch-pädagogische (*medico-pedagogic*) Betreuung. Für eine erfolgreiche Behandlung müssten Arzt und Lehrer Hand in Hand arbeiten. Zum Abschluss bekundet er noch Interesse an einem bemerkenswerten Experiment. Hätte man die Gelegenheit, ein »mongoloides« Neugeborenes in einem Inkubator zu beobachten, ließe sich untersuchen, ob und inwiefern die Merkmale der Unreife (verursacht durch eine fehlerhafte Gestation) überwunden werden könnten.

Von den bisher untersuchten Autoren, die nach der Erstbeschreibung durch Langdon-Down zum »Mongolismus« publizierten, zeichnet Shuttleworth das weitaus positivste und differenzierteste Bild von den Betroffenen. Wie schon im Titel seiner Veröffentlichung spricht er auch im Text von »*mongolian imbeciles*« und nicht von »*mongolian idiots*«. Als erster Autor zeigt er nicht nur die äußeren Ähnlichkeiten zum Volksstamm der Mongolen auf, sondern verweist auch ausdrücklich auf die Unterschiede und stellt die Frage nach dem Vorkommen von »Mongolismus« beim mongolischen Volk. Eine Regressions-Theorie möchte er nicht übernehmen. Trotz dieser Ausführungen nennt auch er (wie beispielsweise Vogt, siehe oben) die »mongoloiden« Patienten »Mongolen«, hält nicht immer eine sprachliche Trennung ein. Zu den Punkten Prognose und Behandlung äußert er sich sehr differenziert. Er weist auf die Ausprägungsbandbreite beim »Mongolismus« hin und sieht die hiervon abhängigen Entwicklungsmöglichkeiten durch entsprechende Schulung durchaus positiv. In seiner über 20jährigen Tätigkeit als *superintendent* (zudem hatte er sich offensichtlich mit der Arbeit Langdon-Downs beschäftigt und auch die Einrichtungen *Earlswood* und später *Normansfield* kennen gelernt) scheint Shuttleworth eine weitaus positivere Sicht auf die Betroffenen gewonnen zu haben als Autoren wie Fraser, Mitchell oder auch Vogt, denn er spricht von Möglichkeiten des Lesen und Schreibens (in wenigen Fällen sogar des abstrakten Denkens) beim »Mongolismus« sowie von einer Verbesserung der Lebenserwartung durch optimale Fürsorge und medizinische Versorgung. Zum Schluss gebraucht er den sehr modern anmutenden Ausdruck einer medizinisch-pädagogischen Betreuung, die allein effektive Verbesserungen bringen könnte. Eigene Erfahrungen mit den von ihm betreuten Patienten stellt er nicht explizit dar, so dass auf seine ganz persönliche Beziehung zu den Betroffenen nicht zu schließen ist.

---

263 Vgl. hierzu und im Folgenden ebd., S. 664–665.

4 »Mongolismus« in der medizinischen Literatur nach dem Ersten Weltkrieg bis 1933

Im Folgenden werden deutschsprachige und englischsprachige Arbeiten bzw. Monographien zum Thema »Mongolismus« behandelt, die bis in die Literatur nach 1945 Spuren hinterlassen haben.[264]

Zur Entwicklung in Deutschland ist (im Hinblick auf die später folgende nationalsozialistische Diktatur, siehe Kap. 5) auf den zunehmenden Einfluss der Rassenhygiene auf alle Fachgebiete, die sich mit Vererbungswissenschaften beschäftigten, hinzuweisen, was sich auch auf die ärztliche Sicht bezüglich der »mongoloiden Idiotie« auswirkte.[265]

4.1 »Mongoloide Idiotie« aus rassenhygienischer Sicht – Erwin Baur, Eugen Fischer, Fritz Lenz (1923)

Dieses umfangreiche zweibändige wissenschaftliche Lehrbuch mit dem Titel »Grundriß der menschlichen Erblichkeitslehre und Rassenhygiene« erschien in zweiter Auflage im Jahr 1923.[266] Die Autoren waren die Ärzte Prof. Dr. Erwin Baur (1875–1933), Prof. Dr. Eugen Fischer (1874–1967) und Privatdozent Dr. Fritz Lenz (1887–1976).[267] Die im Folgenden dargestellten Lebensdaten der drei Autoren verdeutlichen auch den Einfluss der Rassenhygiene sowie die beginnende unheilvolle Allianz zwischen Wissenschaft und Politik in Deutschland.

Erwin Baur war nach seinem Medizinstudium zunächst Assistenzarzt an der psychiatrischen Klinik in Kiel, habilitierte jedoch später im Fach Botanik.[268] Er wurde 1914 Direktor des ersten deutschen Hochschulinstituts für Vererbungslehre in Friedrichshagen. Schon früh wollte er die Genetik für die Heilung bestimmter Krankheiten nutzbar machen und arbeitete aktiv mit an der Erarbeitung und Popu-

---

264 Die Autoren Crookshank, van der Scheer, Schulz und Penrose sind in der Bibliographie von Koch aufgeführt. Vgl. Koch et al. 1986. Zudem ausgewählt wurde das wissenschaftliche Lehrbuch der Autoren Baur, Fischer und Lenz, das als rassenhygienisches Standardwerk über 20 Jahre lang für die Forschung verbindlich wurde. Vgl. Fangerau 2001, S. 15.

265 Zur Entwicklung und Rolle der Rassenhygiene vgl. Weingart, Kroll und Bayertz 1996, Kap. IV.

266 Vgl. Baur, Fischer, Lenz 1923. Es wurde bewusst nicht die erste Auflage von 1921 ausgewählt, da der relativ kurze Abschnitt zum »Mongolismus« in der zweiten Auflage um einige Aussagen erweitert wurde.

267 Vgl. Fangerau 2001, S. 35–44.

268 Vgl. hierzu und im Folgenden ebd., S. 36–37.

larisierung rassenhygienischer Fragestellungen. Bereits von 1907 an war Baur Mitglied der von Ernst Rüdin (1874–1952) ins Leben gerufenen Berliner Ortsgruppe der Gesellschaft für Rassenhygiene und wurde zwischen 1917 und 1919 ihr Vorsitzender. Ab 1920 war er Mitglied des so genannten »Beirats für Rassenhygiene«, ein vom preußischen Minister für Volkswohlfahrt geschaffenes wissenschaftliches Gremium, aus dem angeblich später das Kaiser-Wilhelm-Institut für Anthropologie hervorging. Baur starb Ende 1933 an den Folgen eines Herzinfarktes.

Eugen Fischer begeisterte sich während des Medizinstudiums früh für die Anatomie und promovierte in diesem Fach im Jahr 1898 in Freiburg.[269] Nach seiner Habilitation (bereits zwei Jahre später) beschäftigte er sich mehr und mehr mit der Anthropologie, betrieb Studien in Deutschsüdwestafrika (dem heutigen Namibia), im Rahmen derer er die Gültigkeit der Mendelschen Vererbungslehre für den Menschen bestätigen wollte. 1909 hielt Fischer seine erste rassenhygienische Vorlesung und gründete 1910 die Freiburger Ortsgruppe der Gesellschaft für Rassenhygiene.[270] Er ernannte den damaligen Medizinstudenten Fritz Lenz zum Schriftführer der Vereinigung. Im Jahr 1927 wurde Fischer Direktor des Kaiser-Wilhelm-Instituts für Anthropologie, menschliche Erblehre und Eugenik. Zwischen 1935 und 1940 war er als Richter am Erbgesundheitsobergericht in Berlin tätig und hatte hier über die Durchführung des Gesetzes zur Verhütung erbkranken Nachwuchses zu befinden. 1942 wurde Fischer emeritiert und trat auch als Direktor des Kaiser-Wilhelm-Instituts zurück.[271]

Fritz Lenz studierte Medizin in Berlin und später Freiburg, wo er unter anderem Vorlesungen von Eugen Fischer hörte.[272] Schon im Zuge seiner Promotion (1912) arbeitete er zum Thema »krankhafter« Erbanlagen und bot bereits hier als mögliche Therapie die »negative Selektion der betroffenen Stämme« an. In Freiburg war Lenz Mitglied der Ortsgruppe der Gesellschaft für Rassenhygiene (siehe oben), nach seinem Umzug nach München wurde er 1913 zunächst Schriftleiter, ab 1922 Mitherausgeber des seit 1904 erschienenen »Archivs für Rassen- und Gesellschaftsbiologie«.[273] Lenz habilitierte im Jahr 1919 im Fach Hygiene und übernahm 1923 den ersten deutschen Lehrstuhl für Rassenhygiene in München.[274] In den zwanziger Jahren wurde er ein anerkannter Erbpathologe. Im Jahr der

---

269 Vgl. hierzu und im Folgenden Fangerau 2001, S. 39–40.
270 Nach Meinung von Niels Lösch handelte es sich um die erste rassenhygienische Vorlesung an einer deutschen Universität. Ebd., S. 39.
271 Sein Nachfolger wurde Otmar von Verschuer (1896–1969), dem Fischer 1951 zur Professur für Humangenetik in Münster verhalf. Ebd., S. 40.
272 Vgl. hierzu und im Folgenden ebd., S. 42–44.
273 Diesen Posten hatte ihm sein Mentor, der »Vater der deutschen Rassenhygiene«, der Herausgeber und Gründer des »Archivs für Rassen- und Gesellschaftsbiologie« sowie der Mitbegründer der Münchner »Gesellschaft für Rassenhygiene«, Alfred Ploetz anvertraut. Ebd., S. 42.
274 Vgl. hierzu und im Folgenden ebd., S. 43–44.

»Machtübernahme« durch die Nationalsozialisten (1933) übernahm er den Posten des Abteilungsleiters für Rassenhygiene am Kaiser-Wilhelm-Institut für Anthropologie, dessen Direktor Eugen Fischer war. Lenz wurde, wie unter anderem auch Alfred Ploetz und Ernst Rüdin, Mitglied des Sachverständigenausschusses für Bevölkerungs- und Rassenpolitik, der an der Entwicklung des »Gesetzes zur Verhütung erbkranken Nachwuchses« mitwirkte. 1937 trat er in die NSDAP ein, außerdem war er Mitglied in einigen weiteren nationalsozialistischen Vereinigungen. Nach dem Krieg war Lenz ab 1946 Professor für Erblehre in Göttingen. Lenz wurde 1955 emeritiert.

In ihrer gemeinsamen Einleitung erläutern die drei Autoren die Ziele ihres Buches.[275] Es gehe ihnen darum, nach der Erläuterung allgemeiner Vererbungsvorgänge und der Darstellung von »Rassebestandteilen« und »Rassenunterschieden« die »Degeneration« und »Entartung« der Völker und deren Ursachen zu erklären. Dies sei die »naturwissenschaftliche Grundlage« für die Vorschläge geeigneter Gegenmaßnahmen im zweiten Band des Werkes unter anderem auch »im Sinne einer praktischen Rassenhygiene« für die einzelne Familie.

Die meisten Kapitel bzw. Abschnitte in dem, wie es oft genannt wurde, »Drei-Männer-Buch«, sind von Fritz Lenz verfasst worden (mehr als drei Viertel des Gesamtwerkes), weshalb man es nach Meinung mancher Historiker besser als »Ein-Mann-Buch«, als ein Werk von Fritz Lenz bezeichnen sollte.[276] Auch die hier untersuchten Abschnitte stammen ausschließlich von Fritz Lenz.[277]

Innerhalb des ersten Bandes behandelt Lenz auf ca. 150 Seiten »Die krankhaften Erbanlagen«.[278] Zu Beginn des Unterkapitels »Erbliche Konstitutionsanomalien« erläutert Lenz den Begriff der Konstitution als »die Körperverfassung in Bezug auf ihre Erhaltungswahrscheinlichkeit bzw. ihre Widerstandskraft«.[279] Innerhalb dieses Kapitels widmet er sich dem »Mongolismus« in einem sehr kurzen, nur klein gedruckten Abschnitt und beschreibt dieses »Krankheitsbild« als Konstitutionsanomalie, »deren Ursachen dunkel sind«.[280] »Es handelt sich um hochgradig geistesschwache Kinder, welche in ihrer körperlichen Erscheinung gewissermaßen eine Karikatur des Mongolentypus darstellen.«[281] Man gewänne den Eindruck, dass das »krankhafte Mongoloid« meist nicht klar von dem »echten mongoloiden Typus«, der ja in Europa weit verbreitet vorkäme, unterschieden worden sei. Wenn dieser mit einer aus irgendwelchen Gründen entstandenen Idiotie zusammengetroffen sei, wäre man wohl oft mit der Bezeichnung »Mongolismus« bei der Hand gewesen. Lenz spricht hier vom »mongoloiden Typus«, obwohl er ausdrücklich nicht die »Schwachsinnsform« meint. An späterer Stelle

---

275 Vgl. hierzu und im Folgenden Baur, Fischer, Lenz 1923, S.1–2.
276 Vgl. Fangerau 2001, S. 52–53.
277 Im Folgenden wird daher als Quellenhinweis nur der Autor Lenz aufgeführt.
278 Vgl. Lenz 1923 Band I, S. 155 ff.
279 Ebd., S. 208.
280 Ebd., S. 216.
281 Vgl. hierzu und im Folgenden ebd., S. 216.

schreibt er über den »mongo*liden* Rassentypus«, dem er gewisse Eigenschaften zuweist (siehe unten). Der Autor unterstützt also selbst die Vermischung von »Rassetypus« und »Schwachsinnsform«, indem er keine konsequente sprachliche Trennung einhält. Weiterhin erwähnt Lenz Langdon-Down als Erstbeschreiber, der eine Verknüpfung beider Erscheinungen (»mongoloider Typus« und »Idiotie«) angenommen hätte. Als Ursachen des »Mongolismus« führt Lenz Erschöpfungs-zustände der Mutter an und nennt die bisher gefundenen Zusammenhänge mit einem höheren Alter der Mutter und der Stellung innerhalb der Geschwisterreihe (meist letztgeborene Kinder). Da ein »familienweises Auftreten« kaum beobachtet worden sei, schließt auch Lenz auf äußere Faktoren als wesentliche Ursache der »mongoloiden Idiotie«. Er denke da an die Folgen misslungener Abtreibungsver-suche durch chemische Mittel, da die Zellkerne während der Embryonalentwick-lung und somit in einem dauernden Teilungszustand viel leichter geschädigt wer-den könnten als in einem Zustand der Ruhe.

Lenz' Ausführungen lassen darauf schließen, dass er selbst keine Forschung auf dem Gebiet des »Schwachsinns« und hier speziell des »Mongolismus« betrie-ben hat. Er betrachtet die Betroffenen nicht vom Standpunkt eines Psychiaters oder Pädiaters, zu dessen Arbeit der Umgang bzw. die Behandlung »geistes-schwacher« Patienten gehört. Zwar beschäftigt er sich in diesem Werk explizit mit den Konstitutionsanomalien, das Phänomen »Mongolismus« jedoch scheint ihm gerade einmal erwähnenswert. Einige Schlussfolgerungen lassen sich jedoch aus seinen kurzen Ausführungen ableiten: Trotz der in der Literatur (seit Langdon-Down) immer wieder erwähnten Tatsache, dass es sich beim »Mongolismus« um eine eigene »Schwachsinnsform« handelt (über die ja auch in Deutschland zu diesem Zeitpunkt schon umfangreiche Monographien geschrieben worden waren), die aufgrund des äußerst charakteristischen Erscheinungsbildes schon bald nach der Geburt leicht zu diagnostizieren ist, stellt Lenz den Sachverhalt so dar, als würde sich die Unterscheidung zwischen einem von ihm so genannten »echten mongoloiden Typus in Europa« und dem »krankhaften Mongoloid« schwierig gestalten.[282] Aus dem später folgenden Kapitel über »Die seelischen Unterschiede der großen Rassen« des Autors Lenz wird deutlich, dass diese Sichtweise auf den »Mongolismus« vom Standpunkt des Rassenhygienikers aus geschieht, der sich unter anderem mit den geistigen Unterschieden zwischen den Rassen beschäftigt und hier auch mit den Folgen einer »Einsickerung« des »mongoliden Rassenty-pus« nach Europa.[283] In diesem Abschnitt beschreibt Lenz die »mongoliden Ras-sen« innerhalb einer Wertigkeitsskala ausgehend von einer vorgeschichtlichen Neandertalrasse bis hin zur nordischen Rasse, welche die Schöpferin der gesamten indogermanischen Kultur sei. »Der nordische Mensch ist von allen am wenigsten

---

282 Vgl. Lenz 1923, Band I, S. 216.
283 Vgl. hierzu und im Folgenden ebd., S. 406 ff.

dem Augenblick hingegeben; er übertrifft alle anderen Rassen an Willensstetigkeit und sorgender Voraussicht.«[284]

In seinen Ausführungen über die »mongoliden Rassen« zeigen sich Parallelen zu auch heute noch gebräuchlichen Beschreibungen charakteristischer Merkmale bzw. Verhaltensweisen von Menschen mit Down-Syndrom.[285] So beschreibt er die Fähigkeit der Nachahmung, die größer sei als die der Erfindung. Geniale Denker, Erfinder und Entdecker im europäischen Sinne seien unter den Mongolen kaum zu verzeichnen. Die Vorliebe zur Imitation bzw. Schauspielerei und die Unfähigkeit zu abstrakten Denkleistungen etikettieren bis heute Menschen mit Down-Syndrom. Auch andere Formulierungen von Lenz über Eigenschaften der »mongoliden Rasse« erinnern tendenziell an Beschreibungen von Patienten mit »mongoloider Idiotie« wie beispielsweise eine angeblich »große Bedürfnislosigkeit«. In der Literatur ist vielfach in Zusammenhang mit »Mongolismus« von einer Art torpidem »Stumpfsinn« gesprochen worden (vgl. beispielsweise Vogt 1907, Kap. 3.4). Eine ausgesprochene Musikalität, wie sie bis heute Menschen mit Down-Syndrom zugesprochen wird, erwähnt Lenz bei der Beschreibung der vorderasiatischen Rasse, zu denen er überwiegend Juden, Griechen und Armenier zählt.[286] Über die europäischen Bevölkerungen »mit stark mongolidem Einschlag«, wie es die russische sei, sagt Lenz, dass sie sich in ähnlicher Weise von solchen mit vorwiegend nordischer Rasse unterscheiden würden wie das der Mongole vom Europäer tue.[287] Lenz' Betrachtungsweise der Ausgangsrassen, die sich seiner Meinung nach in sehr vielen »Erbeinheiten« unterscheiden, und der von ihm aufgeworfene, vermeintlich unklare Zusammenhang zwischen der »mongoloiden Idiotie« und dem »mongoloiden Typus innerhalb Europas«, erinnern an die nur wenig später entstandenen extremen Hypothesen Crookshanks über vermeintliche Homologien zwischen einem »mongoloiden Rasse-Typus«, »mongoloider Idiotie« und dem Orang Utan (siehe Kap. 4.2).

Die Frage, warum innerhalb eines Standardwerkes zum Thema Erblichkeitslehre und Rassenhygiene das Phänomen »Mongolismus« so wenig Raum einnimmt (im Gegensatz zu den Monographien, die sich mit dem Thema »Schwachsinn« beschäftigen), erklärt sich in den Ausführungen des zweiten Bandes (»Menschliche Auslese und Rassenhygiene«), dessen alleiniger Autor Fritz Lenz ist.[288] In zwei umfassenden Kapiteln, »Soziale Rassenhygiene« und »Private Rassenhygiene« erläutert Lenz die Notwendigkeit geeigneter rassenhygienischer Maßnahmen zur Erhaltung bzw. Stärkung der Rasse.[289] Hierzu gehört seiner Meinung nach die Verhinderung der Fortpflanzung »Untüchtiger«.[290] Bei dominanten erblichen Lei-

---

284 Vgl. Lenz 1923, Band I, S. 419.
285 Vgl. hierzu und im Folgenden ebd., S. 413 ff.
286 Ebd., S. 417.
287 Ebd., S. 414–415.
288 Vgl. Lenz 1923, Band II.
289 Vgl. Lenz 1923, Band II, S. 157 ff. sowie 274 ff.
290 Vgl. hierzu und im Folgenden ebd., S. 181 ff.

den, wie z.B. der Chorea Huntington, oder rezessiven, wie der erblichen Taubstummheit sei die Sterilisation anzustreben. Ebenso sei es unbestritten, dass die Fortpflanzung von Geisteskranken, Psychopathen, Säufern, Schwindsüchtigen, Zuckerkranken usw. ganz überwiegend Unheil bringen würde. An späterer Stelle formuliert er dann sehr deutlich, dass die Hauptaufgabe der Rassenhygiene *nicht* in erster Linie in der Bekämpfung erblicher Leiden liege.[291] Schwere erbliche Leiden würden sich niemals so weit ausbreiten, dass sie die Rasse ernsthaft bedrohten, da sie einer natürlichen Auslese unterworfen seien. Die Zunahme leichter Anomalien, die nicht mit einer Beeinträchtigung der Fortpflanzungsfähigkeit einhergingen, stelle eine viel größere Gefahr für die Rasse dar. Hier liegt der Schlüsselpunkt für die Einordnung des »Mongolismus« aus rassenhygienischer Sicht. Menschen mit »mongoloider Idiotie«, von Lenz als »hochgradig geistesschwach« eingestuft, wurden bis zu diesem Zeitpunkt in der Literatur als praktisch fortpflanzungsunfähig mit nur geringer Lebenserwartung beschrieben. Damit fallen sie für Lenz aus dem Focus des Rassenhygienikers. Tatsächlich wurde der »Mongolismus« später zur strittigen Diagnose innerhalb des Gesetzes zur Verhütung erbkranken Nachwuchses (siehe Kap. 5).

In einem klein gedruckten Absatz zum Thema »Euthanasie« innerhalb Lenz' Ausführungen wird die Sicht der Rassenhygiene noch einmal deutlich: »Für die Rassenhygiene hat die Euthanasie keine große Bedeutung, weil die dafür in Betracht kommenden Individuen ohnehin nicht zur Fortpflanzung gelangen; es handelt sich vielmehr vorzugsweise um eine Frage der Humanität. Selbst die altspartanische Aussetzung missratener Kinder ist noch ungleich humaner als die gegenwärtig im Namen des »Mitleids« geübte Aufzucht auch der unglücklichsten Geschöpfe.«[292] In dieses Bild passen sicherlich auch die von Lenz als »hochgradig geistessschwach« eingestuften »mongoloiden Idioten«. Genau solche Formulierungen waren es, die mit den Weg ebneten für die späteren »Euthanasieprogramme« der Nationalsozialisten, denen auch Menschen mit »Mongolismus« zum Opfer fielen (siehe Kap. 5).

4.2 »Rassenmongolismus«, »Mongoloide Idiotie« und Orang Utan: Theorie einer Homologie – Francis Graham Crookshank (1925)

Das Werk mit dem Titel »*The mongol in our midst: a study of man and his three faces*« erschien in zweiter Auflage im Jahr 1925. Eine Übersetzung ins Deutsche durch den Anatomieprofessor Dr. E. Kurz wurde 1928 veröffentlicht.[293] Diese Arbeit Crookshanks wird bis weit in die Nachkriegszeit zitiert.[294]

---

291 Vgl. hierzu und im Folgenden ebd., S. 192.
292 Ebd.
293 Die erste Auflage stammt aus dem Jahr 1924. Im Anschluss an die »Bemerkung des Verfassers« wird darauf hingewiesen, dass der englische Autor dem Übersetzer einige Ergänzungen gestattet hätte. Vgl. Crookshank 1925, Übersetzung von E. Kurz 1928,

Francis Graham Crookshank (1873–1933) wurde in Wimbledon, Surrey geboren.[295] Sein Medizinstudium absolvierte er unter anderem am *University College* sowie am *University Hospital* in London. 1895 wurde er mit einer Goldmedaille für Medizin ausgezeichnet und erhielt ein Stipendium. 1896 erwarb er seinen Doktortitel (*MD*), im Jahr 1911 wurde ihm der Titel *MRCP* (*Member of the Royal College of Physicians of London*) zuerkannt.[296] Zunächst hatte Crookshank eine Anstellung als so genannter *House Physician* am *University Hospital*.[297] Bis zum Jahr 1913 war er in verschiedenen Krankenhäusern bzw. Einrichtungen ärztlich tätig, unter anderem als *Assistent Medical Superintendent* im *County Asylum* in Northampton sowie als *Assistent Physician* im *Belgrave Hospital for Children*. Für eine 1899 veröffentlichte Arbeit über die Schwindsucht in Asylen wurde Crookshank von der Medizinisch-Psychologischen Gesellschaft mit einer Medaille und einem Preis ausgezeichnet. Aus dem Jahr 1913 stammen unter anderem eine Publikation mit dem Titel *»Mongols«* und eine mit der Überschrift *»A Note on Mongolism«*.[298]

Crookshank gliedert sein Werk in drei Teile mit den Überschriften: »Geschichtliches«, »Beschreibendes«, »Erklärendes«. Zu Beginn des ersten Teils »Geschichtliches« kommt Crookshank schnell auf Langdon-Down zu sprechen und würdigt dessen Veröffentlichung zur ethnischen Klassifizierung von »Idioten und Geistesschwachen« als eine Arbeit »mit einer glänzenden Beschreibung des mongolischen oder kalmückischen Typus bei Idioten«.[299] Seinen Beobachtungen hätte später wenig Wesentliches hinzugefügt werden können. Dass Crookshank von Beginn an zugunsten seiner Argumentationsführung Ungenauigkeiten bzw. subjektive Auslegungen in Kauf nimmt, wird schon im Folgenden deutlich, als er behauptet, Langdon-Down hätte seiner Meinung nach nicht die Hypothese eines monophyletischen Stammbaumes vertreten. Aus Langdon-Downs Veröffentlichung von 1866 geht jedoch zweifelsfrei hervor, dass er sein ethnisches Klassifizierungssystem gerade als Beweis für den gemeinsamen Ursprung der Menschenfamilie ansah (siehe Kap. 2.2).[300]

S. 4 und S. 6. Für die Untersuchung des Werkes wurde die Übersetzung benutzt. Die englische Originalausgabe war nicht erlangbar.

294 Crookshank wird beispielsweise erwähnt von Rett 1977. Auch in der Bibliographie von Koch ist Crookshank unter den wichtigen Monographien aufgeführt. Vgl. Koch et al. 1986, S. 4.

295 Zu Geburts- und Sterbejahr vgl. http://copak.ac.uk. Zu den weiteren biographischen Daten vgl. Cromwell 1914 (*The Medical Who is Who*), S. 448.

296 Zu den Abkürzungen der akademischen Grade vgl. Pies 1996, S. 41.

297 Vgl. hierzu und im Folgenden Cromwell 1914, S. 448.

298 Über das Jahr 1913 hinausgehende biographische Angaben konnten nicht ausfindig gemacht werden.

299 Vgl. hierzu und im Folgenden Crookshank 1925, Übersetzung von E. Kurz 1928, S. 10–11.

300 Vgl. Langdon-Down 1866.

Im Anschluss leitet Crookshank zu einem für ihn zentralen Punkt über, nämlich zu dem neben dem »idiotischen Mongolismus« existierenden »normalen Mongolismus« in Westeuropa.[301] In ähnlicher Weise wie es auch von Lenz angedeutet wurde (siehe Kap. 4.1) nutzt Crookshank den ethnische Aspekt der »mongoloiden Idiotie«, um die Grenzen zwischen Menschen mit dieser Form des »Schwachsinns« zu Menschen mit vermeintlich »mongoloiden« Merkmalen im äußeren Erscheinungsbild zu verwischen. Im Gegensatz zu Lenz, der diese Thematik nur in einem kleinen Absatz anreißt, entwickelt sich »der Mongole in unserer Mitte« bei Crookshank zum zentralen Thema.

Zunächst beschreibt er verschiedene Formen des »Mongolismus«, wobei er nicht das bis dahin in der medizinischen Fachwelt anerkannte, typische Erscheinungsbild der »mongoloiden Idiotie« aufgreift, sondern eigene Kategorien eines »Mongolismus« aufstellt, der fließend in eine »Normalbevölkerung« mit »mongoloiden Einschlägen« übergehe.[302] Er spricht hier z.B. von einem »Hospitaltypus der mongoloiden Idiotie«, der sich vom »Asyltypus« unterscheide, führt über einen so genannten »Schultypus« (der sich unter »normalen« Schulkindern finde) zu den »erwachsenen Mongoloiden ohne Idiotie«, die in England zahlreich vertreten seien. Einige seiner »Mongolismus-Kategorien« stellt Crookshank anhand fotografischer Abbildungen dar (siehe auch Abb. 4a-d). Darunter einen Patienten aus der Veröffentlichung von Shuttleworth (1909, siehe Kap. 3.5), den Crookshank zum »Asylmongolen« erklärt (siehe Abb. 4c). Zu den »erwachsenen Mongoloiden ohne Idiotie« zählt der Autor z.B. »einen verbrecherischen Arzt« oder einen »entgleisten Priester«, die zu dem »gewöhnlichen Typus der Mongoloiden« gehörten, im Unterschied zu einem »feineren Typus«, der in seinem Beruf zwar beachtliche Erfolge erzielen würde, sich jedoch wie erstere Gruppe von nicht »mongoloiden« Menschen deutlich unterscheide.

---

301 Vgl. hierzu und im Folgenden Crookshank 1925, Übersetzung von E. Kurz 1928, S. 12 ff.
302 Vgl. hierzu und im Folgenden ebd., S. 17–23.

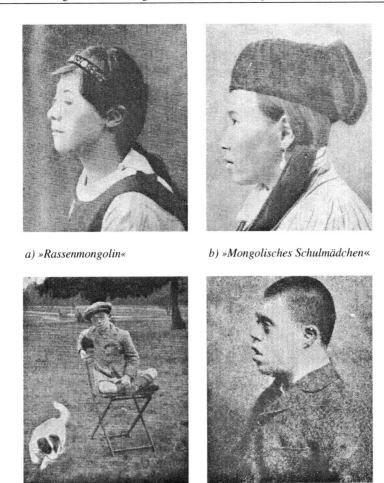

a) »Rassenmongolin«   b) »Mongolisches Schulmädchen«

c) »Asylmongole«   d) »Krankenhausmongole«

Abb. 4: Darstellung verschiedener Kategorien des »Mongolismus« von Crookshank (1925).
»Rassenmongolismus« (a), ein »Schultypus« (b), ein »Asyltypus« (c) und ein »Hospitalty-
pus« (d). Lediglich bei c und d handelt es sich mit großer Wahrscheinlichkeit um Personen
mit Down-Syndrom.

»Mongolismus« als eigenständige Form der »Idiotie« wird hier nicht im Kontext anderer angeborener »Schwachsinnsformen« diskutiert (so wie das in der
bisher untersuchten Literatur der Fall war), sondern wird in den Zusammenhang
einer vermeintlichen ethnischen Einheit gestellt, an deren einem Ende der »Rassenmongole« steht. Während dieser ersten Ausführungen deutet Crookshank
schon an, dass er am anderen Ende, also als entwicklungsbiologischen Ursprung
des von ihm neu definierten Phänomens »Mongolismus«, den Orang Utan sieht:
»In letzterem Falle [gemeint ist der »Mongolismus mit Idiotie«] ist jedoch mehr

als Mongolismus allein zu sehen. Es finden sich hier noch Anklänge an Zustände wie beim Affen und zwar wie bei ganz *bestimmten* Affen ... «.[303] Etwas später schreibt Crookshank:»Und wie beim Orang entwickeln sich bei ihnen oft speckige Gewebepolster rings um Gesicht und Hals.« (Er beschreibt hier die »erwachsenen Mongoloiden ohne Idiotie«).[304]

Bis zum Ende des ersten Teils versucht Crookshank nun dem Leser die Berechtigung dieser Hypothese nahe zu bringen.[305] Zunächst einmal spezifiziert er die von ihm verwendeten Ausdrücke der »mongolischen Rasse« bzw. der »mongolischen Abteilung des Menschengeschlechts« und beruft sich hierbei auf die alte Definition der »gelben, schwarzen und weißen Rasse«. Die mongolische Abteilung würde hiernach alle gelben und rothäutigen Rassen mit straffem Haar und agglutinierenden und monosyllaben Sprachen umfassen. Crookshank zeigt sich überzeugt (und in der Wissenschaft sei bisher nichts Gegenteiliges bekannt), dass es nur da, wo Einflüsse von Rassemongolen zu verzeichnen seien, »Mongoloide« bzw. »Mongoloide Idiotie« gäbe. Niemals wäre dieses Phänomen bei der schwarzen Rasse, niemals bei Juden oder Arabern »echter semitischer Herkunft« zu beobachten, beispielsweise aber bei Juden russischer Herkunft, die mongolische Einschläge aufwiesen. Als Überleitung zu seiner »Affentheorie« beruft sich Crookshank auf den Sohn Langdon-Downs, Dr. Reginald Langdon-Down, der gesagt hätte,»dass die bei jenen Geisteskranken gefundenen Merkmale, die mongoloiden Züge und die sonstige mongoloide Beschaffenheit, immer mit *anderen Merkmalen verknüpft gewesen seien, die nicht bezeichnend für die gelbe Rasse seien*; diese Merkmale führten vielmehr noch weiter als bis zum mongolischen Grundstock zurück. Mit anderen Worten: Der mongoloide Idiot wurde von ihm [Reginald Langdon-Down] in mancher Hinsicht eher als vormenschlicher denn als menschlicher Typus angesehen.«[306]

Crookshank erläutert nun, warum er auf mögliche Homologien zum Orang Utan aufmerksam wurde (unter anderem angeregt durch Haeckels Arbeit von der Abstammung des Menschen, in der dieser schon auf Ähnlichkeiten zwischen mongolischen Rassen und dem Orang Utan aufmerksam gemacht hätte) und wie sich die Meinung der medizinischen und anthropologischen Fachwelt hierzu darstellt.[307] Hierbei macht er den Unterschied zwischen einer rein psychiatrisch/pädiatrischen Betrachtungsweise und einer rassenkundlich orientierten Sicht auf den »Mongolismus« deutlich. Während viele Mediziner dafür plädierten, den ethnischen Aspekt der »mongoloiden Idiotie« zu vernachlässigen bzw. vermeintliche Homologien für rein zufällig hielten (er nennt hier beispielsweise den franzö-

---

303 Vgl. Crookshank 1925, Übersetzung von E. Kurz 1928, S. 18.
304 Ebd., S. 21.
305 Vgl. hierzu und im Folgenden ebd., S. 24 ff.
306 Ebd., S. 30.
307 Vgl. hierzu und im Folgenden Crookshank 1925, Übersetzung von E. Kurz 1928, S. 32–36.

sischen Autor Apert), sieht Crookshank in der Aufklärung des rassischen Phänomens der »mongoloiden Idiotie« eine Beantwortung »der ganzen Fragestellung der Beziehungen und Unterschiede zwischen dem ›weißen‹, gelben und schwarzen Menschen, sowie der Beziehungen zwischen den heute lebenden Menschen und seinen näheren und ferneren Vorfahren.«[308] Er führt weiterhin die Meinung Shuttleworth' an, der »mongoloide Idioten« für »unfertige Kinder« hielt (siehe Kap. 3.5). Da jedoch nicht alle »unfertigen Kinder« »mongoloide Idioten« seien, sei es unwahrscheinlich, dass sich die weiße aus der gelben Rasse entwickelt habe, wie das z.B. Chamber in Erwägung ziehe. Seine (Crookshanks) rassenkundlichen Forschungen gäben eher Anlass zu der Hypothese, »dass während die besseren der bei uns beobachteten Mongoloiden gewiss Mongolen waren, die tieferen Grade der mongoloiden Geistesschwachen und Idioten unzweifelhaft in ihren Homologien orangoid sind«.[309] Zur Unterstützung dieses Ansatzes führt Crookshank abschließend Aussagen von Sera und Kurz (letzterer ist Übersetzer seines Werkes) an, nach denen gewisse Homologien zwischen der »gelben Menschenart« und dem Orang Utan festgestellt worden seien, zwischen denen die strengste stammesgeschichtliche Gesetzmäßigkeit bestünde. Um die Ausführungen dieses ersten Teils anschaulich zu unterstreichen, schließen sich Abbildungen von den drei Menschenaffenarten an (Orang Utan, Schimpanse, Gorilla) sowie die eines japanischen Priesters.[310]

Im zweiten Teil unter der Überschrift »Beschreibendes« stellt Crookshank nun die von ihm propagierten Homologien zwischen Mensch, Affe und »Idiot« vor, die in jeder der drei Menschenrassen zu finden seien.[311] Bei der gelben Rasse wären dies Rassenmongole, Orang Utan und »mongoloider Idiot«, bei der weißen Rasse »gewisse Typen weißer Menschen«, Schimpanse und Personen, die an jugendlichem »Irrsinn« (Dementia präcox) litten, bei der schwarzen Rasse schließlich seien Homologien zwischen Negern, Gorilla und (selten) vorkommenden »Idioten«, die Langdon-Down als »äthiopische Abart« beschrieben hätte, zu finden. Vorausschickend, dass das nähere Studium sich neben morphologischen Einzelheiten ebenso auf psychologische oder kulturelle und physiologische oder funktionelle Homologien konzentrieren müsse, beginnt er mit umfassenden Beschreibungen verschiedener körperlicher und geistiger Aspekte. Beim ersten Punkt, der Körperhaltung, und zwar speziell der Sitzhaltung, vergleicht er alle drei Rassen und dokumentiert, dass allein Vertreter der gelben Rasse ebenso wie der Orang Utan die so genannte Buddha-Stellung (eine Art »Schneidersitz«) einnehmen könnten, während die schwarze und weiße Rasse sowie Gorilla und Schim-

---

308 Vgl. hierzu und im Folgenden Crookshank 1925, Übersetzung von E. Kurz 1928, S. 31.
309 Ebd., S. 32.
310 Ebd., Tafel VI–IX.
311 Vgl. hierzu und im Folgenden ebd., S. 37 ff.

panse eine typische Hockstellung einnehmen würden. Hierzu präsentiert er wieder entsprechende Fotografien (siehe Abb. 5a-d).[312]

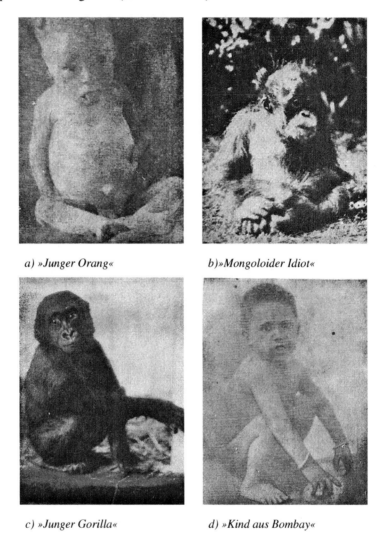

a) »Junger Orang«   b)»Mongoloider Idiot«

c) »Junger Gorilla«   d) »Kind aus Bombay«

Abb. 5: Darstellung angeblich homologer Sitzhaltungen von Mensch und Tier bei Crook-shank (1925). Die »Buddha-Stellung« eines jungen Orang Utan (a) gleicht hier vermeint-lich der eines »mongoliden Idioten« (b), während die »Hockstellung« des jungen Gorilla (c) angeblich der Sitzhaltung eines Kindes, das nicht der »gelben Rasse« angehört, ent-spricht.

312 Vgl. Crookshank 1925, Übersetzung von E. Kurz 1928, S. 43–53.

Crookshank sieht einen Beweis seiner Homologie-Hypothese darin, dass innerhalb der weißen Bevölkerung nur »diejenigen mit mongolischen Zügen und *nur diese* die echte Buddha-Stellung einnehmen.«[313] Hinsichtlich dieser ursprünglichen Sitzhaltung zerfiele die Menschheit in eine mongolische und eine nicht mongolische Gruppe.

Ab dem nächsten Abschnitt, »Merkmale an der Hand und Gesten«, konzentrieren sich Crookshanks Aussagen fast ausschließlich auf die Menschen mit »mongoloider Idiotie«, die er ausführlich bis zum Ende des zweiten Teils beschreibt.[314] Die von Reginald Langdon-Down 1908 erstmalig beschriebene Besonderheit des Handfurchenverlaufs bei den Patienten des »*mongolian type*« wird von Crookshank aufgegriffen und ausführlich als homologes Merkmal zwischen Rassenmongole, »mongoloidem Idiot« und Orang Utan diskutiert.[315] Trotz lediglich ungenauer Formulierungen bezüglich des Vorkommens des heute als Vierfingerfurche bekannten Handlinienverlaufs (Crookshank kann hier keine überzeugenden Ergebnisse präsentieren), kommt er dennoch zu dem Schluss, »dass eine besonders vereinfachte Form des Handreliefs sich bei den mongoloiden Idioten, bei den in Europa lebenden Mongoloiden, beim Orang Utan, und nicht selten in gewissen unteren Schichten bei Rassenmongolen findet.«[316] Die Ursache für die sich davon unterscheidende Furchung bei der weißen Rasse sieht Crookshank in einer Spezialisierung des Hand- und Fingergebrauchs im Sinne einer Höherentwicklung.

Im Folgenden widmet er sich in einer detaillierten Beschreibung zahlreicher physischer und psychischer Merkmale der »mongoloiden Idioten«.[317] In seinen Ausführungen finden sich zunächst die aus der medizinischen Literatur bis dahin bekannten »Fakten«, wie Besonderheiten der Körpergröße, Schädelform, Augenstellung, Immunsystem, Herz, Form der Ohrmuschel etc. Ebenso wiederholt Crookshank die »gängigen« Beschreibungen geistiger Eigenschaften wie Sanftheit, mindere Intelligenz (das Verstehen abstrakter Begriffe sei Betroffenen nicht «möglich), Nachahmungstrieb, Musikalität usw. Konsequent jedoch setzt er jedes einzelne Merkmal in Beziehung zum Orang Utan und verwendet hierbei auch immer wieder den im ersten Teil eingeführten Begriff »orangoid«. Seine Argumentationsführung hinsichtlich der von ihm propagierten Homologie-Theorie

---

313 Vgl. Crookshank 1925, Übersetzung von E. Kurz 1928, S. 48.
314 Vgl. hierzu und im Folgenden Crookshank 1925, Übersetzung von E. Kurz 1928, S. 53 ff.
315 Zur Beschreibung des Handlinienverlaufs durch Reginald Langdon-Down vgl. Ward 1998, S. 143–145.
316 Vgl. Crookshank 1925, Übersetzung von E. Kurz 1928, S. 59. Der heute z. T. immer noch als »Affenfurche« bezeichnete typische Handlinienverlauf kommt in ca. 40% der Fälle bei Menschen mit Down-Syndrom vor. In der so genannten »Normalbevölkerung« findet man die Vierfingerfurche bei ca. 4% an einer Hand, bei ca. 1% beidseits. Vgl. hierzu Pschyrembel 1990, S. 1785–1786.
317 Vgl. hierzu und im Folgenden Crookshank 1925, Übersetzung von E. Kurz 1928, S. 62 ff.

nimmt zuweilen bizarre Formen an. So bringt er einmal die vermeintlich monosyllabe und ungrammatikalische Sprache der »mongoloiden Idioten« mit der der Chinesen in Verbindung und geht so weit, die Unfähigkeit, Konsonanten richtig auszusprechen, mit den Schwierigkeiten von Chinesen bezüglich der englische Sprache zu vergleichen: » ..., indem sie [die ›mongoloiden Idioten‹], ähnlich wie ein Chinese auf der Bühne statt ›yellow‹ ›lellow‹ sagen.«[318] Die Geräusche und Töne von betroffenen Kleinkindern mit »mongoloider Idiotie« beschreibt er wiederum als »affenähnliche Gewohnheit«.[319] Auch bei der Beschreibung der körperlichen Merkmale sucht er auf extreme Weise die Homologie zum Orang Utan, was so weit geht, dass er die Atemwegserkrankungen der Betroffenen im Winter mit klimatisch bedingten Anpassungsschwierigkeiten des Orangs in Europa in Beziehung setzt.»Keuchend und pfeifend wie der Orang im Londoner Tiergarten benötigen sie [die ›mongoloide Idioten‹], um bei kaltem und nebeligem Wetter leicht atmen zu können, einen Wasserkessel mit aromatischen Dämpfen, das Heilmittel des tropischen Dschungels...«.[320]

Die gesamte Beschreibung des Körperbaus, der inneren Organe sowie der geistigen Eigenschaften soll zum Einen die ethnische Einheit mit der gelben Rasse beweisen, zum Anderen den propagierten vormenschlichen, d.h. »orangoiden« Status von »mongoloiden Idioten« veranschaulichen. Hierfür schreckt Crookshank auch vor äußerst abwertenden Vergleichen nicht zurück, so spricht er beispielsweise von »richtiger Maulbildung in der Gegend des Mundes« bei »Mongoloiden« (er meint hier sowohl solche mit als auch ohne »Idiotie«) und bezeichnet die von ihm beobachtete Rinnen- und Spaltenbildung der Zunge bei »mongoliden Idioten« als »Rückschlagserscheinung auf das uralte Bewässerungssystem im Munde des Orangs«.[321] Ferner sei der »gesamte Sehapparat, vom äußeren Auge bis zur Hirnrinde, in rückwärtsschreitender Entwicklung begriffen und der Gesichtssinn ist daher wie beim Orang nur schwach ausgebildet ...«.[322] Dort wo eine Übereinstimmung mit dem Orang Utan schwierig abzuleiten ist, versucht Crookshank durch ungenaue bzw. verwirrende Formulierungen eine Homologie trotz Widersprüchlichkeiten darzustellen. So bezeichnet er den hoch gewölbten Gaumen bei »mongoloiden Idioten« nach einer komplizierten Unterscheidung zwischen der Betrachtung der Knochen alleine und dem Studium am »Lebenden« letztlich als »affenähnliche, wenn nicht speziell orangoide Erscheinung«.[323] Ireland hingegen hatte gerade den hoch gewölbten Gaumen bei angeborener Idiotie als »Auswuchs« eines speziellen Merkmals des zivilisierten Menschen angesehen, da nach seiner

---

318 Vgl. hierzu und im Folgenden Crookshank 1925, Übersetzung von E. Kurz 1928, S. 64.
319 Ebd.
320 Ebd.
321 Vgl. Crookshank 1925, Übersetzung von E. Kurz 1928, S. 76 und 79.
322 Ebd., S. 71.
323 Ebd, S. 76.

Aussage Affen in der Regel flache Gaumen hätten (siehe Kap. 3.2).[324] Vom Gehirn bis zu den Geschlechtsmerkmalen leitet Crookshank Homologien zwischen Orang Utan, »mongoloidem Idioten« und Rassemongolen her, sogar das Haar rothaariger »mongoloider Idioten« und Chinesen sei im mikroskopischen Schnitt identisch mit dem des Orang Utans.[325]

Im dritten Teil »Erklärendes« widmet sich Crookshank nun den Hintergründen der von ihm aufgestellten Homologien. Zunächst stellt er fest, dass die rein medizinische Sichtweise dahinginge, »mongoloide Idiotie« allein durch Erschöpfungszustände bzw. das Alter der Eltern zu erklären und dass atavistische Theorien hier bisher keinen Anklang gefunden hätten.[326] Seine Hypothese des Vorliegens eines atavistischen Phänomens würde dadurch gestützt, »daß ich niemals einen mongoloiden Idioten gesehen habe, dessen einer oder beide Elter *nicht* deutlich mongoloid gewesen wären.«[327] Crookshank geht so weit anzunehmen, dass es sich bei dem in Westeuropa vorkommenden »Mongolismus« um einen Merkmalskomplex im Mendel'schen Sinne handele und dass dieser als eine mehr mit Nachteilen versehene Erscheinung in entwicklungsgeschichtlicher Hinsicht anzusehen sei.[328] So könnten viele klinische Erscheinungen erklärt werden, z.B. die von Comby gefundenen Familien bestehend aus lauter »mongoloiden Idioten« oder das Auftreten von Zwillingen, von denen einmal nur einer, einmal beide betroffen seien. Crookshank ignoriert hier die in der medizinischen Literatur anerkannte Meinung (wie sie beispielsweise auch Lenz darstellt, siehe Kap. 4.1), dass es sich bei »mongoloider Idiotie« nicht um eine familiär erbliche »Schwachsinnsform« handelt. Später unterstreicht er noch einmal, dass ca. die Hälfte der geographischen Ausdehnung Europas von Rassemongolen oder Halbmongolen bevölkert sei und dass es daher keine einzige »europäische« Rasse gebe, da diese vermischt sei.[329] Das Resultat sei der abendländische Mongole, »der Mongole in unserer Mitte«. Das Phänomen »Mongolismus« bzw. »Orangismus« sei durch die gemeinschaftliche Abstammung der homologen Individuen zu erklären, so dass die am typischsten »orangoid« aussehenden »Idioten«, am meisten »mongolisch« aussehende Eltern hätten, die (rassisch) am wenigsten »orangoid« aussehenden »Idioten« hätten Eltern, die am meisten »gemischt« seien (mit Blut der weißen Rasse).

Die Homologien zwischen einmal der gelben Rasse und dem Orang Utan, der schwarzen Rasse und dem Gorilla und der weißen Rasse und dem Schimpansen sowie den jeweils zugehörigen typischen »Idioten« seien letztlich nur durch einen polyphyletischen Stammbaum zu erklären.[330] Die zu Beginn des zweiten Teils diskutierte Körperhaltung sei hier von grundlegender Bedeutung, da sie in engem

---

324 Vgl. Ireland 1898.
325 Vgl. Crookshank 1925, Übersetzung von E. Kurz 1928, S. 67.
326 Vgl. hierzu und im Folgenden ebd., S. 94 ff.
327 Ebd., S. 99.
328 Vgl. hierzu und im Folgenden ebd., S. 99 ff.
329 Vgl. Crookshank 1925, Übersetzung von E. Kurz 1928, S. 116.
330 Ebd., S. 129.

Zusammenhang mit der geistigen Entwicklung stünde. »Die Bahnen, in denen der Mensch denkt, sind vorgezeichnet durch die Art wie er sitzt, wenn er denkt.«[331] Bis zum Ende seines Werkes führt Crookshank Argumente an, die seine Hypothesen stützen und sucht vor allem Bestätigung bei anderen »rassenkundigen« Autoren (er nennt unter anderem Sera, zitiert den Übersetzer Kurz sowie Gobineau). Noch einmal beruft er sich fälschlicherweise auf Langdon-Down und sein ethnisches Klassifizierungssystem als Unterstützung für seine Hypothese.[332] Zuletzt verliert sich Crookshank in philosophischen Betrachtungen und schließt seine Abhandlung mit einem Zitat Ciceros (in einer Wendung nach John Florio): »Ein Affe, dieses übelst gestaltete Vieh, wie gleicht er uns in allen seinen Teilen«.[333]

In einzigartiger Weise zeichnet Crookshank in seiner Abhandlung ein Menschenbild, welches »mongoloide Idioten« auf eine vor-menschliche Stufe setzt und ihnen somit das »Mensch sein« als solches abspricht. Dieser Ausschluss von der Menschheit ist die extremste Form der Abwertung von Menschen mit dem heute als Trisomie 21 bekannten Syndrom. In der zuvor untersuchten Literatur wurden Menschen mit »mongoloider Idiotie« ebenfalls häufig als kaum entwicklungsfähig eingestuft (z.b. von Fraser und Mitchell, siehe Kap. 3.1) und auch ein zugrunde liegender Atavismus wurde propagiert (von Vogt, siehe Kap. 3.4), jedoch wurde das Phänomen an sich stets als »Krankheitsbild« im Kontext des geistigen »Schwachsinns« beim Menschen diskutiert. Obwohl auch Crookshank in langjähriger ärztlicher Tätigkeit offensichtlich Umgang mit geistig behinderten Patienten hatte, interessieren ihn die medizinischen Aspekte bei seinen Patienten ausschließlich aus anthropologischer bzw. »rassenkundiger« Sicht. Themen wie Diagnose, Prognose oder mögliche Therapien werden auch nicht ansatzweise berührt. Die extreme Distanz, aus der heraus er die Betroffenen wie die Menschen überhaupt beschreibt, macht es schwer, sich ihn als praktizierenden Arzt vorzustellen.

Im Gegensatz zu dem Rassenhygieniker Lenz strebt Crookshank keine Gegenmaßnahmen bezüglich einer »Degeneration« der europäischen Rasse durch »mongolische Rasseneinschläge« an. Eher scheint es ihn zu belustigen, die ideologischen Vorstellungen einer »reinen Rasse« zunichte zu machen. »Und machen wir uns von jenem sehnsüchtigen Glauben einer einzigen ›europäischen‹ Rasse frei, ..., wobei unsere abendländischen Mongolen, die Mongolen in unserer Mitte, wegerklärt werden.«[334]

---

331 Vgl. Crookshank 1925, Übersetzung von E. Kurz 1928, S. 129.
332 Ebd., S. 139.
333 Ebd., S. 142.
334 Vgl. Crookshank 1925, Übersetzung von E. Kurz 1928, S. 116.

4.3 »Mongolismus« als »pathologisches Menschenprodukt«
– Willem Matthias van der Scheer (1927)

Im Jahr 1927 erschien in Deutschland eine Abhandlung mit dem Titel »Beiträge zur Kenntnis der mongoloiden Mißbildung (Mongolismus) – auf Grund klinischer, statistischer und anatomischer Untersuchungen« des niederländischen Arztes Willem Mattias van der Scheer (1879–1957).[335] Der Psychiater war in den Niederlanden von 1916–1919 als »Inspektor der Staatsaufsicht über die Irrsinnigen« tätig gewesen.[336]

Van der Scheer stellt eine Studie von 348 Fällen von »Mongolismus« mit gesicherter Diagnose vor, von denen er persönlich 150 eingehend somatisch untersuchen konnte.[337] Ein Großteil des Kollektivs kam mittels einer von van der Scheer veranlassten Erhebung in Zusammenarbeit mit verschiedenen Ärzten in den Niederlanden zustande.[338] Sehr sachlich und systematisch stellt van der Scheer zunächst den Zweck dieser Erhebung vor, indem er auflistet, welche Erkenntnisse gewonnen werden sollten. Dies seien im Wesentlichen die Häufigkeit des Auftretens des »Mongolismus«, die Art der Verbreitung, das Geschlechterverhältnis, der Anteil an der Gesamtzahl der »Schwachsinnigen« sowie das Auffinden möglicher Erblichkeitsfaktoren bzw. anderer ätiologischer Faktoren. Eindringlich weist er im Anschluss auf die Notwendigkeit einer gesicherten Diagnose des »Mongolismus« bezüglich verwertbarer Ergebnisse hin. Im Vergleich zu den zuvor untersuchten Ausführungen Crookshanks (siehe Kap. 4.2), fällt auf diesen ersten Seiten der (natur)wissenschaftliche Anspruch van der Scheers ins Auge, den er seinen Untersuchungen zugrunde legt. Im Verlauf seiner Monographie setzt sich van der Scheer gerade mit den Hypothesen Crookshanks intensiv auseinander (siehe unten).[339]

Van der Scheers Kenntnisse über die Anfänge der Forschung zum »Mongolismus« scheinen gering, schreibt er doch neben der Bezeichnung »*mongolian idiocy*« Langdon-Down auch die Urheberschaft des Begriffs »*Kalmuc idiocy*« zu.[340] Den Namen »Mongolismus« sieht er als eher unglücklich gewählt. »Daß der Name einer so großen Rasse wie die mongolische, von der einige Stämme auf sehr hoher Kulturstufe stehen, gebraucht wird zur Charakterisierung einer bestimmten Gruppe von Idioten, hat begreiflicherweise viel Widerspruch hervorgerufen, umso mehr, weil es unlogisch scheint, eine Gruppe von Schwachsinnigen, nur einiger äußerlichen Kennzeichen wegen, durch die eine oberflächliche Ähnlichkeit be-

---

335 Vgl. van der Scheer 1927 sowie http://galenet.galegroup.com/servlet und http://www.kb.nl. Den Angaben zufolge ist als Geburtsjahr auch 1882 möglich.
336 Vgl. van der Scheer 1927, S. 1.
337 Ebd., S. 3.
338 Vgl. hierzu und im Folgenden ebd., S. 1–3.
339 Vgl. van der Scheer 1927, S. 5–9 sowie S. 119–123.
340 Vgl. hierzu und im Folgenden ebd., S. 3 ff.

steht, mit einem Rassennamen zu bezeichnen.«[341] Keinesfalls könne hierin das Beispiel von phylogenetischer Erblichkeit gesehen werden (er widerspricht hier H. Vogt, siehe Kap. 3.4), trotzdem sieht van der Scheer keine ausreichenden Gründe, die Bezeichnung »mongoloid« durch eine andere zu ersetzen. Lediglich schlage er vor, anstatt von »mongoloider Idiotie« von »mongoloider Mißbildung« zu sprechen, wie es auch schon von Neumann (1899) formuliert worden sei.[342]

Im folgenden Abschnitt beschreibt van der Scheer zunächst kurz jene äußerlichen Merkmalen der Betroffenen, die für die große Ähnlichkeit untereinander verantwortlich seien, und nach denen fast ausschließlich eine Diagnose gestellt werden könnte (er zählt hier die bekannten Besonderheiten der Kopfform und der Gesichtszüge auf).[343] Zudem wären es vor allem diese Äußerlichkeiten, die dazu geführt hätten, von »Mongolismus« und »mongoloider Idiotie« zu sprechen, »ja sogar aus ihnen zu spekulativen, philosophisch-atavistischen Betrachtungen zu kommen, welche immer wieder von neuem auftauchen und augenscheinlich noch stets für viele eine große Anziehungskraft ausüben.«[344] Es sei besonders Crookshank gewesen, »welcher sich in außerordentlich fesselnder Weise in einem sorgfältig ausgearbeiteten, kleinen Buche mit schönen, treffenden Photographien für diese atavistische Entstehungsgeschichte ins Mittel legt, … ».[345] Van der Scheer führt dagegen an, dass jedwede Reversionstheorie lediglich auf eine oberflächliche Ähnlichkeit zu »Rasse-Mongolen« zurückzuführen sei (die seiner Meinung nach sowieso nur bei den jungen »Schwachsinnigen« bestehe) und diese nur auf einer *scheinbaren* Gleichheit beruhe[346]. Selbst wenn bewiesen würde, dass durch eine »Fixation fötaler Verhältnisse« Merkmale einer anderen Rasse dauerhaft bleiben würden, bliebe zu klären, durch welche Ursache und zu welchem Zeitpunkt »ein so pathologisches Produkt wie der mongoloid Missgebildete entsteht«.[347] In diesen Ausführungen wird deutlich, dass van der Scheer zwar atavistische Theorien als zu unwissenschaftlich und spekulativ ablehnt und es selbst vermeidet, das mongolische Volk zu diskriminieren, die »mongoloid Mißgebildeten« als Opfer von Abwertung und Diskriminierung erwähnt er hierbei jedoch nicht. Abschließend empfiehlt er noch einmal das Buch Crookshanks, in dem »mongoloide Idioten« dem Orang Utan gleich gestellt werden.[348]

Nach der ausführlichen Beschreibung der bisher bekannten diagnostischen Merkmale beim »Mongolismus« behandelt van der Scheer die Häufigkeit seines Auftretens.[349] Sofort erwähnt er wieder Crookshank, der behauptet hatte, in der

---

341 Vgl. van der Scheer 1927, S. 3.
342 Ebd., S. 4.
343 Vgl. hierzu und im Folgenden ebd., S. 4 ff.
344 Ebd., S. 5.
345 Vgl. van der Scheer 1927, S. 5.
346 Ebd., S. 8.
347 Ebd.
348 Ebd., S. 9.
349 Vgl. hierzu und im Folgenden ebd., S. 10–11.

schwarzen Rasse sowie bei den Juden käme die »mongoloide Idiotie« nicht vor. Dem widerspricht van der Scheer, da mittlerweile bekannt wäre, »dass mehr oder weniger jedes Land seine Mongoloiden hat«.[350] Die in der Literatur kursierenden Zahlen zum Verhältnis des »Mongolismus« zu den »übrigen Schwachsinnigen« bewertet er vor dem Hintergrund eines unterschiedlichen Interesses an der »Erkrankung« in den verschiedenen Ländern. Für Holland ergäbe sich ein ähnlicher Prozentsatz wie ihn die englischen Forscher angegeben hätten (er erwähnt hier Shuttleworth, der von 5% gesprochen hatte, siehe Kap. 3.5) und van der Scheer hält daher die Folgerung für berechtigt, »daß Weygandt und Vogt sich irren.«[351] Vogt war in seiner Abhandlung von nur 1% »mongoloiden Idioten« in deutschen Anstalten ausgegangen (siehe Kap. 3.4).

Auch bezüglich der Verbreitung des »Mongolismus« sieht er die Ergebnisse abhängig von Kenntnis und Interesse der Ärzte (dies hatte Vogt z. B. bestritten, siehe Kap. 3.4).[352] In seiner Studie kommt van der Scheer auf einen Fall von »Mongolismus« auf 1.000 Einwohner auf dem Lande. Dies sei jedoch lediglich ein Eindruck. Ebenso mahnt van der Scheer zur Vorsicht bei der Interpretation seines Ergebnisses zur Geschlechterverteilung.[353] Zwar habe er sowohl innerhalb als auch außerhalb der Anstalten mehr »mongoloide« Jungen als Mädchen gefunden, eine tatsächliche Bevorzugung des männlichen Geschlechts anzunehmen, hält er jedoch für gewagt, da die Unterschiede zu gering seien.

Im folgenden Kapitel »Ätiologische Faktoren« fasst van der Scheer zunächst die bisher in der Literatur übereinstimmenden bedeutenden Faktoren zusammen.[354] Auch er könne durch seine durchgeführte Untersuchung bestätigen, dass 1. »Mongoloide« meistens in großen Familien geboren würden, 2. sehr viele »Mongoloide« zu den letztgeborenen gehören würden und 3. die Mütter meist bei der Geburt in vorgerücktem Alter stünden. Entschieden zurück weist van der Scheer die Ergebnisse Shuttleworth' und anderer Autoren, nach denen körperliche Erschöpfung und psychische Depression der Mütter während der Schwangerschaft eine Rolle spielen könnten (siehe auch Kap. 3.5). Diese Faktoren hätten nach seinen Untersuchungen auf die Geburt eines »Mongoloiden« nicht mehr Einfluss als auf andere »Schwachsinnigkeitsformen«.[355] Im Folgenden präsentiert van der Scheer eingehend die Ergebnisse seiner Studie, wobei er unter anderem noch einmal explizit das Alter beider Eltern behandelt.[356] Das mütterliche Alter sei in 45,3% seiner Fälle über 40 Jahre gewesen und auch Shuttleworth hätte in 33% seines Kollektivs über 40jährige Mütter gehabt. Dahingegen kommt van der Scheer zu dem Schluss,

---

350 Vgl. van der Scheer 1927, S. 11.
351 Ebd.
352 Vgl. hierzu und im Folgenden ebd., S. 11–12.
353 Vgl. hierzu und im Folgenden van der Scheer 1927, S. 12–13.
354 Vgl. hierzu und im Folgenden ebd., S. 14 ff.
355 Ebd., S. 17.
356 Vgl. hierzu und im Folgenden ebd., S. 19–26.

dass das Alter des Vaters keinen Einfluss hat.[357] Aus seinen Ergebnissen schließt er, dass die Ursache der »mongoloiden Missbildung« bei der Frau gesucht werden müsse (später spricht er einmal von der Frau als der »Hauptschuldigen«).[358] Alles deute für ihn darauf hin, dass ein »die Progenitur hemmender spezifischer Faktor« angenommen werden muss.[359] Eine wie auch immer geartete Form der familiären Erblichkeit schließt van der Scheer aus.[360]

Van der Scheer präsentiert im Anschluss seine »Hypothese einer lokalen Affektion der Gebärmutterschleimhaut. «[361] Hiernach würde die Entwicklung einer »normalen« befruchteten Eizelle durch eine spezifische örtliche Veränderung der Gebärmutterschleimhaut in der Weise gestört, dass einmal eine »Missbildung«, ein andermal ein Abortus und dann wieder ein »mongoloider Idiot« hervorgebracht würde. Gerade die Tatsache, dass bei Zwillingspaaren oft einer betroffen, der andere »normal« sei, mache das Einwirken schädlicher Agenzien (wie das z. B. Lenz gemutmaßt hatte, siehe Kap. 4.1) oder Erschöpfungszustände während der Gravidität unwahrscheinlich. Dahingegen ließen sich alle das Auftreten des »Mongolismus« betreffenden Phänomene durch van der Scheers Hypothese einer örtlichen Veränderung der Gebärmutterschleimhaut erklären.

Innerhalb des Kapitels »Körperliche Abweichungen« referiert van der Scheer in einem Abschnitt über »Störungen in der geistigen Entwicklung, beim Sprechen und Handeln«.[362] In diesen Ausführungen über geistige Entwicklung und Verhalten der Betroffenen tritt van der Scheers persönliche Sicht auf die »mongoloid Missgebildeten« hervor. Zunächst behandelt er die intellektuellen Fähigkeiten. Wenn auch alle möglichen Grade von »Schwachsinn« vorkämen, bliebe »die geistige Entwicklung im übergroßen Teil der Fälle auf einer niederen Stufe stehen«.[363] Van der Scheer wiederholt die Meinung Vogts, nach der die Betroffenen immer an einem gewissen Punkt der Entwicklung stehen blieben.[364] Lesen und Schreiben könnten kaum, Rechnen gar nicht gelehrt werden. Abstraktes Denken käme nicht vor, die Sprache bliebe immer mangelhaft, bestünde meist aus lose aneinander gereihten, schlecht artikulierten Wörtern. Bezeichnend für van der Scheers Sichtweise sind seine immer wiederkehrenden Formulierungen, die an Beschreibungen »possierlicher« Haustiere erinnern. Tatsächlich vergleicht er den Intellekt der »mongoloid Missgebildeten« mit dem aufmerksamer Hunde, die den Anschein erweckten, sie könnten alles verstehen, in Wirklichkeit aber gar nichts begriffen. »Ich würde ihr Benehmen am ehesten mit dem eines Hundes verglei-

---

357 Bis in die Gegenwart hinein wurde ein möglicher Einfluss des väterlichen Alters unter Fachleuten diskutiert. Vgl. hierzu Schmid 1987.
358 Vgl. van der Scheer 1927, S. 27 und S. 47.
359 Ebd., S. 31.
360 Ebd., S. 47 und S. 50.
361 Vgl. hierzu und im Folgenden ebd., S. 52 ff.
362 Vgl. hierzu und im Folgenden van der Scheer 1927, S. 75 ff.
363 Ebd., S. 75.
364 Vgl. hierzu und im Folgenden ebd., S. 78–79.

chen können.«[365] Auch bei der Beschreibung von Charakter und Verhaltensweisen der Betroffenen vermittelt van der Scheer den Eindruck, er spreche von seinen Lieblingshaustieren. So schreibt er:» … gehören die kleinen Mongoloiden zu den Lieblingen des Hauses und des Saales, weil sie so anmutig, so drollig und so anhänglich sind.«[366] Etwas später betitelt er sie als »kleine possierliche Spaßmacher«. Immerhin gesteht er ihnen zu, dass ihnen die »im allgemeinen bekannte Gefräßigkeit der Idioten« fehle und sie auch in keiner Weise boshaft veranlagt seien. Auf seine im Grunde wohlwollende Einstellung zu seinen »mongoloiden« Patienten lassen die abschließenden Sätze in diesem Abschnitt schließen: »Meistens sind sie liebe, anmutige, freundliche Kranke, die am Spielen Freude zeigen, so oft man sich nur mit ihnen beschäftigt. Noch eines will ich erwähnen, nämlich ihre große Liebe zu Musik und Rhythmik.«[367]

Unter der Überschrift »Pathogenese« setzt sich van der Scheer nochmals ausführlich mit den Thesen Crookshanks auseinander.[368] Hier hält er fest, dass Crookshank von vornherein den Fehler begangen hätte, »auch die Menschentypen mit *einigermaßen* mongoloidem Äußeren neben den mongoloiden Idioten in seine Betrachtungen aufzunehmen«.[369] Im Folgenden fasst er die Homologie-Theorien Crookshanks zusammen und kommt zu dem Schluss: »Wenn keine Homologie zu den Rassemongolen gefunden wird, dann führt man den Affen an. Trifft man keine Homologie mit dem Orang, dann wird der Rassemongole herbeigezogen. … Dieser Versuch ›mit aller Gewalt‹ alles ins Mieder der Homologien zu drücken, bestärkt gewiß die atavistische Auffassung Crookshanks nicht, und wenn wir die verschiedenen ›Homologien‹ ruhig betrachten, bleibt nicht mehr viel übrig als eine gewisse oberflächliche Ähnlichkeit in einzelnen Punkten.«[370] Van der Scheer erläutert seine Kritik an einigen konkreten »Homologie-Beispielen« Crookshanks wie beispielsweise der Form des Gaumens. Gegen Ende des Abschnitts scheint er seine harte Bewertung ein wenig zurücknehmen zu wollen. »Ich will damit nicht jede Bedeutung einer atavistischen Erklärung ablehnen.«[371] Er sehe jedoch keine Notwendigkeit, selbst beim Vorfinden übereinstimmender Verhältnisse zu bestimmten Affen, daran atavistische Betrachtungsweisen zu knüpfen. Ebenso könne allein eine pathologische Ursache angenommen werden, die diese bestimmten Strukturen hervorrufe.

Im späteren Teil des Kapitels »Pathogenese« präzisiert van der Scheer seine eigene Hypothese einer spezifisch veränderten Gebärmutterschleimhaut als Ursache der »mongoloiden Missbildung«.[372] Demnach führe diese Anomalie zu einem zu

---

365 Vgl. hierzu und im Folgenden van der Scheer 1927, S. 78.
366 Ebd., S. 77.
367 Vgl. van der Scheer 1927, S. 79.
368 Vgl. hierzu und im Folgenden ebd., S. 119 ff.
369 Ebd., S. 119.
370 Ebd., S. 120–121.
371 Ebd. 1, S. 122.
372 Ebd. hierzu und im Folgenden ebd., S. 133 ff.

engen Amnionsack, der seinen schädlichen Einfluss in der sechsten bis siebten Woche der Embryonalentwicklung ausübe. Zum Schluss empfiehlt er die »mongoloide Missbildung« als weites Arbeitsfeld für wissenschaftliche Untersuchungen an ärztliche Kollegen (Frauenarzt, Kinderspezialist, Augenarzt, HNO-Arzt, Zahnspezialist, Anthropologe und Teratologe, Neurologe und Gehirnanatom sowie Psychiater), um vom jeweiligen Fachgebiet ausgehend den vielschichtigen Problemen der seiner Meinung nach bisher so wenig beachteten »Störung« näher zu kommen.[373]

Van der Scheers Monographie über die »mongoloide Missbildung« unterscheidet sich von den bisher in diesem Kapitel untersuchten Werken in seinem wissenschaftlichen Anspruch bezüglich der Erhebung und Verwertung gesicherter Daten zum Untersuchungsgegenstand. Auffallend kritisch fallen seine Bewertung und Interpretation der eigenen Ergebnisse sowie der bereits in der Literatur kursierenden Zahlen (zu nennen ist hier die Auftretenshäufigkeit sowie die Verbreitung des »Mongolismus«) aus. Nach seinen eigenen Aussagen hatte van der Scheer während seiner Tätigkeit viel persönlichen Umgang mit den »mongoloiden« Patienten. Seine ärztliche Sicht auf die Betroffenen scheint auf zwei unterschiedlichen Ebenen zu liegen. Die Bewertung ihrer geistigen Entwicklungsmöglichkeiten (gemessen an der menschlichen »Norm«) fällt sehr negativ aus, hier zeichnet er ein ähnliches Bild wie Vogt (siehe Kap. 3.4). Auf der Ebene gelehriger Haustiere jedoch, findet van der Scheer viele positive, ja liebevolle Beschreibungen für seine Patienten. Hier muss angezweifelt werden, dass er den »mongoloid Missgebildeten« überhaupt eine *menschliche* Persönlichkeit zuerkennt.

4.4 Erblichkeit des »Mongolismus«
vor dem Hintergrund eines Risikos für »minderwertige« Nachkommen – Bruno Schulz (1931)

Im Jahr 1931 erschien aus dem Kaiser-Wilhelm-Institut in München (Deutsche Forschungsanstalt für Psychiatrie) eine Monographie mit dem Titel »Zur Genealogie des Mongolismus«.[374] Der Autor Bruno Schulz (1890–1958) war zum Zeitpunkt der Veröffentlichung als ärztlicher Assistent in der genealogischen Abteilung tätig.[375] Schulz war Mitarbeiter des Rassenhygienikers Ernst Rüdin, der besagte Abteilung leitete. Nach der Amtsenthebung Rüdins durch die Amerikaner im Jahr 1945 führte Schulz seine Arbeit fort.

Einleitend erläutert Schulz, dass der vorliegenden Untersuchung umfangreiches Datenmaterial seines ehemaligen Kollegen Stemmler zugrunde liege, welches dieser zwischen 1923 und 1929 durch systematische Untersuchungen von Familien »mongoloider Idioten« zusammengetragen hatte.[376] Er selbst habe die Daten

---

373 Vgl. van der Scheer 1927, S. 154–156.
374 Vgl. Schulz 1931, Deckblatt.
375 Vgl. hierzu und im Folgenden www.genetalogie.de sowie www.springerlink.com.
376 Vgl. hierzu und im Folgenden Schulz 1931, S. 268.

ergänzt und entsprechend verarbeitet. Schulz weist darauf hin, dass zum Vergleich hauptsächlich auf Untersuchungen der Autoren van der Scheer (1927, siehe Kap. 4.3), Orel (1927) und Macklin (1929) eingegangen würde.

Zunächst referiert Schulz kurz über die Erkenntnisse van der Scheers, der bei seinen Untersuchungen keine Hinweise auf eine Erblichkeit des »Mongolismus« gefunden hätte.[377] Im Gegensatz dazu vertrete Orel die Ansicht, das Auftreten des »Mongolismus« ließe sich nicht anders als durch erbliche Bedingtheit erklären. Ebenso hätte sich Macklin für Erblichkeit ausgesprochen. Beide Autoren stützten sich dabei auf Zwillingsuntersuchungen. Dass die »mongoloide Idiotie« trotzdem so selten auftrete, würde von den Vertretern einer Erblichkeitstheorie durch einen entsprechend komplizierten Erbgang erklärt, so Schulz.

In langen Ausführungen mit zahlreichen Grafiken widmet sich Schulz dem Punkt »Stellung in der Geburtenreihe«.[378] Gegen Erblichkeit würde nach Meinung Schulz' sprechen, wenn das Auftreten des »Mongolismus« an eine bestimmte Position innerhalb der Geschwisterreihe gekoppelt wäre. Ein solches Ergebnis sei von van der Scheer gefunden worden, dessen »Mongolide« zu über 80% in der zweiten Hälfte der Geschwisterreihe geboren worden waren. Macklin wäre im Gegensatz dazu zu dem Ergebnis gekommen, dass »Mongoloide« nicht überzufällig häufig auf den hinteren Rängen innerhalb der Geschwisterreihe rangierten. Schulz legt im Folgenden größten Wert darauf zu zeigen (mittels vieler anschaulicher Beispiele), wie schnell statistische Ergebnisse durch leicht veränderte Grundannahmen oder nicht einwandfrei angewandte Methoden verfälscht würden (wie das bei Macklin geschehen sei) und bestätigt schließlich die Ergebnisse van der Scheers, nach denen »mongoloide Idioten« besonders oft die letzten Plätze innerhalb der Geburtenreihe belegen würden. Innerhalb dieser Ausführungen zur Problematik statistischer Erhebungen stößt man auf eine Formulierung, die von dem »geistigen Umfeld« zeugt, innerhalb dessen die Abhandlung von Schulz 1931 in Deutschland entstanden ist.[379] »Aber da auch biologisch minderwertige Eltern vielfach eine besonders große Kinderzahl haben, … «.[380]

Schulz beschäftigt sich dann ausführlich mit dem Alter der Eltern der »mongoloiden« Probanden.[381] Wiederum greift er die Untersuchungsergebnisse van der Scheers auf und weist darauf hin, dass dieser einen klaren Zusammenhang zum Alter der Mutter, jedoch nicht zum väterlichen Alter gefunden hätte. Um die eige-

---

377 Vgl. hierzu und im Folgenden Schulz 1931, S. 269–270.
378 Vgl. hierzu und im Folgenden ebd., S. 271 ff.
379 Die Diskussion über die Eindämmung der so genannten »Kontraselektion«, eine Folge des Ungleichgewichts in der Fortpflanzung zwischen »Minderwertigen« und »Wertvollen«, war zu diesem Zeitpunkt in vollem Gange. Schon seit den zwanziger Jahren hatte es seitens der rassenhygienischen Bewegung wiederholte Forderungen nach einer gesetzlichen Regelung zur »Unfruchtbarmachung« gegeben. Vgl. hierzu beispielsweise Schmuhl 1994.
380 Vgl. Schulz 1931, S. 285.
381 Vgl. hierzu und im Folgenden ebd., S. 286 ff.

nen Ergebnisse mit denen van der Scheers vergleichen zu können, präsentiert Schulz sie in einer in gleicher Weise angelegten Tabelle.[382] 43,7% der Mütter seien danach bei der Geburt der »mongoloiden« Probanden 40 und mehr Jahre alt gewesen. Laut Schulz hätte Macklin die in der Literatur bisher häufig beschriebene Beobachtung eines erhöhten mütterlichen Alters nicht bestätigen können. Schulz legt zusätzlich die Ergebnisse einiger Vergleichskollektive vor (Alter der Eltern von Schizophrenen, Manisch-Depressiven, Epileptikern, Paralytikern und Imbezillen) und sieht so die eigenen Befunde sowie die van der Scheers bezüglich eines erhöhten mütterlichen Alters bei der Geburt der »mongoloiden« Probanden untermauert.

Im Kapitel »Genealogische Betrachtung« kommt Schulz auf die eigentliche Fragestellung seiner Monographie, nämlich der nach möglichen erblichen Anlagen zum »Mongolismus«, eingehend zu sprechen.[383] Trotz der zuvor bestätigten Befunde hinsichtlich der Stellung innerhalb der Geschwisterreihe und des mütterlichen Alters könnten nach Ansicht von Schulz erbliche Anlagen als Vorbedingung für die Entstehung von »Mongolismus« existieren, die vielleicht nur dann zur Auswirkung kämen, »wenn ein für ihre Entwicklung günstiger Boden vorhanden ist, also etwa eine Schleimhautanomalie des Uterus oder eine Störung der inneren Sekretion bei der Mutter, die für die Entwicklung eines normalen Kindes ungünstig ist.«[384] Schulz möchte eine Prüfung dieser Möglichkeit an seinem Kollektiv (bestehend aus 80 Fällen) vornehmen, um vor allem die Frage zu beantworten, inwieweit bei Einheirat in die Familie eines »Mongoloiden« ein Risiko für die Nachkommen bestehe. Hierbei ginge es nicht allein um den ja relativ seltenen »Mongolismus«, sondern auch um die Häufigkeit anderer »Missbildungen« (»Hasenscharte«, »Wolfsrachen«, »Klumpfuß« usw.) in der Verwandtschaft. »Findet man sie [diese »Missbildungen«] sehr häufig, so wird man, auch wenn der Mongolismus selbst selten gehäuft in Familien auftritt, es doch vermeiden wollen, in von ihm betroffene Familien einzuheiraten, um nicht hohe Gefahr zu laufen, wenn auch nicht mongoloide Nachkommen, so doch solche mit den genannten Mißbildungen zu erhalten. Auch ist ja nicht ausgeschlossen, dass im Laufe der Generationen die mongoloide Idiotie zunehmen könnte. Vielleicht sind gerade diese Familien besonders fruchtbar. Ich erinnere daran, dass die mongoloide Idiotie in den letzten Jahren zugenommen haben soll.«[385] Aus diesen Formulierungen wird der rassenhygienische Hintergrund bzw. das rassenhygienisch motivierte Ziel der Arbeit deutlich. Es geht um den »Mongolismus« als mögliches Risiko für die »Degeneration« der Rasse.

Schulz erläutert sein Kollektiv und geht hierbei auf das Geschlechterverhältnis beim »Mongolismus« ein, wo auch er (wie van der Scheer und andere) eine erhöh-

---

382 Vgl. Schulz 1931, S. 287.
383 Vgl. hierzu und im Folgenden ebd., S. 291 ff.
384 Ebd., S. 291.
385 Ebd., S. 292.

te Anzahl an männlichen Betroffenen gefunden hätte.[386] In den folgenden Unter-
kapiteln erhebt er innerhalb der engeren und ferneren Verwandtschaft seiner
»mongoloiden« Probanden verschiedene Zahlen und Häufigkeiten bezüglich des
Auftretens von »Schwachsinn« verschiedenster Art, von körperlichen Anomalien
und »Missbildungen«, von Aborten, Totgeburten und Psychosen.[387] Herausgegrif-
fen seien hier seine Ausführungen zur Häufigkeit des »Mongolismus« in der
Durchschnittsbevölkerung sowie das Auftreten bezogen auf die Gesamtzahl der
»Schwachsinnigen«.[388] Schulz präsentiert beeindruckend viele Zahlen aus dem In-
und Ausland, sowohl Zahlen aus einzelnen Anstalten, als auch aus bestimmten
Landstrichen (z.b. bayrisches Allgäu) und Gesamtzahlen verschiedene Länder
betreffend. Hierunter ist auch jene Langenhager Anstalt (Provinz Hannover), auf
die sich Vogt mit seiner Aussage über eine Vorkommenshäufigkeit des »Mongolismus« von 1% bezogen hatte (siehe Kap. 3.4).[389] Schulz hingegen fand Ende
1930 unter allen 461 »schwachsinnigen« Insassen 1,9% »Mongoloide«, unter 134
bildungsfähigen unter 20jährigen »Schwachsinnigen« wären jedoch 5,7% »Mongoloide« gewesen. Der Autor demonstriert hier die Abhängigkeit eines statistischen Ergebnisses von verschiedenen Parametern. Auch seine anderen Ergebnisse
vergleicht er mit denen anderer Autoren (vornehmlich van der Scheer, Orel und
Macklin) und weist auf die Schwierigkeiten hinsichtlich der Verlässlichkeit der
erhobenen Daten hin beziehungsweise setzt sich mit ihrer Anfechtbarkeit auseinander.[390]

Die Ergebnisse der gesamten genealogischen Untersuchung werden von Schulz
im Anschluss als »leider nur gering« bezeichnet.[391] Die Zahl der »Schwachsinnigen« innerhalb der Verwandtschaft der »mongoloiden« Probanden sei leicht erhöht. Ob auch die Zahl der »Mongoloiden« erhöht ist, sei schwer zu sagen, »weil
uns genaue Ziffern über die Häufigkeit sowohl der Mongoloiden in der Durchschnittsbevölkerung, wie der Mongoloiden unter den Schwachsinnigen fehlen.«[392]
Unter der ferneren Verwandtschaft seien »etwas mehr Mongoloide« gefunden
worden, was aber gerade durch das Wirken erblicher Faktoren nicht zu erklären
sei. Auch bezüglich bestimmter »Missbildungen« (»Hasenscharte«, »Wolfsrachen«, Syn- und Polydaktylie, Hydrocephalus, »Klumpfuß« usw.) seien keine
eindeutigen Ergebnisse erzielt worden. Kein Anhaltspunkt habe sich dafür gefunden, dass »Schwachsinn« oder »Missbildungen« besonders bei jenen Verwandten
aufträten, die Nachkommen von weiblichen Blutsverwandten der »mongoloiden«
Probanden seien. Ebenso hätte die Untersuchung keine Hinweise auf eine erbliche
Schleimhautanomalie des mütterlichen Uterus ergeben.

---

386 Vgl. Schulz 1931, S. 293–294.
387 Ebd., S. 294 ff.
388 Vgl. hierzu und im Folgenden ebd., S. 308–310.
389 Vgl. hierzu und im Folgenden ebd., S. 310.
390 Ebd., S. 294–319.
391 Vgl. hierzu und im Folgenden ebd., S. 319 ff.
392 Ebd., S. 319.

Als letzten Punkt behandelt Schulz die »Verbreitung des Mongolismus«.[393] Zunächst stellt er fest, dass der »Mongolismus« »bei allen europäischen Rassen, aber auch bei Juden, Negern und Chinesen und den verschiedensten Berufs- und Gesellschaftsgruppen vorkommt …«.[394] Alle weitergehenden Untersuchungen bezüglich bestimmter Häufungen des »Mongolismus« in bestimmten Gegenden (er nennt hier Ergebnisse aus dem Ausland) bewertet er ähnlich kritisch wie zuvor die anderen statistischen Ergebnisse auch. Auch die Aussagekraft seiner eigenen diesbezüglichen Untersuchungen, nach denen beispielsweise der »Mongolismus« im bayrischen Wald häufiger sei als im bayrischen Schwaben, zweifelt er an.

Letztlich kann Schulz mit seiner Untersuchung lediglich die von van der Scheer und anderen Autoren gefundenen Zusammenhänge der »mongoloiden Idiotie« mit einem erhöhten mütterlichen Alter und einer hinteren Stellung innerhalb der Geschwisterreihe bestätigen. In seiner Zusammenfassung hält er fest, dass er aufgrund seiner Ergebnisse auf eine nicht erbliche Schleimhautanomalie der Gebärmutter oder ein sonstiges nicht erbliches mütterliches Leiden als Ursache des »Mongolismus« schließt.[395] Bezüglich der Fragestellung seiner Arbeit, nämlich der nach einem möglichen Risiko für die Nachkommen bei Verbindungen mit Verwandten eines »Mongoloiden«, kommt Schulz zu dem Schluss, »dass wir uns nicht berechtigt halten, allgemein vor dem Hineinheiraten in die Verwandtschaft eines Mongoloiden abzuraten.«[396] Jedoch plädiert Schulz für eine Entscheidung im Einzelfall. »In bezug auf Familien, die eine besonders starke Belastung mit Mongolismus und mit ihm möglicherweise verwandten Mißbildungen aufweisen, wird man sich ablehnender verhalten, da wir mangels genauer Kenntnisse mit der Möglichkeit rechnen müssen, daß in solchen Fällen nicht nur eine zufallsmäßige Häufung vorliegt, sondern eine Häufung aus uns unbekannten biologischen Gründen.«[397]

Obwohl sich Schulz hauptsächlich auf seine wissenschaftlichen Untersuchungen konzentriert, tritt der rassenhygienische Hintergrund seiner Arbeit dennoch hervor. Die Berechtigung, sich als Ärzte hinsichtlich Eheschließungen befürwortend oder auch ablehnend zu verhalten, ist für Schulz selbstverständlich und er behält sich eine mögliche ablehnende Haltung in Heiratsfragen bei von »Mongolismus« betroffenen Familien im Einzelfall vor. Als ärztlicher Mitarbeiter einer psychiatrischen Klinik, der nach eigenen Angaben viele der »mongoloiden« Probanden selbst untersucht hat, lässt er in seiner Abhandlung keine persönliche Sicht auf seine Patienten, keine besondere Beziehung erkennen. Mögliche Therapien, geschweige denn eine Förderung der Betroffenen, werden nicht zum Thema gemacht. Das Ziel seiner wissenschaftlichen Untersuchung ist jedoch eindeutig. Mit

---

393 Vgl. hierzu und im Folgenden Schulz 1931, S. 320 ff.
394 Ebd., S. 320.
395 Ebd., S. 323–324.
396 Ebd., S. 324.
397 Ebd.

der genauen Kenntnis über die Ursachen bzw. die mögliche Beteiligung erblicher Faktoren beim »Mongolismus« soll das Risiko, durch unbedachte Eheschließungen »minderwertigen« Nachwuchs zu zeugen, minimiert werden.

4.5 »Mongolismus« als Gegenstand humangenetischer Forschungsmethoden – Lionel Sharples Penrose (1932)

Im Jahr 1932 erschien in England eine humangenetische Arbeit mit dem Titel *»On the interaction of heredity and enviroment in the study of human genetics (with spezial references to mongolian imbecility)«*.[398] Der junge Autor Lionel Sharples Penrose (1898–1972) hatte 1930 seinen MD (Doctor of medicine) erworben und fungierte zum Zeitpunkt der Veröffentlichung als Research Medical Officer of the Royal Eastern Counties Institution for Mental Defectives in Colchester.[399] Während des zweiten Weltkriegs hielt sich Penrose in Kanada auf, wo er als Director of Psychiatric Research tätig war. Nachdem er 1945 nach England zurückgekehrt war, erhielt er den Francis Galton Lehrstuhl für Eugenik am University College in London (später umbenannt in Galton Lehrstuhl für Humangenetik). Penrose wurde Mitglied in zahlreichen englischen medizinischen Gesellschaften und gründete 1962 das Kennedy-Galton-Centre for Mental Deficiency Research and Diagnosis nahe St Albans. Penrose hinterließ ein umfangreiches literarisches Werk.[400]

Die Arbeit von Penrose unterscheidet sich grundlegend von allen bisher untersuchten Werken. Sie behandelt das Thema »Mongolismus« als Gegenstand humangenetischer Untersuchungsmethoden.[401] In ihrem Aufbau und der Art der Darstellung (mit der Unterteilung in Einführung, Methoden und Ergebnisse und Zusammenfassung) gleicht sie einem modernen wissenschaftlichen Artikel.[402]

In seinem kurzen historischen Rückblick resümiert und kritisiert Penrose die Bemühungen früherer Forscher, Erkenntnisse über Vererbungsmechanismen ein-

---

398 Vgl. Penrose 1932.

399 Vgl. hierzu und im Folgenden http://www.aim25.ac.uk/, University College London, Reference code(s): GB 0130.

400 Mehrere Werke von Penrose zum »Mongolismus« sind in der Bibliographie von Koch aufgeführt. Vgl. Koch et al. 1986.

401 Vgl. Penrose 1932.

402 In England verlief die Entwicklung der Vererbungswissenschaften grundsätzlich anders als in Deutschland. Die von Galton begründete Beziehung zwischen der Wissenschaft der Biometrie und der Eugenik zerbrach nach dem Ersten Weltkrieg. Im Gegensatz zu Deutschland, wo sich Vererbungswissenschaft und Eugenik vereinten, um sich institutionell behaupten zu können, trennten sie sich in England. Statistik, Eugenik und Biometrie wurden von verschiedenen Lehrstühlen »beforscht«. Aus der Biometrie konnte sich relativ politisch unbeeinflusst die Populationsgenetik etablieren, die zielstrebig auf eine Humangenetik zusteuerte. Nach Meinung von Ludmerer wurde diese Entwicklung dadurch begünstigt, dass in England die genetischen Fragen statistisch angegangen wurden. Vgl. hierzu Weingart, Kroll und Bayertz 1996, S. 337 ff.

facher physischer Merkmale (z. B. die Augenfarbe) im Sinne der Mendel'schen Gesetze auf die Entstehung solch komplexer Phänomene wie es geistige »Defekte« seien übertragen zu wollen.[403] Es sei vielmehr wahrscheinlicher, dass ein Großteil menschlicher Merkmale in bedeutendem Umfang Umwelteinflüssen unterläge. Ziel seiner Arbeit sei es, so Penrose, Methoden zu beschreiben, die den Umwelteinfluss auf ein bestimmtes Merkmal erfassen könnten. Als Beispiel sei die »›mongolian‹ imbecility« gewählt. Penrose ist der einzige der bisher untersuchten Autoren, der den Begriff »mongolian« in Anführungszeichen setzt, wohl als Hinweis auf eine zweifelhafte Bedeutung des Begriffs.[404]

Bedeutenden Umwelteinflüssen sei der Mensch schon in der Pränatalperiode ausgesetzt.[405] Der »Mongolismus« sei das Beispiel einer »Störung«, die vornehmlich bei »spät« geborenen Kindern (Penrose bezieht sich hier wohl auf die hinteren Geschwisterränge) auftrete, während es andere »Defekte« gebe, die in erster Linie Erstgeborene beträfen. Das mütterliche Alter sei ein weiterer wichtiger Umweltfaktor, der das Auftreten des »Mongolismus« beeinflussen würde.[406] Der Einfluss der pränatalen Umwelt sei beim »Mongolismus« so offenkundig, dass einige Autoren (Penrose nennt hier unter anderem van der Scheer, siehe Kap. 4.3) allein exogene Faktoren als Ursache des »Mongolismus« angenommen hätten. Andererseits sähen sich die Verfechter einer Erblichkeitstheorie durch das Auftreten der »Störung« bei Zwillingen (eines »gesund«, das andere »mongoloid«) bestätigt. Jedoch sei es laut Penrose sinnlos, Erblichkeitsuntersuchungen durchzuführen ohne den Umwelteinfluss zu berücksichtigen, wie das beispielsweise Macklin getan hätte.

Ein bedeutendes Beispiel, inwiefern die Umwelt genetische Daten beeinflussen könne, sei eine selektive Mortalität, durch die betroffene Individuen sterben würden, bevor sie diagnostiziert würden.[407] Durch diese *pre-diagnosis-mortality* würde das tatsächliche Zahlenverhältnis zwischen Betroffenen und der »Normalbevölkerung« stark verfälscht. Beim »Mongolimus« gebe es eine deutlich erhöhte Letalität, neben kongenitalen Fehlbildungen wie z. B. Herzfehler führe eine allgemeine Immunschwäche zu einer erhöhten Säuglingssterblichkeit sowie Abort- bzw. Totgeburtrate. Eine Diagnose würde meist nach dem ersten Lebensjahr gestellt.

Nach ausführlichen Zahlentabellen und mathematischen Formeln legt Penrose dar, dass die wahrscheinliche familiäre Häufigkeit bei den von ihm genannten »anfälligen Individuen« (*susceptible individuals*) nicht bei den zu beobachten 1,9%, sondern nach Berücksichtigung des entsprechenden Letalitätsfaktors bei

---

403 Vgl. hierzu und im Folgenden Penrose 1932, S. 407–408.
404 Ebd. 1932, S. 408.
405 Vgl. hierzu und im Folgenden ebd., S. 409.
406 Vgl. hierzu und im Folgenden ebd., S. 410–412.
407 Vgl. hierzu und im Folgenden Penrose 1932, S. 413–414.

20% läge.[408] Ebenso erhöhe sich die tatsächliche Fallzahl innerhalb einer untersuchten Bevölkerungsgruppe um den Faktor 10.

Einen wie immer gearteten rezessiven Erbgang schließt Penrose aus, er hält die Beteiligung von zwei dominanten Genen bei der Entstehung von »Mongolismus« für möglich.[409] Er betont jedoch abschließend, dass er in seiner Arbeit nicht die Ätiologie-Frage des »Mongolismus« lösen wollte, vielmehr wollte er ein allgemeines methodisches Problem der humangenetischen Forschung darstellen und mögliche Lösungsansätze aufzeigen. Klar geworden sei jedoch, dass beim Studium eines Erblichkeitsanteils, bei dem der Umwelteinfluss zu berücksichtigen sei (dies sei beim »Mongolismus« der Fall), eine viel höhere Zahl an Familien zu untersuchen sei, als wenn der Umweltanteil vernachlässigt werden könnte.

Obwohl die Arbeit von Penrose heute keinen wissenschaftlichen Bestand mehr hat, zeigt sie jedoch eindrucksvoll, dass sich die Vererbungswissenschaft in England Anfang der 30er Jahre, zumindest bei einzelnen Autoren, schon als Wissenschaft des Individuums präsentiert, losgelöst von einem atavistischen bzw. rassenkundlichen Hintergrund.[410] Penrose, der auf den »Mongolismus« nur im Rahmen seines methodischen Problems eingeht, lässt keinerlei persönliche Sicht auf die betroffenen Menschen erkennen. »Mongolismus« ist hier sachlicher Gegenstand innerhalb einer Untersuchung humangenetischer Methoden.

Interessant ist der Vergleich zu Penroses Darstellung des »Mongolismus« in seinem ein Jahr später (1933) erschienenen umfangreichen Werk »*Mental defect*«.[411] Hier behandelt er den »Mongolismus« aus psychiatrischer Sicht und präsentiert unter anderem auch Fallbeschreibungen.[412] Seine Erkenntnisse aus der Arbeit von 1932 fließen hier mit ein, zudem setzt er einen weiteren neuen Akzent, indem er darstellt, dass die verschiedenen Merkmale des »mongoloiden« Äußeren unabhängig voneinander in verschiedenen Kombinationen bei den Betroffenen auftreten. Die intellektuellen Fähigkeiten der Betroffenen bewertet er als nur gering. Im letzten Kapitel *Treatment* jedoch scheint er mit seinen Äußerungen und der Sicht auf geistig behinderte Menschen seiner Zeit weit voraus zu sein.[413] Hier äußert er sich umfassend zu Förderung und Therapie und macht unter anderem deutlich, wie wichtig eine in den Augen der Betroffenen sinnvolle Beschäftigung bzw. Arbeit und eine Anerkennung durch die Gesellschaft seien. Aufschlussreich sind vor allem seine Äußerungen zum Thema »Verhinderung von Nachkommen«. Er spricht explizit das in der öffentlichen Meinung vorherrschende Szenario einer immer größer werdenden Anzahl »Minderwertiger« bei gleichzeitigem Schwinden der »Wertvollen« an und entlarvt diese Vorstellung als weitgehendes »Hirnge-

---

408 Vgl. hierzu und im Folgenden ebd., S. 419.
409 Vgl. hierzu und im Folgenden ebd., S. 420–421.
410 Zur Entwicklung der Humangenetik in England vgl. auch Weingart, Kroll und Bayertz 1986, S. 337 ff.
411 Vgl. Penrose 1933.
412 Vgl. hierzu und im Folgenden Penrose 1933, S. 96 ff.
413 Vgl. hierzu und im Folgenden ebd., S. 156 ff.

spinst«. Ebenso zerstört er durch sachliche Argumentation die Vorstellung, dass Sterilisationsprogramme die Zahl der »*feeble minded*« vermindern könnten. Gegen die Meinung, die »Schwachsinnigen« verursachten enorme Kosten für die Allgemeinheit, setzt er konkrete Zahlen bezüglich der staatlichen Ausgaben einmal für die »*feeble minded*« und einmal für die Rüstung (ein um ein Vielfaches höherer Betrag). Sein Menschenbild und sein Interesse als Wissenschaftler zeigen sich in seinem letzten Satz: »*The research worker in this field may well be thankful sometimes that it is customary to preserve these oddities* [›komische Personen‹, gemeint sind die geistig von der ›Norm‹ abweichenden Menschen, K. W.], *who are thus available for study and are not put by law into a lethal chamber.*«[414]

---

414 Vgl. Penrose 1933, S. 175.

5 »Mongolismus« während der Zeit der nationalsozialistischen Diktatur (1933–1945)

Aufgrund der Besonderheit der politischen Umstände in Deutschland während der Nazi-Herrschaft wird im folgenden Kapitel auf die bisherige Methode – die Analyse von Originalarbeiten ärztlicher Autoren zum Thema »Mongolismus« – bewusst verzichtet. Menschen mit geistiger Behinderung waren in Deutschland während der nationalsozialistischen Diktatur zusammen mit vielen anderen Menschen Opfer der seit 1933 gesetzlich geregelten Zwangssterilisation sowie der ab 1939/1940 begangenen »Euthanasie«-Verbrechen. Vor dem Hintergrund dieser beiden »Maßnahmen« soll die ärztliche Sicht auf die Menschen mit »Mongolismus« in dieser Zeit dargestellt werden. Im Rahmen der Gesamtfragestellung dieser Arbeit kann hier lediglich ein erster Einblick gegeben werden.[415]

5.1 Zwangssterilisation

Mit der Einführung des Gesetzes zur Verhütung erbkranken Nachwuchses wurde im Zuge der Machtergreifung der Nationalsozialisten die juristische Grundlage für eine konkrete Maßnahme zum Ziel der »Aufartung der Rasse« geschaffen.[416] Wie wurde der »Mongolismus«, dessen Ursache immer noch unbekannt war, der einmal als exogen bedingt, einmal als endogene »Schwachsinnsform« gesehen wurde, innerhalb des neuen Gesetzes eingeordnet? Wie gestaltete sich die ärztliche Sicht auf die Diagnose »Mongoloide Idiotie« vor dem Hintergrund der Möglichkeit zur Zwangssterilisation?

Das Gesetz zur Verhütung erbkranken Nachwuchses

Am 14.07.1933 wurde das Gesetz zur Verhütung erbkranken Nachwuchses verabschiedet, am 01.01.1934 trat es in Kraft. Im Gegensatz zu dem Entwurf des Preußischen Landesgesundheitsrates aus dem Jahre 1932 beinhaltete das neue Gesetz nun die Möglichkeit der Zwangssterilisation. Gerade der Aspekt des Zwanges hatte es notwendig gemacht, die vagen Formulierungen des alten Ent-

---

415 Zu den Themengebieten Zwangssterilisation und »Euthanasie« existiert eine große Fülle wissenschaftlicher Literatur. Zur Darstellung des theoretischen Hintergrundes wurde sich im Wesentlichen auf die Werke folgender Autoren beschränkt: Udo Benzenhöfer 1999 und 2003, Gisela Bock 1986, Hans-Walter Schmuhl 1992, Peter Weingart et al. 1996.

416 Rassenhygieniker wie beispielsweise Lenz hatten die Verhinderung der Fortpflanzung »erblich Belasteter« schon Anfang der 20er Jahre gefordert (siehe Kap. 4.1).

wurfes zu präzisieren und strenger umrissene Diagnosen zu formulieren.[417] In Zusammenhang mit der Erreichung einer öffentlichen Akzeptanz stand auch die Ordnung des Instanzenweges über die »Erbgesundheitsgerichte« sowie das Rechtsmittel der Beschwerde beim »Erbgesundheitsobergericht«.

Wichtigstes Instrument für einen Antrag auf »Unfruchtbarmachung« und für die Entscheidung über einen solchen durch die »Erbgesundheitsgerichte« war der im Gesetz unter §1 Absatz 2 aufgeführte Diagnosekatalog:

»(2) Erbkrank im Sinne des Gesetzes ist, wer an einer der folgenden Krankheiten leidet:

1. angeborenem Schwachsinn,
2. Schizophrenie,
3. zirkulärem (manisch-depressivem) Irresein,
4. erblicher Fallsucht,
5. erblichem Veitstanz (huntingtonsche Chorea),
6. erblicher Blindheit,
7. erblicher Taubheit,
8. schwerer erblicher körperlicher Mißbildung.

(3) Ferner kann unfruchtbar gemacht werden, wer an schwerem Alkoholismus leidet.«[418]

Die Diagnose »Mongolismus« wird im Gesetzestext nicht explizit aufgeführt, fällt jedoch unter den Sammelbegriff »angeborener Schwachsinn« (§1, Absatz 2, Ziffer 1 des Gesetzes). Im so genannten Kommentar zum Gesetz zur Verhütung erbkranken Nachwuchses wird »Mongolismus« als Form des angeborenen Schwachsinns dann direkt erwähnt (siehe unten).

Der Kommentar zum Gesetz

1934 verfassten die Mediziner Ernst Rüdin (1874–1952) und Arthur Gütt (1891–1949) unter Mithilfe des Juristen Falk Ruttke (1894–1955) ein Werk mit ausführlichen Erläuterungen zum Gesetzestext und dessen Ausführungsverordnung.[419] Es wurde in Folge zum offiziellen Kommentar des neuen Gesetzes, der Inhalt diente als Richtlinie für dessen praktische Umsetzung. Bei allen drei Autoren standen die Ziele der Rassenhygiene im Zentrum ihres beruflichen Interesses,

---

417 Vgl. hierzu und im Folgenden Weingart, Kroll und Bayertz 1996, S. 465 ff.
418 Vgl. Gütt, Rüdin und Ruttke 1934, S. 56.
419 Zu den Lebensdaten der drei Autoren vgl. Klee 2003. Die Abhandlung der drei Autoren enthält eine ausführliche Einführung, an die sich der Gesetzestext, seine Begründung und die Ausführungsverordnung anschließt. Im Anschluss folgt ein Auszug aus dem Gesetz gegen gefährliche Gewohnheitsverbrecher sowie zwei Aufsätze anderer ärztlicher Autoren zu den operativen Eingriffen der Sterilisation bei Mann und Frau. Vgl. Gütt, Rüdin und Ruttke 1934, S. 179 ff.

frühzeitig stellten sie sich in den Dienst staatlicher bzw. parteipolitischer Institutionen.[420]

Mit ihren Erläuterungen zum Gesetzestext wollen die Verfasser »sowohl dem Arzt als auch dem Richter Anhaltspunkte für ihre Entscheidungen und Richtlinien für ihr Handeln geben, da der Gesetzgeber den Erbgesundheitsgerichten die Entscheidung über die Zulässigkeit des Eingriffs ohne allzu viele formale Bindungen vertrauensvoll in die Hand gegeben hat.«[421] Dass den Erbgesundheitsgerichten (bestehend aus zwei Ärzten und einem Richter) hier die hauptsächliche Entscheidungskompetenz überlassen wurde, wird mit dem Zusatz verdeutlicht, dass es unmöglich erscheine, bei der Vielfalt der unter das Gesetz fallenden »erblichen Krankheiten und Missbildungen« deren zugrunde liegende Vererbungsregeln und ihre Anwendbarkeit »ausreichend durch Bestimmungen und gesetzliche Formulierungen zu regeln.«[422] Gerade innerhalb des weit gefassten Begriffs »angeborener Schwachsinn« (zu dem auch die »mongoloide Idiotie« zählte) ergaben sich hier Entscheidungsspielräume, die nicht durch die zu dieser Diagnose gegebenen Erläuterungen im Kommentar beschränkt, sondern – im Gegenteil – noch erweitert wurden. Der höchste Anteil an Sterilisationen erfolgte dann auch aufgrund der Diagnose »angeborener Schwachsinn«.

---

420 Der Jurist Falk Ruttke, seit dem 2. Mai 1932 NSDAP-Mitglied, kümmerte sich besonders um die Bindung des deutschen Rechts an den »Rassegedanken«, arbeitete als »Spezialist« für Fragen auf dem Gebiet der juristischen Beurteilung von Erbgesundheitssachen beim »Aufklärungsamt für Bevölkerungspolitik und Rassenpflege« (bald umbenannt in »Rassenpolitisches Amt der NSDAP«). Vgl. Weingart, Kroll und Bayertz 1996, S. 450 ff. sowie Bock 1986, S. 91. Der Schweizer Ernst Rüdin übernahm bereits 1907 die Geschäftsführung der gerade gegründeten Ortsgruppen der Gesellschaft für Rassenhygiene in Berlin und München (vgl. hierzu und im Folgenden Weber, 1993, S. 323). Ein Jahr später wurde er Mitherausgeber des Archivs für Rassen- und Gesellschaftsbiologie und erhielt die Approbation als Arzt für das Deutsche Reich. Ab 1933 fungierte Rüdin als Obmann der Arbeitsgemeinschaft II für Rassenhygiene und Rassenpolitik, war ein Jahr später Beisitzer des Erbgesundheitsobergerichtes München. 1937 trat er in die NSDAP ein. Der Arzt Arthur Gütt wurde nach Abschluss seines Medizinstudiums Kreisleiter der NSDAP im Kreis Labiau. Ab 1933 leitete er als Ministerialrat die Abteilung Volksgesundheit im Reichsministerium des Inneren (vgl. Hovenbitzer 2001, S. 38). Gütt trat ein für eine Umstellung des bisher überwiegend individual- und sozialhygienischen Gesundheitswesens auf einen rassenhygienisch-bevölkerungspolitischen Kurs. »Was wir bis jetzt aufgebaut haben, ist eine schon übertriebene Individual- oder Personenhygiene ohne Rücksicht auf Vererbungslehre, Lebensauslese oder die Erkenntnisse der Rassenhygiene.« (Vgl. Weingart, Kroll und Bayertz 1996, S. 265. Zitat nach Labisch/Tennstedt, »Der Weg zum Gesetz«). 1935 wurde Gütt Leiter des »Aufklärungsamtes für Bevölkerungspolitik und Rassenpflege«, für das auch Rüdin arbeitete (siehe oben).

421 Vgl. Gütt, Rüdin und Ruttke 1934, S. 6.

422 Ebd., S. 7.

In einem eigenen Teilkapitel zum »angeborenen Schwachsinn« äußern sich die Autoren ausführlich zu dieser Formulierung, die bewusst anstelle des »erblichen Schwachsinns« gewählt worden sei und erläutern, wie diese Diagnose innerhalb des Gesetzes zu verstehen sei und angewendet werden sollte. Nur in einem kurzen Abschnitt innerhalb dieser Ausführungen äußern sie sich konkret zum »Mongolismus« als angeborene »Schwachsinnsform«. Nach genauer Analyse des betreffenden Abschnitts (siehe unten) unter Einbeziehung verschiedener diesen Sätzen vorausgehenden Erläuterungen, finden sich einige Hinweise bezüglich der Diagnose »Mongolismus« als »uneindeutigen Fall« innerhalb des Gesetzes, was sich schließlich auch in der praktischen Umsetzung bzw. in ärztlichen Empfehlungen hierzu widerspiegelte (siehe Kap. 5.1). Zunächst die wichtigsten Erläuterungen der Reihe nach.

Zu Beginn stellen die Autoren fest, dass es sich bei den unter Absatz 2 aufgeführten Krankheiten um solche handle, »bei denen der Erbgang wissenschaftlich hinreichend erforscht ist.«[423] Im Hinblick auf die späteren Ausführungen zum »angeborenen Schwachsinn«, der so formuliert wurde »um den Nachweis der Erblichkeit nicht zu erschweren« und unter dem »jeder im medizinischen Sinne eben noch als deutlich abnorm diagnostizierbare Grad von Geistesschwäche« zu verstehen war, erscheint diese Aussage geradezu grotesk. Auch die Erläuterungen zur Regelung für die so genannten »Nuranlageträger« zeigen, dass die Autoren hier eine vermeintliche Wissenschaftlichkeit vortäuschten, die jeder Grundlage entbehrte. Sie erklären die Unzulässigkeit einer »Unfruchtbarmachung« für Träger krankhafter Erbanlagen, die selbst jedoch nicht erkrankt seien, stellen jedoch eine entsprechende Erweiterung der Regelung für die Zukunft in Aussicht, wenn eine »weiter fortgeschrittene Aufklärung des Volkes« erfolgt sei und auch die »Erbprognose für Kinder von lediglich krankhaft Veranlagten« weiter entwickelt sei. Zu diesem Zeitpunkt konnte jedoch allenfalls eine familiäre, jedoch keine genetische Erblichkeit festgestellt werden. Die Identifizierung von Trägern bestimmter Erbanlagen lag in weiter Ferne.

Weiterhin erläutern die Autoren die von ihnen so genannte »Kann-Bestimmung«. Eine Person, die Träger einer der für das Gesetz relevanten »Krankheiten« ist, *kann* unfruchtbar gemacht werden, was bedeute, dass dies nicht zwingend sei. Ein *Muss* läge erst nach dem einschlägigen Urteil eines Erbgesundheitsgerichtes vor. Fälle aus dem aufgeführten »Diagnosekatalog« könnten *sicher, sicher nicht* und *fraglich* für einen Antrag auf »Unfruchtbarmachung« in Betracht kommen. Nur im ersten und letzten Fall solle ein solcher dann gestellt werden. Aus den weiteren Erläuterungen des Kommentars wird jedoch klar, dass die Empfehlung der Autoren dahin geht, dass nur dann, wenn eine Fortpflanzung der Betroffenen sicher ausgeschlossen ist, von einer Sterilisation bzw. auch von einem diesbezüglichen Antrag abgesehen werden kann. Dies geht einmal aus den Erläuterungen zum Ausdruck »mit großer Wahrscheinlichkeit« hervor, mit der laut Gesetzestext

---

423 Vgl. Gütt, Rüdin und Ruttke 1934, S. 82. Vgl. zum Folgenden ebd., S. 82–84.

– »nach den Erfahrungen der ärztlichen Wissenschaft« – geschädigte Nachkommen erwartet werden müssen, um eine »Unfruchtbarmachung« notwendig zu machen. Die Autoren äußern schlicht, dass schon eine ganz geringe Wahrscheinlichkeit in Fragen der Erblichkeit als »groß« zu bezeichnen sei und dass bei den im Gesetz genannten »Leiden« die Wahrscheinlichkeit für eine Erkrankung der Nachkommen im Allgemeinen »immer als groß« anzunehmen wäre.[424] Zudem wird später noch erläutert, dass nur bei andauernder Anstaltsverwahrung mit Gewährleistung einer ständigen Überwachung der Betroffenen von (in diesen Fällen) unnötigen Operationen abgesehen werden könne (allein schon aus Kostengründen). Die »Kann-Bestimmung« wird im Kommentar also im Wesentlichen eingeschränkt auf Betroffene, bei denen eine Fortpflanzung ausgeschlossen ist (hier sind Alter, bestehende Sterilität oder Anstaltsverwahrung denkbar) und war somit auch für die Diagnose »Mongolismus« von Bedeutung.

Ausführlich äußern sich die Autoren dann zum Begriff »angeborener Schwachsinn« und es wird deutlich, dass genau hier die hauptsächliche Intention der »Ausmerze« begründet war, die Angst vor der »Überschwemmung« durch »Minderwertige« in Form von »Debilen«, die oft schwer aus den »Normalen« bzw. »Vollwertigen« zu identifizieren seien und im Allgemeinen »eine gute Vitalität« und »vielfach stärkere Fortpflanzung« aufwiesen.[425] Der Erbgang des »erblichen Schwachsinns« sei »noch nicht in allen Einzelheiten geklärt«, trotzdem sprechen die Autoren von »zweifellos recht erheblicher Erbkraft«, bei der vieles für »Rezessivität« spräche. Im Gesetz lediglich von »angeborenem Schwachsinn« zu sprechen, sei deshalb berechtigt, weil »Schwachsinn ungemein erblich ist«. Vor diesem »wissenschaftlichen« Hintergrund formulieren die Autoren dann folgende Richtlinie für ein Gerichtsverfahren: »Es bleibt also der freien Beweiswürdigung des Erbgesundheitsgerichtes überlassen, ob der Beweis der exogenen Schädigung als einwandfrei gelungen anzusehen ist oder nicht, …«.[426] In den weiteren Erläuterungen zum »angeborenen Schwachsinn« wird deutlich, dass nicht gerade die »schweren Fälle« erfasst werden sollten (deshalb sei das Wörtchen »schwer« im Gegensatz zur Ziffer 8 in Absatz 2 weggelassen worden), sondern jene, deren »Allgemeinverfassung« eine Fortpflanzung zulassen würde. Die nachfolgenden Äußerungen über die Abgrenzung einer bestehenden Debilität von »landläufiger Dummheit« zeigen die diffuse Grenze der vermeintlich medizinischen Indikation »angeborener Schwachsinn« zu einer mit sozialen Werturteilen angereicherten Diagnose.[427] Die Autoren schlagen als Entscheidungshilfen für einen möglichen Antrag auf »Unfruchtbarmachung« bei Vorliegen von »mäßigem oder geringem intellektuellen Schwachsinn« die Einbeziehung des Lebenswandels der Betroffe-

424 Vgl. Gütt, Rüdin und Ruttke 1934, S. 86.
425 Vgl. hierzu und im Folgenden ebd., S. 91–92.
426 Vgl. hierzu und im Folgenden ebd., S. 93.
427 Gisela Bock stellt in ihrer Arbeit dar, dass es sich bei der Diagnostik innerhalb des Gesetzes um eine Sozialdiagnostik handelte. Vgl. Bock 1986, S. 301 ff.

nen vor, nennen hier neben einer »Charakterprüfung« Erfolg in Schule, Beruf und das Verhalten gegen die Rechtsordnung. »So wird man auch viele Psychopathen, Hysteriker, Verbrecher, Prostituierte usw., die gleichzeitig debil sind, mit Fug und Recht auf Grund §1, Ziff.1 unseres Gesetzes der Unfruchtbarmachung zuführen können, ...«[428]

»Mongolismus« – Diskussion im Kommentar

Wie sind nun Betroffene mit »Mongolismus« innerhalb der Indikation »angeborener Schwachsinn« und den hierzu gegebenen Erläuterungen einzuordnen?[429] Schließlich handelte es sich um eine relativ einfach zu diagnostizierende Form der »Idiotie« und im Gegensatz zu den »Imbezillen« und »Debilen«, von denen in obigen Ausführungen die Rede war, waren »Mongoloide« leicht zu identifizieren.

Konkret äußern sich die Autoren zum »Mongolismus« lediglich im letzten Satz ihrer Erläuterungen zur Diagnose »angeborener Schwachsinn«. »Handelt es sich um angeborene Schwachsinnsformen, deren Träger in der Regel nicht fortpflanzungsfähig werden, sei es, weil sie in der Regel früh sterben (mongoloide Idiotie, deren Erblichkeit noch nicht sicher fest steht), oder vor Eintritt in das fortpflanzungsfähige Alter so hochgradig geistig defekt oder körperlich siech werden, dass Fortpflanzung nicht in Betracht kommt, oder weil sie ihr ganzes Leben unfruchtbar bleiben (echte Kretinen), so soll in der Regel – wenige, leicht feststellbare Ausnahmen vorbehalten – auf die Unfruchtbarmachung verzichtet werden (Mongoloide Idiotie, amaurotischen Idiotieformen, echter endemischer Kretinismus usw.).«[430] In Zusammenhang mit den oben dargestellten Ausführungen wird klar, dass Menschen mit »Mongolismus« sicher nicht im Fokus des Gesetzes standen. Sie werden explizit unter der Rubrik von »Schwachsinnigen« genannt, bei denen »in der Regel« auf eine »Unfruchtbarmachung« verzichtet werden soll. Trotzdem lassen die knappen Äußerungen der Autoren zur »mongoloiden Idiotie« darauf schließen, dass auch hier letztlich die Entscheidung im Ermessen der ärztlichen Gutachter lag (sowohl ob ein Antrag gestellt werden sollte als auch wie dieser entschieden wurde). Zunächst wird »mongoloide Idiotie« als Beispiel für Betroffene genannt, die nicht zur Fortpflanzung kommen, weil sie nicht das entsprechende Alter erreichen. Lebenslange Sterilität, die damals für den »Mongolismus« fast durchweg angenommen wurde, wird dagegen nur in Zusammenhang mit »echten Kretinen« erwähnt. Zudem räumt der Teilsatz – »wenige, leicht feststellbare Ausnahmen vorbehalten« – den ausschlaggebenden Entscheidungsspielraum ein. Ein Mädchen bzw. eine Frau mit »Mongolismus« im fortpflanzungsfähigen Alter mit Anzeichen von Fruchtbarkeit (z.B. regelmäßige Menstruation), würde nach den Aussagen des Kommentars durchaus für ein Verfahren zur »Unfrucht-

---

428 Vgl. Gütt, Rüdin und Ruttke 1934, S. 94.
429 Den Hinweis auf die entsprechende Stelle im Kommentar verdanke ich Prof. Benzenhöfer.
430 Vgl. Gütt, Rüdin und Ruttke 1934, S. 96.

barmachung« in Frage kommen, ebenso ein jugendlicher bzw. erwachsener Mann, bei dem entsprechende Anhaltspunkte hinsichtlich einer möglichen Fortpflanzung (z.B. »Sexualtrieb«) beobachtet würden. Insgesamt vermittelt auch die abschließende »lose« Aufzählung von »Schwachsinnsformen«, bei denen ein Verzicht auf »Unfruchtbarmachung« in Frage komme, vor allem der Zusatz »usw.«, den Eindruck, dass sich die ärztlichen Kommentatoren Gütt und Rüdin hier nicht festlegen möchten. Sie geben keinen expliziten Diagnosekatalog vor, sondern nennen nur wenige Beispiele und überlassen somit den ärztlichen Gutachtern in den einzelnen Fällen die Entscheidung für oder gegen ein Verfahren zur möglichen Sterilisation.

Die Durchführung des Gesetzes

Die beispiellose Konsequenz der Umsetzung des Gesetzes zur Verhütung erbkranken Nachwuchses in Deutschland (auch im Vergleich zu anderen Staaten mit Sterilisationsgesetzen) zeigt sich in der quantitativen Dimension der tatsächlich durchgeführten Sterilisationen zwischen 1933 und 1945. Die genaue Gesamtzahl der nach dem Erlass des Gesetzes vorgenommenen Sterilisationen ist nicht bekannt.[431] Schon Mitte 1936 verbot Hitler (nach heftigen Reaktionen im In- und Ausland) die weitere Veröffentlichung amtlicher Zahlen, die letzten offiziellen Angaben, darunter eine »Jahresstatistik zur Verhütung erbkranken Nachwuchses« des Reichsgesundheitsamtes stammen aus den Jahren 1936/1937. Die Akten des Reichsgesundheitsamtes sind offenbar nicht erhalten.

Nach Bocks Einschätzung (aufgrund der Auswertung aller verfügbaren amtlichen Dokumente) wurden bis zum Kriegsbeginn 290.000–300.000 Menschen sterilisiert. Die Anzahl der gesetzlichen Sterilisationen während der Kriegsjahre ist schwierig zu bestimmen. Laut »Kriegsverordnung über Erbpflegerecht« vom 31.08.1939 sollten nur noch Fälle mit »besonders großer Fortpflanzungsgefahr« vor Gericht kommen, welche der Amtsarzt auszuwählen hatte. Viele bis dahin noch nicht beendete Verfahren wurden daraufhin eingestellt. Andererseits wurde das Gesetz zur Verhütung erbkranken Nachwuchses in mehreren okkupierten Gebieten eingeführt. Bis Ende 1944 gab es seitens des Reichsinnenministeriums immer wieder Bemühungen, das Ziel der »Aufartung« aufrecht zu erhalten. In entsprechenden Stellungnahmen kam das der Sterilisationspolitik zugrunde liegende Menschenbild mehr und mehr ungeschminkt zum Vorschein. »Erbuntüchtigkeit« bemesse sich nach der »Beurteilung der Leistungsfähigkeit«, wurde da kundgetan, neben möglichen Erbleiden sei vor allem das »Asoziale« unerwünscht. Zwar wurde immer wieder auf eine Vereinfachung der Verfahren und Beschränkung auf »dringliche Fälle« hingewiesen, gleichzeitig wurde »das Festhalten an den Grundgedanken der Erb- und Rassenpflege dem Volke gegenüber durch Verhinderung der *schlimmsten* Verstöße« betont.[432] Im November 1944 wurde die

---

431 Vgl. hierzu und im Folgenden Bock 1986, S. 230 ff.
432 Vgl. Bock 1986, S. 235–237.

Arbeit der Beschwerdegerichte, nicht aber die der ersten Instanzen eingestellt. Dies geschah erst durch die Alliierten.

Nach Auswertung der verfügbaren Zahlen (z.b. die Zahl der Verfahren an verschiedenen Sterilisationsgerichten) schätzt Bock die Anzahl der durchgeführten Sterilisationen zwischen 1940 und 1945 auf 60.000 (innerhalb der deutschen Grenzen von 1937). Es ergibt sich eine Gesamtzahl von etwa 360.000 Menschen, die zwischen 1934 und 1945 nach dem Gesetz zur Verhütung erbkranken Nachwuchses sterilisiert wurden. Außerhalb der Grenzen von 1937 beläuft sich die Zahl auf schätzungsweise 400.000.[433] Innerhalb des »Reiches« gab es bezüglich des Umfangs der nach dem Gesetz durchgeführten Sterilisationen starke regionale Unterschiede.[434] Zu den oben genannten Zahlen kommen zahlreiche außerhalb des Gesetzes zur Verhütung erbkranken Nachwuchses durchgeführte Sterilisationen, deren Gesamtzahl sich, nach Meinung von Bock, nicht schätzen lässt.

Bezogen auf den im Gesetz verankerten Diagnosekatalog, wurden Menschen mit seelisch-geistigen Abweichungen am stärksten von den Sterilisationsbefürwortern verfolgt. So wurden ca. 95% der Betroffenen aufgrund der Zuordnung zu einer der vier psychiatrischen Diagnosen – »Schizophrenie«, »Schwachsinn«, »manisch depressives Irresein« und »Epilepsie« – sterilisiert.[435] Wie die Analyse des Kommentars gezeigt hat (siehe oben), war hier die Vision einer »Überschwemmung« durch »Debile« und »Imbezille«, jenen sich so »hemmungslos fortpflanzenden Minderwertigen«, dominierend, so dass es schließlich auch die Diagnose »Schwachsinn« war, die den größten Anteil an den durchgeführten Sterilisationen ausmachte. Von 1934 mit 53% stieg die Zahl 1935 auf 60%. An nächster Stelle stand die Diagnose »Schizophrenie« mit einem Anteil von 25% im Jahr 1934, welcher im nächsten Jahr auf 20% zurückging. Zwischen anfänglich 14% und später 12% der Betroffenen wurden nach der Diagnose »Epilepsie«, ca. 3% wegen »manischer Depression« sterilisiert. Die übrigen Diagnosen lagen darunter. Gerade die am häufigsten angewandten psychiatrischen Diagnosen werden von Bock entlarvt als »Sammelbegriffe für höchst divergierende Phänomene menschlichen Lebens und Leidens«, welche keineswegs »einen präzisen physischen, psychischen oder geistigen Zustand« darstellten.[436]

---

433 Ebd., S. 236. Während die Zahl der in Deutschland durchgeführten Sterilisationen jene anderer Länder (z.b. USA und Schweden) um ein Vielfaches übertraf, zeigte das von den Rassenhygienikern genannte »Fernziel« eine umso erschreckendere quantitative Dimension. Lenz sprach von einer Mio. »Schwachsinniger«, einer Mio. »Geisteskranker«, mehrerer Mio. »Psychopathen«, sechs Mio. »geistig nicht Vollwertiger« und mind. sechs Mio. »körperlich Schwache oder Sieche«. Ebd., S. 239.

434 Ebd., S. 247 ff.

435 Diese und die folgenden Zahlen sind entnommen aus Bock 1986, S. 302 ff.

436 Vgl. Bock 1986, S. 303.

Zwangssterilisationen bei Menschen mit »Mongolismus«

Wie viele Menschen mit »mongoloider Idiotie« im Rahmen des Gesetzes zur Verhütung erbkranken Nachwuchses sterilisiert wurden, ist nicht bekannt. Schätzungen liegen nicht vor. Welche Schlüsse können aber aus den bekannten Fakten zur Sterilisationspolitik und ihrer praktischen Umsetzung bis 1945 zusammen mit den Ergebnissen der untersuchten Literatur für die Diagnose »Mongolismus« gezogen werden? Die Analyse der entsprechenden Passage im Kommentar hat ergeben, dass das Unterlassen der »Unfruchtbarmachung« von den Autoren empfohlen wird, sofern keine »Fortpflanzungsgefahr« bestehe. Dies machte die Diagnose »Mongolismus« zu einem uneindeutigen Fall innerhalb des Gesetzes, was wohl hauptsächlich auf die unterschiedliche ärztliche Einschätzung hinsichtlich der »Fortpflanzungsgefahr« zurückzuführen ist. Zwar standen Menschen mit »mongoloider Idiotie« wohl nicht im Fokus der Sterilisationspolitik, jedoch konnten auch sie nach dem Gesetz zur Verhütung erbkranken Nachwuchses Opfer von Sterilisationen werden.

Aus den wenigen Hinweisen, die in der ärztlichen Literatur bzw. in Krankenakten der NS-Zeit zur Anwendung des Gesetzes zur Verhütung erbkranken Nachwuchses bei der Diagnose »Mongolismus« zu finden sind, lässt sich die Situation der Betroffenen bezüglich der Sterilisationsmaßnahmen erahnen. Wilhelm Weygandt behandelt in seinem Werk »Der jugendliche Schwachsinn« aus dem Jahr 1936 ausführlich den »Mongolismus« und stellt im entsprechenden Kapitel sechs Fälle (abgebildet auf einem Gruppenfoto) vor, darunter eine Frau, die im Alter von 20 Jahren geboren hätte und daraufhin sterilisiert worden sei.[437] Die näheren Umstände der Sterilisation (z.B. ob sie im Rahmen des Gesetzes zur Verhütung erbkranken Nachwuchses oder vorher statt fand) werden nicht dargestellt. Weygandt beschreibt die betroffene, sterilisierte Frau als »Abortivform« (gemeint ist eine leichtere Ausprägung). Inwiefern die Diagnose »Mongolismus« bzw. eventuell eine Mosaikform zutrifft, lässt sich anhand des Fotos nicht feststellen. Entscheidend sind hier jedoch die damalige ärztliche Einschätzung und die daraus folgenden Konsequenzen. Weygandts abschließende Empfehlungen bezüglich möglicher Sterilisationsmaßnahmen beim »Mongolismus« richten sich ganz klar nach der »Fortpflanzungsgefahr« der Betroffenen: »Operatives Eingreifen zur Unfruchtbarmachung hat bei der an sich fast stets schon vorhandenen Sterilität wenig Zweck; immerhin sollte man sie bei den seltenen Fällen, die zur Menstruation kommen, oder bei den etwa Potenz zeigenden männlichen Fällen zur Sicherheit ausführen.«[438]

In einer Publikation im darauf folgenden Jahr (1937) nimmt Weygandt noch einmal Stellung zur Fortpflanzungsfähigkeit »Mongoloider«.[439] Anlass war, laut

---

437 Vgl. hierzu und im Folgenden Weygandt 1936, S. 272–284.
438 Vgl. Weygandt 1936, S. 284.
439 Vgl. Weygandt 1937. Weygandt geht in dieser Publikation auf die Arbeit von Bruno Schulz (siehe Kap. 4.4) ein und wertet dessen Ergebnisse (anders als dieser selbst) als

Weygandt, ein von einem Erbgesundheitsobergericht verlangtes ausführliches ärztliches Gutachten darüber, »ob die mongoloide Idiotie als angeborener Schwachsinn ... anzusehen sei«.[440] Ein Erbgesundheitsgericht hatte den Antrag auf Unfruchtbarmachung eines 14 Jahre alten »mongoliden« Mädchens abgelehnt, worauf der Amtsarzt Beschwerde beim Erbgesundheitsobergericht eingereicht hatte. In einer ausführlichen Stellungnahme kommt Weygandt zu dem Schluss, »daß ich mit einem wesentlich höheren Grad von Wahrscheinlichkeit als B. Schulz den Mongolismus als eine Entartungs- und Mißbildungsform ansehe, bei der erbliche Faktoren ausschlaggebenden Einfluß ... ausüben.«[441] Vor dem Hintergrund einer Beurteilung des »Mongolismus« innerhalb des Gesetzes zur Verhütung erbkranken Nachwuchses kritisiert Weygandt zwei weitere Fälle einer Ablehnung der Unfruchtbarmachung durch die Erbgesundheitsgerichte Darmstadt und Frankfurt. Den zu Beginn seiner Ausführungen erwähnten Fall des 14-jährigen Mädchens sieht er schließlich »mindestens als mit größter Wahrscheinlichkeit endogen und erblich bedingt« an.[442] Weygandt, der zwar auch von einer naturgegebenen Sterilität in der Mehrzahl der Fälle ausgeht, tritt dafür ein, die Fortpflanzungsfähigkeit beim Mongolismus neu zu untersuchen.[443]

Das Beispiel eines Briefwechsels aus einer Krankenakte der Pflegeanstalt Scheuern bei Nassau/Lahn zeigt, dass »Pfleglinge« mit der Diagnose »Mongolismus« im Rahmen des Gesetzes zur Verhütung erbkranken Nachwuchses als »erbkrank« gemeldet wurden.[444] Aufgrund einer Anfrage der Pflegemutter des knapp 11-jährigen Otto L. mit der Diagnose »Schwachsinn mittleren Grades mit mongoloiden Zügen« und dessen Schwester zwecks vierwöchiger Beurlaubung richtete die Anstalt ein Schreiben an den Oberpräsidenten in Kassel. Da beide Kinder über zehn Jahre alt und dem Amtsarzt als erbkrank gemeldet worden seien, müsse für eine Beurlaubung die Genehmigung des für die Anstalt zuständigen Amtsarztes

---

Indiz für den erblichen Charakter des »Mongolismus«, bei dem die Erblichkeitsverhältnisse lediglich »komplizierter und eigenartiger« lägen als bei anderen Erbkrankheiten.

440 Vgl. Weygandt 1937, S. 356–357.

441 Vgl. hierzu und im Folgenden ebd., S. 371. Zu Bruno Schulz vgl. Kap. 4.4.

442 Vgl. hierzu und im Folgenden Weygandt 1937, S. 372.

443 Auch der Arzt Horst Geyer äußert sich in seiner Monographie »Zur Ätiologie der mongoloiden Idiotie« (1939) zur Anwendung des Gesetzes zur Verhütung erbkranken Nachwuchses. Er sieht als Ursache des »Mongolismus« eine exogene Schädigung der Eizelle und behauptet, dass dieser somit nicht unter § 1, Absatz 2, Ziffer 1 des Gesetzes zu fallen brauche, zumal Fortpflanzung so gut wie nie vorkäme. Eine gelegentliche Fortpflanzung bei weiblichen »Idioten«, die in relativer Freiheit lebten, wäre immerhin möglich. »Eine Sterilisierung selbst exogener Schwachsinniger, die sich in Freiheit befinden, kann daher m. E. kaum Schaden anrichten.« Vgl. Geyer 1939, S. 101–102.

444 Vgl. zum Folgenden Krankenakte Nr. 1995 des Bestandes K 12 der Gedenkstätte Hadamar. Der Betroffene wurde 1944 in die Landesheilanstalt Hadamar aufgenommen.

erfolgen.»Die Frau H. müsste schon die unbedingte Gewähr für die ständige Ü-
berwachung im Urlaub bieten, sodaß keinerlei Fortpflanzungsgefahr vorhanden
wäre, sonst genehmigt der Amtsarzt die Beurlaubung nicht solange nicht das Erbgesundheitsgericht über die Frage der Unfruchtbarmachung entschieden hat. Nach
den Bestimmungen des Gesetzes zur Verhütung erbkranken Nachwuchses sollen
solange nicht das Verfahren auf Unfruchtbarmachung durchgeführt ist, die im
fortpflanzungsfähigen Alter stehenden Pfleglinge im Allgemeinen überhaupt nicht
beurlaubt werden.«[445] Auch aus zwei weiteren Krankenakten (die Betroffenen
wurden Opfer der »Euthanasie-Aktionen«) geht hervor, dass die Patienten mit der
Diagnose »Mongolismus« seitens der Anstalten den Erbgesundheitsgerichten
angezeigt wurden (siehe unten).[446] In beiden Fällen handelte es sich um erwachsene weibliche Insassen, deren Krankengeschichte jeweils zu entnehmen ist, dass sie
einen regelmäßigen Menstruationszyklus aufwiesen. In einem Fall wurde ein
Sterilisationsverfahren mit dem Hinweis auf dauerne Anstaltspflegebedürftigkeit
zurückgestellt. Auf einem Formblatt mit dem Titel »Krankengeschichtsvermerk
betr. Gesetz zur Verhütung erbkranken Nachwuchses« ist unter dem letzten Punkt
»Bemerkung« folgendes vermerkt:»Ster. Verfahren lt. Entscheidung des Herrn
Med. Rat Dr. Fleischer vom 16.11.1934 wegen dauernder Anstaltspflegebedürftigkeit der Pat. zurückgestellt.«[447] Im anderen Fall ist der Krankenakte außer der
Information über eine für das zuständige Erbgesundheitsgericht gefertigte Karteikarte kein weiterer Hinweis bezüglich eines Erbgesundheitsverfahrens zu entnehmen.[448]

Menschen mit »Mongolismus« fielen also zusammen mit vielen anderen von
psychischen oder geistigen Beeinträchtigungen Betroffenen unter das Gesetz zur
Verhütung erbkranken Nachwuchses. In der Frage der Notwendigkeit ihrer »Unfruchtbarmachung« gab es aufgrund der unterschiedlichen Einschätzung ihrer
Fortpflanzungsfähigkeit kontroverse Diskussionen und keine eindeutige Verfahrensweise.

5.2 »Euthanasie«

Während die Erb- und Rassenpflege offen propagiert und auf gesetzlicher
Grundlage durchgeführt wurde, standen die verschiedenen »Euthanasie«-
Maßnahmen unter Geheimhaltung.[449] Menschen mit »Mongolismus« wurden zur
Zielgruppe verschiedener »Euthanasie-Aktionen«. Im Folgenden sollen nur das

---

445 Auszug aus dem Schreiben an den Oberpräsidenten. Vgl. genannte Krankenakte.
446 Vgl. hierzu sowie zum Folgenden Krankenakte Nr. 9796 des Bestandes R 179 des
Bundesarchivs Berlin.
447 Vgl. Krankenakte Nr. 22 des Bestandes K 12 der Gedenkstätte Hadamar.
448 Vgl. Krankenakte Nr. 9796 des Bestandes R 179 des Bundesarchivs Berlin.
449 Vgl. Weingart, Kroll und Bayertz 1996, S. 527. Schon in der Zeit zwischen 1935 und
1937 wurde eine breitere öffentliche Diskussion über die »Euthanasie« durch Zensur-
maßnahmen unterbunden. Vgl. Benzenhöfer 1999, S. 113.

»Reichsausschussverfahren«, die »Aktion T 4« und die so genannte »zweite Phase der Euthanasie« im Hinblick auf die Diagnose »Mongolismus« kurz erörtert werden.

Die »NS-Kinder- und Jugendlicheneuthanasie«

Kinder und Jugendliche wurden zwischen 1939/40 und 1945 im Rahmen verschiedener Maßnahmen Opfer der »Euthanasie«.[450] Innerhalb des »Reichsausschussverfahrens« wurden sie in so genannte »Kinderfachabteilungen« aufgenommen und ermordet. Insbesondere jedoch bereits in Anstalten lebende Kinder und Jugendliche wurden im Rahmen der »Erwachseneneuthanasie« während der »Aktion T 4« in die sechs Vernichtungsanstalten »verlegt« und vergast. Ebenso wurden Minderjährige nach dem Stopp der Aktion im August 1941 in Anstalten, Kliniken und Heimen auf andere Weise getötet (Injektionen, Medikamente, Verhungern lassen).[451] Im Folgenden sei kurz das »Reichsausschussverfahren« beschrieben.

Das »Reichsausschussverfahren«

Wie viele Kinder und Jugendliche mit »Mongolismus« im Rahmen des »Reichsausschussverfahrens« getötet wurden, ist nicht bekannt. Schätzungen liegen nicht vor, zahlreiche »Fachabteilungen« sind noch nicht bzw. noch nicht ausreichend genug untersucht, zu vielen fehlen die Unterlagen.[452] Eine Erschließung der Krankenakten hinsichtlich der medizinischen Diagnosen ist noch nicht erfolgt. Fest steht, dass Kinder mit »mongoloider Idiotie« innerhalb des »Reichsausschussverfahrens« erfasst wurden und das Schicksal der zur Tötung bestimmten Kinder in den »Kinderfachabteilungen« teilten. Zunächst zum Verfahren selbst.[453]

---

450 Der meist gebrauchte Begriff der »Kindereuthanasie« ist dahingehend irreführend, dass er ein einheitliches Verfahren und eine Altersbeschränkung suggeriert. Um das Schicksal von Menschen unter 21 Jahren (dies war die Minderjährigengrenze in der NS-Zeit) zu untersuchen, schlägt Benzenhöfer daher den Begriff der »Kinder- und Jugendlicheneuthanasie« vor. Vgl. Benzenhöfer 2003, S. 1012.

451 Der größte Teil der Kinder, die Opfer von »Euthanasie«-Maßnahmen wurden, wurde im Rahmen der »Aktion T 4« ermordet. Im Jahr 1940 beispielsweise wurden allein aus der badischen Anstalt Emmendingen 300 Kinder in die Tötungsanstalt Grafeneck »verlegt« und vergast. Vgl. Schmuhl 1992, S. 183.

452 Vgl. hierzu Benzenhöfer 2003, S. 1018.

453 Bezüglich der zeitlichen Einordnung einer konkreten Planung des »Kindereuthanasie-programms« lässt sich sagen, dass die Kanzlei des Führers durch den Fall »Kind K.« vor Kriegsbeginn mit dem Problem befasst war. Vgl. hierzu Benzenhöfer 2008.

Ausgehend von der Kanzlei des Führers wurde zunächst ein »beratendes Gremium« zusammengestellt, zu dem später ärztliche Experten hinzukamen.[454] Träger des »Programms« sollte nicht die Kanzlei des Führers sein, sondern eine Organisation mit dem verschleiernden Namen »Reichsausschuss zur wissenschaftlichen Erfassung von erb- und anlagebedingten schweren Leiden« (Postfachadresse Berlin). Dass in den streng vertraulichen Runderlass des Reichsministeriums des Inneren vom 18.08.1939 offenkundig ärztlicher bzw. pädiatrischer Sachverstand einging, zeigt der Diagnosekatalog, anhand dessen, zur »Klärung wissenschaftlicher Fragen auf dem Gebiete der angeborenen Missbildung und der geistigen Unterentwicklung«, Kinder mit folgenden »schweren angeborenen Leiden« dem »Reichsausschuss« gemeldet werden sollten:

1. »Idiotie«
2. »Mongolismus« (besonders Fälle, die mit Blindheit und »Taubheit« verbunden sind)
3. Microcephalie
4. Hydrocephalus
5. Missbildungen jeder Art (Fehlen von Gliedmaßen, schwere Spaltbildung des Kopfes und der Wirbelsäule usw.)
6. Lähmungen (einschließlich spastische Lähmungen).[455]

Die Diagnose »Mongolismus« wurde also explizit aufgeführt. Zunächst sollten Kinder bis zu drei Jahren mittels entsprechender Meldebögen den zuständigen Gesundheitsämtern angezeigt werden.[456] Meldepflichtig waren Hebammen, Ärzte in Entbindungsanstalten und geburtshilflichen Abteilungen von Krankenhäusern sowie Allgemeinärzte. Ziel war es, vor allem die Kinder zu erfassen, die im Elternhaus lebten.[457] Die Amtsärzte leiteten die Meldebögen, in der Regel ohne Überprüfung, an den hier erstmals öffentlich erwähnten »Reichsausschuss« weiter.[458] Von der Kanzlei des Führers (Amt 2b) aus wurden die »vorsortierten« Bögen an die drei Gutachter, Dr. Hans Heinze, Dr. Ernst Wentzler und Prof. Werner

---

454 Nach eigener Aussage war Dr. agrar. Hans Hefelmann vom Hauptamt 2b für die Bildung des Gremiums zuständig. Es wurde niemand vom Reichsministerium der Justiz hinzugezogen, was zeigt, dass schon zu diesem Zeitpunkt an eine außergesetzliche »Lösung« gedacht wurde. Vgl. Benzenhöfer 1999, S. 116.

455 Vgl. Benzenhöfer 2003, S. 1016 sowie Schmuhl 1992, S. 183.

456 Die Altersgrenze wurde später erhöht. Beispielsweise hieß es in einem Schreiben des »Reichsausschusses« an das württembergische Innenministerium vom Sept. 1941: »Gleichzeitig werden in diesen [Kinder-] Abteilungen auch Kinder bis zu 16 Jahren behandelt, die aufgrund einer diesbezüglichen Entscheidung von der Reichsarbeitsgemeinschaft Heil- und Pflegeanstalten [für die »Aktion T 4« zuständig] dem Reichsausschuss vor längerer Zeit zuständigkeitshalber zur weiteren Erfassung angegeben worden waren.« Vgl. Benzenhöfer 2003, S. 1016.

457 Vgl. Schmuhl 1992, S. 183.

458 In den Meldebögen wurde unter anderem nach der »voraussichtlichen Lebensdauer« und den »Besserungsaussichten« gefragt. Vgl. Benzenhöfer 2003, S. 1016.

Catel, weitergeleitet.[459] Entschieden wurde entweder für eine »Behandlung«, d. h. Freigabe zur Tötung, für eine Ablehnung der Freigabe oder für eine »vorläufige Zurückstellung« oder »Beobachtung«. An den entsprechenden Amtsarzt erging dann ein Schreiben, in dem bei »positivem« Ergebnis (d. h. bei »Behandlung« oder »Beobachtung«) die Aufnahme des Kindes in eine »Kinderfachabteilung« bestimmt wurde. Seitens des »Reichsausschusses« wurden die Amtsärzte angewiesen, die Eltern auf die Runderlasse des Innenministeriums hinzuweisen, von »Zwangsmaßnahmen sei abzusehen«. Jedoch könnten die Amtsärzte, laut »Reichsausschuss«, den Eltern mit Sorgerechtsentzug drohen. Die »Kinderfachabteilungen« wurden ab 1940 aufgebaut, die erste entstand in der brandenburgischen Heil- und Pflegeanstalt Görden. Bislang sind 30 Kinderfachabteilungen nachgewiesen, hinsichtlich deren Organisation ist jedoch vieles ist noch unklar. Vermutlich gab es in vielen Anstalten keine separaten Abteilungen ausschließlich für »Reichsausschusskinder«, sondern diese waren zusammen mit anderen Kindern untergebracht. Die zur Tötung bestimmten Kinder wurden in der Regel einzeln und in den überwiegenden Fällen durch das Barbiturat Luminal umgebracht. In einigen dieser »Fachabteilungen« wurde eine sehr aufwändige Diagnostik betrieben, die mit der dort betriebenen Forschungsaktivität seitens der involvierten Ärzte in Verbindung stand.[460]

Die genaue Zahl der Kinder und Jugendlichen, die in den »Kinderfachabteilungen« ermordet wurden, ist nicht bekannt.[461] Angaben über die Zahl der getöteten »Reichsausschusskinder« stammen von Beteiligten, z.B. von Hans Hefelmann, nach deren Aussagen zwischen 3.000 und 5.200 Kinder und Jugendliche »tatsächlich einer Behandlung zugeführt« wurden. Die Gesamtzahl der Opfer unter 21 Jahren ist jedoch weit höher anzusiedeln, da viele Minderjährige im Rahmen der »Erwachseneneuthanasie« ermordet wurden.

Menschen mit »Mongolismus« und das »Reichsausschussverfahren«
– Anneliese B.

Ein Beispiel für ein Kind mit »Mongolismus«, welches zu Hause lebte und amtsärztlich erfasst wurde, ist der Fall der fünfjährigen Anneliese B. aus Düsseldorf.[462] Ihr Schicksal nahm einen innerhalb der »Kinder- und Jugendlicheneutha-

---

459 Der Leiter der Amtes 2b, Dr. agrar. Hans Hefelmann, sowie sein Stellvertreter, der Sachbearbeiter Richard von Hegener sortierten von den eingegangenen Meldebögen diejenigen aus, die ihrer Meinung nach für die »Euthanasie« in Frage kamen. Von etwa 100.000 Meldebögen bis 1945 waren dies ca. 20.000. Vgl. hierzu und im Folgenden ebd., S. 1016 ff.

460 Für diese Einrichtungen sind Forschungsaktivitäten der involvierten Ärzte belegt. Ebd., S. 1017.

461 Vgl. hierzu und im Folgenden ebd., S. 1018.

462 Den Hinweis auf den Fall von Anneliese B. verdanke ich Prof. Benzenhöfer.

nasie« »typischen« Verlauf.[463] Anneliese, mit Trisomie 21 geboren, lebte mit einem Geschwister zu Hause bei ihrer Mutter und die Familie war, vermutlich aufgrund der finanziellen Verhältnisse, dem Wohlfahrtsamt bekannt.[464] Dieses schaltete einen Arzt des Gesundheitsamtes ein, der Ende März 1943 bei dem Mädchen »Anstaltsbedürftigkeit« feststellte. Ende Mai 1943 wurde das Kind zur Diagnostik und Bestimmung der »geeigneten« Anstalt in die Rheinische Klinik für Jugendpsychiatrie Bonn eingewiesen, wo nach zweiwöchigem Aufenthalt die Diagnose »Mongolismus« bestätigt wurde.[465] Anneliese wurde Mitte Mai in die »Kinderfachabteilung« Waldniel der damaligen Heil- und Pflegeanstalt Johannistal bei Süchteln verlegt. Kurz nach ihrer Einlieferung wurde der Mutter ein Besuch beim ihrem Kind verwehrt (am 18. Mai 1943), mit der Begründung eines Hautausschlags des Mädchens. Elf Tage später richtete die Mutter ein Schreiben an den Stationsarzt der »Kinderfachabteilung« Waldniel, in dem sie bat, ihre kleine Tochter besuchen zu dürfen. Am Tag des Schreibens hatte die Mutter einen Anruf aus der Klinik erhalten, in dem ihr mitgeteilt wurde, dass ihr Kind Temperatur unklarer Ursache habe. Sie bat in ihrem Brief darum, den Stationsarzt sprechen zu dürfen, »da ich nun die Eigenheiten des Kindes genau kenne.«[466] Bei einer Verschlimmerung des Zustandes wollte die Mutter angerufen werden und hinterließ eine Telefonnummer. Auf dem gleichen Schreiben, unter den besorgten Zeilen der Mutter, befindet sich der handschriftliche Eintrag des Arztes, datiert am 3. Juni 1943: »am 02.06.43 in doppelseitiger Pneumonie bei Masern verstorben.«[467] Mit großer Wahrscheinlichkeit wurde Anneliese wie die meisten der Opfer mittels Gabe von Luminal getötet.

Die »Erwachseneneuthanasie«

Schon vor 1939 stiegen in vielen Anstalten die Sterberaten erwiesenermaßen an, aufgrund schlechterer Verpflegung infolge reduzierter Tagessätze begann schon hier eine Art »Vernichtung unwerten Lebens«.[468] Zudem gibt es auch Hinweise auf gezielte Tötungen mittels Injektionen. Mit der im Folgenden beschriebenen »Aktion T 4« zur gezielten Vernichtung (erwachsener) behinderter und »geisteskranker« Menschen wurde jedoch eine neue Dimension der Tötungen

---

463 Vgl. hierzu und im Folgenden Berg 2001, S. 119–120.
464 In der Schilderung von Berg (2001) gibt es keinen Hinweis auf einen Vater.
465 Die Rheinische Klinik für Jugendpsychiatrie Bonn fungierte de facto als Durchgangsstation bzw. Selektionseinrichtung für »Reichsausschusskinder«. Vgl. Berg 2001, S. 121 sowie Orth 1989, S. 35–36.
466 Vgl. Berg 2001, S.119.
467 Schreiben der Mutter in: Hauptstaatsarchiv Nordrhein-Westfalen (HStAD). Zitiert nach Berg 2001, S. 119.
468 Vgl. hierzu und im Folgenden (wenn nicht anders ausgewiesen) Benzenhöfer 1999, S. 118 ff.

erreicht.[469] Innerhalb des Reiches begannen die ersten Planungsschritte einer systematischen »Erwachseneneuthanasie« schon vor Kriegsbeginn.[470] Wie beim »Reichsausschussverfahren« lag die Planungszentrale in der Kanzlei des Führers und es ist anzunehmen, dass im Zuge der Diskussion um die »Kindereuthanasie« auch schon die »Erwachseneneuthanasie« zum Thema wurde und Hitler diese Mitte 1939 bereits freigab.[471] Nach dem Stopp der »Aktion T 4« im August 1941 ging das Sterben in den Anstalten weiter. Zahlreiche Insassen (darunter auch Kinder und Jugendliche) wurden in dieser so genannten »zweiten Phase der Euthanasie« bis zum Kriegsende durch gezieltes Hungern und/oder Medikamentengabe getötet.

Die »Aktion T 4«

Noch vor Kriegsausbruch wurden zur Planung dieser »Vernichtungsaktion« ärztliche »Experten« hinzugezogen, neben vier Psychiatrieordinarien waren auch die »Kindereuthanasie-Experten« Heinze und Wentzler involviert. Nach einem Erlass des Reichsinnenministeriums vom 21.09.1939 »zum Zwecke der Erfassung sämtlicher im Reichsgebiet befindlichen Anstalten, in denen Geisteskranke, Epileptiker und Schwachsinnige nicht nur vorübergehend verwahrt werden«, wurden wenig später die ersten Meldebögen zusammen mit einem erneuten Runderlass an Heil- und Pflegeanstalten verschickt.[472] Meldepflichtig waren hiernach alle Anstaltsinsassen,

»die 1. an nachstehenden Krankheiten leiden und in den Anstaltsbetrieben nicht oder nur mit mechanischen Arbeiten (Zupfen u. ä.) zu beschäftigen sind:
Schizophrenie,
Epilepsie,
senile Erkrankungen,
Therapie-refraktäre Paralyse und andere Lues-Erkrankungen,
Schwachsinn jeder Ursache,
Encephalitis,

---

469 Wie schon in Kap. 5.1 erwähnt, wurden jedoch auch zahlreiche Kinder und jugendliche Anstaltsinsassen Opfer der »Aktion T 4«.

470 Unabhängig von den Planungen zur »Erwachseneneuthanasie« im »Altreich«, kam es kurz nach Kriegsbeginn zu Massentötungen von Anstaltsinsassen im besetzten Polen und in den nahe gelegenen Ostgebieten des »Altreichs«. Neben Massenerschießungen kam es hier zum Einsatz der ersten stationären Gaskammer. Im Reichsgau Posen wurden spätestens ab dem 19.11.1939 Patienten aus Heil- und Pflegeanstalten mit Kohlenmonoxyd vergast, der Methode also, die wenig später auch in den Vernichtungszentren des »Reiches« angewandt wurde. Wahrscheinlich gingen diese »Aktionen« auf regionale bzw. lokale Initiativen (gesteuert von Gauleitern) zurück. Vgl. Benzenhöfer 1999, S. 118–119.

471 Verantwortlich war wie beim »Reichsausschussverfahren« Hauptamt 2 sowie Herbert Linden vom Innenministerium. Ebd., S. 121.

472 Zitiert nach Benzenhöfer 1999, S. 120.

Huntington und andere neurologische Endzustände,
oder 2. sich seit mindestens 5 Jahren dauernd in Anstalten befinden;
oder 3. als kriminelle Geisteskranke verwahrt sind;
oder 4. nicht die deutsche Staatsangehörigkeit besitzen oder nicht deutschen
oder artverwandten Blutes sind ...«.[473]
Neben dem Diagnosekatalog, der im Wesentlichen auf die »Erbkranken« bzw.
unheilbar Kranken zielte, die auch schon im Zentrum des Gesetzes zur Verhütung
erbkranken Nachwuchses standen, wurde das Kriterium »Arbeitsfähigkeit« zu
einer zunehmend wichtigen Richtlinie bei der »Auslese«.[474] Die »Euthanasie-
Verwaltungszentrale« in Berlin wurde etwa zeitgleich mit der laufenden Erfas-
sungsaktion ausgebaut.[475] Die institutionelle Zentrale lag zwar eindeutig in der
Kanzlei des Führers (Hauptamt 2), um diese jedoch nicht in Erscheinung treten zu
lassen, wurden wie bei der »Kindereuthanasie« Tarnorganisationen gegründet. Es
handelte sich um 1. die Reichsarbeitsgemeinschaft Heil- und Pflegeanstalten, 2.
die Gemeinnützige Stiftung für Anstaltspflege (»Stiftung«) und 3. die Gemeinnützige Kranken-Transport-GmbH (»Gekrat«). Die Zentralverrechnungsstelle Heil-
und Pflegeanstalten kam im April 1941 als vierte Organisation hinzu. Erst im
April 1940 wurde eine Villa in der Tiergartenstraße 4 bezogen, von der aus die
Tötungen bis zu ihrem Stopp im August 1941 unter dem internen Namen »Aktion
T 4« organisiert und verwaltungstechnisch abgewickelt wurden.

Insgesamt wurden im Rahmen der »Aktion T 4« sechs Tötungsanstalten einge-
richtet, von denen zwischen April 1940 und August 1941 je vier gleichzeitig in
Betrieb waren.[476] Die Entscheidung der Tötungsart durch Gas fiel aller Wahrscheinlichkeit recht spät, erst nachdem »Probetötungen« in Brandenburg im Januar 1940 durchgeführt worden waren. Die Massenmorde in den Gasmordanstalten
wurden nie juristisch legitimiert, lediglich ein Schreiben Hitlers, rückdatiert auf
den Tag des Kriegsbeginns, sollte der Sache den Anschein von Legitimität geben:
»Reichsleiter Bouhler und Dr. med. Brandt sind unter Verantwortung beauftragt,

---

473 Aus dem Merkblatt zum Meldebogen. Vgl. Klee 1985, S. 96.
474 In einer Neufassung des Meldebogens vom Mai 1940 wurde auf ausführliche Angaben
zur Arbeitsfähigkeit größten Wert gelegt. Es sollte vermieden werden, dass gerade unter den Langzeitpatienten (die ja von Anfang an erfasst werden sollten) wertvolle Ar-
beitskräfte »aussortiert« wurden. Die Frage nach der Staats- und Rassenzugehörigkeit
diente der Erfassung der jüdischen Anstaltsinsassen, die nach den kriminell internier-
ten »Geisteskranken« zielte auf die Einbeziehung der als »asoziale Psychopathen«
stigmatisierten Teilgruppe der Anstaltsbewohner in die »Euthanasieaktion«. Vgl.
Schmuhl 1992, S. 198–199.
475 Vgl. hierzu und im Folgenden Benzenhöfer 1999, S. 121.
476 Bei den Gasmordanstalten handelte es sich um 1. Grafeneck/Württemberg (Jan. 1940–
Dez. 1940), 2. Brandenburg/Havel (Jan. 1940–Sept. 1940), 3. Hartheim/Linz (Jan.
1940–Ende 1944), 4. Sonnenstein/Pirna (Apr. 1940–Aug. 1943), 5. Bernburg a. d.
Saale (Sept. 1940–Apr. 1943), 6. Hadamar/Limburg (Jan. 1941–Aug. 1941). Vgl.
Schmuhl 1992, S. 196.

die Befugnisse namentlich zu bestimmender Ärzte so zu erweitern, dass nach menschlichem Ermessen unheilbar Kranken der Gnadentod gewährt werden kann. Gez.: Adolf Hitler«.[477] Nach gültigem Recht waren die Sterbehilfe und die »Vernichtung lebensunwerten Lebens« weiter strafbar, die »Aktion T 4« blieb »geheime Reichssache«.

Wie viele Menschen mit »Mongolismus« durch die »Aktion T 4« ums Leben kamen, ist nicht bekannt. Eine Erschließung der erhaltenen 30.000 T 4-Krankenakten bezüglich der medizinischen Diagnosen hat erst begonnen (siehe Kap. 5.2).[478] Der Psychiater Weygandt stellt in seiner Arbeit (1936) Zahlen bezüglich des Vorkommens von »Mongolismus« in Anstalten aus dem Ausland (England, Russland, Dänemark, Holland) vor, die zwischen 4% und 10% liegen. Für Deutschland seien aufgrund der erst spät begonnenen Erforschung keine verlässlichen Zahlen zu nennen.[479] Vorliegende Zahlen zur Häufigkeit von »Mongolismus« in einzelnen Anstalten zwischen den Jahren 1924 und 1957 geben ein Vorkommen zwischen 5% und 10% an.[480] Genaue Zahlen sind nicht bekannt. Fest steht, dass gerade Menschen mit »Mongolismus«, aufgrund ihrer meist mittelschweren geistigen Behinderung und im Allgemeinen anfälligen Gesundheit, vor dem Hintergrund des Kriteriums der Arbeitsfähigkeit »prädestiniert« für die Liquidierungsmaschinerie der »Aktion T 4« waren.

Die Durchführung der »Aktion T 4«, durch die in nur wenig mehr als eineinhalb Jahren 70.273 Insassen von Heil- und Pflegeanstalten vergast wurden, ist gekennzeichnet von der Vielzahl an »Mitarbeitern«, die in die Massentötungen involviert waren.[481] Neben dem rund 100 Personen umfassenden bürokratischen Apparat, bestehend aus den genannten Tarnorganisationen, waren mindestens 50 Ärzte, teilweise mit mehreren Funktionen, unmittelbar für die »Euthanasie« tä-

---

477 Zitiert nach Benzenhöfer 1999, S. 121–122. Bis zum Spätherbst 1940 gab es seitens einiger »Euthanasie-Verantwortlicher« Bestrebungen ein Sterbehilfegesetz auf den Weg zu bringen. Bis Ende August 1940 wurde ein entsprechender Entwurf aus- und überarbeitet und trug den Titel »Gesetz über die Leidensbeendigung bei unheilbar Kranken und Lebensunfähigen«, der jedoch dann von Hitler abgelehnt wurde.

478 Eine Mehrzahl der Krankenakten der »Aktion T 4« wurde im oberösterreichischen Schloss Hartheim Ende 1944 von den Tätern vernichtet, die Unterlagen zu etwa 30.000 Opfern tauchte 1990 in den Beständen des ehemaligen Ministeriums für Staatssicherheit der DDR wieder auf. Vgl. zum Weg der Krankenakten Sandner 2003.

479 Vgl. Weygandt 1936, S. 279–280. Vgl. zur Häufigkeit ebenso Kap. 3.

480 Vgl. hierzu Schmid 1987, S. 16–17. Die Zahlen stammen aus ausländischen Studien, doch es ist davon auszugehen, dass bis zum Beginn der »Euthanasie«-Maßnahmen in deutschen Anstalten ähnliche Verhältnisse herrschten, entgegen der damals verbreiteten Fachmeinung, in Großbritannien sei die Häufigkeit von »Mongolismus« höher. Schmid weist auf die relative Bewertung der Zahlen hin, da die einzelnen Prozentzahlen sehr vom Charakter der einzelnen Einrichtungen abhingen.

481 Zur Zahl der Opfer vgl. Hohendorf 2003, S. 2626.

tig.[482] Auf einer Liste von 1943 waren insgesamt 40 Ärzte verzeichnet, die als Gutachter fungierten.[483] Hinzu kamen die zahlreichen den Ärzten unterstellten Schwestern und Pfleger sowie die Mitarbeiter der Transportdienste (»Gekrat«). Nicht alle »Mitarbeiter« hielten den seelischen Belastungen stand (es gibt dokumentierte Fälle von »Zusammenbrüchen«), doch die »Tötungsmaschinerie« funktionierte unter Mithilfe vieler »Helfer« mit dem Ergebnis von über 70.000 Opfern.

Dieser gewaltige – von Benzenhöfer (1999) als »Euthanasie-Komplex« bezeichnete – Machtapparat realisierte die »Aktion T 4« bis August 1941 in gewaltiger Dimension. Die eingegangen Meldebögen wurden als Kopien an drei Gutachter verschickt und kamen innerhalb von ein bis zwei Wochen mit der Bewertung »+« (wenn der Patient getötet werden sollte), »–« (wenn er am Leben bleiben sollte) oder »?« (wenn keine Entscheidung gefällt werden konnte) zurück.[484] Ein Obergutachter traf dann die endgültige Entscheidung. Das wichtigste Selektionskriterium war de facto die Arbeitsfähigkeit des Patienten. Die Transportabteilung (»Gekrat«) stellte entsprechende Transportlisten zusammen, die dann an die betroffenen Anstalten versandt wurden, so dass die »zu verlegenden« Patienten vorbereitet werden konnten. Die Busse der »Gekrat« waren direkt in den Vernichtungsanstalten stationiert, wohin die Opfer dann direkt gebracht wurden. Ab Herbst 1940 wurden die Betroffenen – aus Tarnungsgründen – zunächst in reguläre Heil- und Pflegeanstalten, in der Regel in der Umgebung einer Vernichtungsanstalt, verlegt, die als so genannte Zwischenanstalten fungierten. Der Verbleib der verschleppten Anstaltsinsassen war so für die Angehörigen noch schwieriger ausfindig zu machen. Zudem konnte in den Zwischenanstalten eine große Zahl an Mordopfern »in Bereitschaft« gehalten werden, die auf Abruf in die Tötungsanstalten verlegt wurden, so dass in der Liquidierungsmaschinerie kein »Leerlauf« entstand. In den Gasmordanstalten wurden die Opfer sofort nach der Ankunft in einer als Duschraum getarnten Vergasungskammer mittels Kohlenmonoxyd getötet und anschließend verbrannt. In eigens innerhalb der Vernichtungszentren eingerichteten Sonderstandesämtern wurde der Tod bescheinigt und die Angehörigen verständigt. Allein die Versendung von so genannten Trostbriefen an die Angehörigen zeigt den grausamen Zynismus, der die Verbrechen und deren Tarnung begleitete.[485]

---

482 Vgl. hierzu und im Folgenden Benzenhöfer 1999, S. 123 ff. und Schmuhl 1992, S. 192 ff.

483 Unter ihnen auch die Ordinarien K. Pohlisch und F. Panse aus Bonn.

484 Vgl. hierzu und im Folgenden Benzenhöfer 1999, S. 123.

485 »Zu unserem Bedauern müssen wir Ihnen nun mitteilen, dass der Patient plötzlich und unerwartet am 24. März 1941 an einer akuten Hirnhautentzündung verstorben ist. Da Ihr Mann an einer schweren, geistigen unheilbaren Erkrankung litt, müssen Sie seinen Tod als Erlösung auffassen. « Auszug aus einem Trostbrief der Landes Heil- und Pflegeanstalt Hadamar vom 25. März 1941. Vgl. Trus 1995, S. 110.

In einem solchen Ausmaß war die »Aktion T 4« als »geheime Reichssache« natürlich nicht zu verbergen.[486] Die Bevölkerung in der Umgebung der Vernichtungszentren konnte das Ankommen der voll besetzten sowie das Abfahren der leeren Busse und die anschließend rauchenden Schornsteine der Verbrennungsöfen beobachten und wusste über die Vorgänge relativ genau Bescheid. Es gab hier und da mehr oder weniger verhaltene Proteste, beispielsweise von Theologen und Juristen. Eine breitere Öffentlichkeit erreichte wohl lediglich die Protestpredigt des Bischofs Clemens August Graf von Galen vom 3.8.1941, die in hektographierter Form in Umlauf kam. Aller Wahrscheinlichkeit nach war es ein Zusammenspiel mehrerer Ursachen, z.b. auch die unerwartet hohen Verluste an der Ostfront sowie die Angriffe der Royal Air Force auf Nordwestdeutschland, die zu »Stimmungseinbrüchen« bei der Bevölkerung führten, die Hitler bewogen, das zentral gesteuerte Erfassungs- und Vernichtungsprogramm im August 1941 zu stoppen. Mit dem Stopp der »Aktion T 4« hörte der »Euthanasie-Komplex« nicht auf zu existieren.[487] Erwähnt werden muss auch der Zusammenhang zur »Endlösung der Judenfrage«, für die Personal und das technische »know how« aus der »Aktion T 4« geliefert wurden.[488]

Menschen mit »Mongolismus« und die »Aktion T 4« – Wally W.

Im Bundesarchiv Berlin lagern Krankenakten zu etwa 30.000 Opfern der »Aktion T 4«. In einer Stichprobe von 3.000 Akten konnten sieben Patienten mit der Diagnose »Mongolismus« ausfindig gemacht werden.[489] Diese Zahl entspricht jedoch sicher nicht dem wirklichen Vorkommen dieser Form der »Idiotie« in den damaligen Anstalten (siehe oben).[490] Die 7 erfassten Patienten waren im Alter zwischen neun und 35 Jahren.

---

486 Vgl. hierzu und im Folgenden Benzenhöfer 1999, S. 124 ff.

487 Auf die Aktivitäten hinsichtlich der »Sonderbehandlung 14f13« sowie die 1942 eingeleiteten Maßnahmen gegen »kriminelle Geisteskranke« und weitere Vernichtungsaktionen unter Beteiligung des »Euthanasie-Komplexes« kann hier nicht eingegangen werden. Vgl. hierzu Benzenhöfer 1999, S. 125–127 sowie Schmuhl 1992, S. 215–217.

488 Beispielsweise stellten ehemalige »T 4-Angehörige« fast das gesamte Personal der drei im Zuge der »Aktion Reinhard« errichteten Vernichtungslager Belzec, Sobibor und Treblinka, wo von März 1942 bis Okt. 1943 1,75 Millionen Juden vergast wurden. Zudem stammte das technische »know-how« bezüglich der Durchführung von Massenvergasungen, einschließlich Art und Dosierung des Giftgases, aus den »Erfahrungen« der »Aktion T 4«. Vgl. Benzenhöfer 1999, S. 127.

489 Mitteilung per E-mail von Dr. Hohendorf vom 01.09.2004. Vgl. bezüglich des Forschungsprojekts zur Tiefenerschließung von »T 4-Akten« Hohendorf et al. 2003.

490 Es ist zu vermuten, dass sich hinter den vielfach gestellten Diagnosen »angeborener Schwachsinn« oder »Idiotie« auch Menschen mit »Mongolismus« verbargen. Denkbar ist auch, dass in einigen Krankenakten mit der Diagnose »Schwachsinn« oder »Idiotie« erst im Verlauf der Krankengeschichte oder im Zuge anderer Ausführungen ein Hinweis auf »Mongolismus« dokumentiert wurde.

Der Lebensweg von Wally W., einer Frau mit »Mongolismus«, zeigt das Schicksal eines Menschen mit geistiger Behinderung, der nach über zwanzigjährigem Anstaltsaufenthalt mit zahlreichen Verlegungen schließlich im Rahmen der »Aktion T4« in einer Gasmordanstalt getötet wurde.[491] Die zunehmende Entwurzelung eines hilfebedürftigen Menschen, nicht nur aus seinem familiären Umfeld, sondern durch vielfache Verlegungen auch von Bezugspersonen innerhalb einer Anstalt, stellt sich hier in extremer Form dar.[492] Aufgrund ihrer geistigen Behinderung hatten Menschen mit Down-Syndrom sicherlich keine Möglichkeiten zur Flucht oder zum Widerstand.[493]

Wally W. wurde 1906 geboren und über ihre Familie ist auf dem »Ärztlichen Beobachtungsbogen« der Landesheil- und Pflegeanstalt Arnsdorf/Sachs (Aufnahme hier erstmals 1935) festgehalten, dass es sieben Geschwister gäbe und der Vater gestorben sei. Unter der Rubrik »Kriminelle, Geisteskranke, Psychopathen usw.« ist vermerkt: »Vater und dessen Bruder eigenartige Charaktere, ersterer sehr eifersüchtig gewesen.« Als Diagnose ist angegeben: »Mongoloide Idiotie«.[494]

Auf dem Deckblatt des »Beobachtungsbogens« sind die Anstaltsaufenthalte von Wally W. zwischen 1915 und 1940 dokumentiert. Demnach wurde Wally im Alter von neun Jahren erstmals in die Anstalt Chemnitz-Altendorf aufgenommen, jedoch sechs Wochen später nach Hause entlassen. Die zweite Aufnahme in die gleiche Einrichtung erfolgte 1918, der Aufenthalt dauerte diesmal ein knappes Jahr bis zur Verlegung in die Anstalt Großhennersdorf. 1921 wurde sie dann von Großhennersdorf nach Zschadraß verlegt, wo sie die nächsten 14 Jahre lebte. Von 1935 bis 1938 war Wally W. in der Anstalt Arnsdorf untergebracht, ab da erfolgten Verlegungen in immer kürzeren Abständen: Nach einem Aufenthalt in der Anstalt Colditz bis September 1939 wurde sie wieder nach Arnsdorf verlegt, von hier jedoch schon im Dezember des gleichen Jahres wieder nach Zschadraß. In Zschadraß blieb sie dann bis 15. August 1940. Abschließend ist vermerkt: »Ver-

---

491 Vgl. hierzu und im Folgenden Akte Nr. 9796 aus dem Bestand R 179 des Bundesarchivs Berlin.

492 Menschen mit Down-Syndrom wurden schon von ihrem »Entdecker« (Langdon-Down) als Patienten dargestellt, die für ihre Entfaltung feste Bezugspersonen und einen möglichst geregelten Tagesablauf in gewohnter Umgebung benötigen (siehe Kap. 2). Vor diesem Hintergrund wird klar, dass Menschen mit »Mongolismus« innerhalb einer technokratischen Anstaltsbürokratie, durch die Insassen oftmals hin und her geschoben wurden bis zur endgültigen »Verlegung« in eine Gasmordanstalt, wehrlose Opfer waren.

493 Es muss erwähnt werden, dass es seitens mancher Einrichtungen auch Versuche gab, sich den Anordnungen der Euthanasie-Zentrale zu widersetzen. Manche Anstalten füllten die Meldebögen verzögert oder gar nicht aus, oder aber es wurde versucht, Insassen durch Entlassungen oder Verlegungen zu schützen. Zudem sind Fälle dokumentiert, wo Pflegepersonal Anstaltspfleglinge versteckte oder ihnen zur Flucht verhalf. Vgl. Schmuhl 1992, S. 203 ff.

494 Vgl. genannte Akte.

legt in eine andere Anstalt«. Gerade diese letzte Eintragung ist ein sicherer Hinweis darauf, dass Wally W. am 15. August direkt in eine Tötungsanstalt gebracht wurde. Aufgrund der regionalen Zuordnung der Anstalten zu den Vernichtungszentren wurde sie mit großer Wahrscheinlichkeit in die Gasmordanstalt Sonnenstein/Pirna transportiert, die seit April 1940 »in Betrieb« war. Der Tag des Abtransportes war mit ziemlicher Sicherheit auch das Todesdatum.

In der Krankenakte ist eine gewissenhaft geführte Gewichts- und Menstruationstabelle aus den 14 Jahren Anstaltsaufenthalt in Zschadraß (1921–1935) erhalten. Dieser ist zu entnehmen, dass die Patientin regelmäßig menstruierte und insgesamt zwölf Kilo an Gewicht zunahm. In den Innendeckel der Krankenakte wurde eingestempelt: »Karteikarte für sächsisches Erbgesundheitsgericht angefertigt«. Wally W. war also gemäß dem Gesetz zur Verhütung erbkranken Nachwuchses dem Erbgesundheitsgericht gemeldet worden. Ob ein Verfahren bezüglich einer Sterilisation stattfand, ist der Krankenakte nicht zu entnehmen.[495]

In einem umfangreichen Bogen der Krankengeschichte, »Fortlaufende anstaltsärztliche Einträge über Beobachtungen und Behandlung der Anstalt«, machte jede Anstalt Notizen über Wally W. Hier finden sich auch Aufzeichnungen über Tätigkeiten und Besuche der Patientin, was üblicherweise in gesonderten Pflegeprotokollen notiert wurde.[496] Am 13.8.1933, während ihres langjährigen Aufenthaltes in Zschadraß, ist der Besuch von Mutter und Schwester festgehalten: »Besuch von Mutter und Schwester, ging mit spazieren«. Am 31.12.1933 ist vermerkt: »Waschhaus. Status idem. Ist furchtbar dick geworden.« Nach der Verlegung im Jahr 1935 werden die Eintragungen immer spärlicher. Hinweise auf Besuche von Angehörigen gibt es keine mehr.[497] Am 26.4.1938 wird in der Anstalt Colditz eingetragen: »Pat. verrichtet willig die ihr aufgetragenen Arbeiten. Musik und Gesang sind ihr Zeitvertreib, was sie in ihrer Eigenart unverständlich ausführt.« Die letzte Eintragung stammt vom 15. Aug. 1940 aus der Anstalt Zschadraß, wo Wally W. nochmals acht Monate verbrachte (bis 1935 hatte sie hier 14 Jahre gelebt): »Während des hiesigen Aufenthaltes keine besonderen Vorkommnisse. Reichlich stumpf, hochgradig schwachsinnig, kann sich kaum verständlich machen, an sich leidlich sauber, kann auch zu kleineren Handreichungen mit heran-

---

495 Wally W. zeigte im fortpflanzungsfähigen Alter deutliche Zeichen von Fruchtbarkeit und so musste gemäß der Empfehlung des »Kommentars« zum Gesetz zur Verhütung erbkranken Nachwuchses (hier speziell zur Diagnose »Mongolismus«) die Fortpflanzung – mittels Sterilisation oder alternativ dauernde Anstaltsverwahrung mit entsprechender Überwachung – verhindert werden. Vgl. hierzu Kap. 5.1.

496 Pflegeprotokolle sind in der Akte nicht enthalten. Vgl. Akte Nr. 9796 aus dem Bestand R 179 des Bundesarchivs Berlin.

497 Bei vielen der späteren Opfer der »Aktion T 4« riss während langjähriger Anstaltsaufenthalte der Kontakt zu Angehörigen ab. In den Meldebögen wurde auch explizit nach regelmäßigen Besuchen gefragt. Biographien einiger anderer Patienten zeigen jedoch, dass ein enger Kontakt zu engagierten Angehörigen keine Sicherheit bedeutete. Vgl. Hohendorf et al. 2003, S. 2626–2630.

gezogen werden. Verlegt in eine andere Anstalt.« Nach diesem abschließenden Kommentar wurde Wally W. in eine Tötungsanstalt transportiert und vergast. Der Meldebogen wurde wahrscheinlich in Zschadraß ausgefüllt und an die »Euthanasie-Verwaltungszentrale« in Berlin geschickt, ein Durchschlag ist in der Krankengeschichte nicht überliefert. Wahrscheinlich wurde Wally W. auf dem »Meldebogen 1« von 1940 unter der Rubrik »bei Schwachsinn« mit den Antwortmöglichkeiten »debil«, »imbezill«, »Idiot« als »Idiot« gemeldet. Mit Sicherheit wurde ihr auf dem Meldebogen ein unheilbares Leiden bescheinigt und die Frage nach dem Dauererfolg einer Therapie verneint.[498] Die Krankenakten der deportierten Patienten wurden üblicherweise in die Tötungsanstalt mitgegeben und gelangten nach der Ermordung der Kranken in die Zentraldienststelle der »Aktion T4«. Zum Zwecke der Registrierung durch die »T4-Verwaltung« wurden Signaturen auf die Krankenakten geschrieben, meist mit blauem, manchmal auch rotem Wachsstift.[499] Auch die Krankenakte von Wally W. trägt eine solche blaue Nummer.[500]

Die »zweite Phase« der Euthanasie

Auch in dieser Phase der »Euthanasie«-Maßnahmen wurden Menschen mit »Mongolismus« in »Heil- und Pflegeanstalten« ermordet. Wie bei der »Aktion T 4« und auch dem »Reichsausschussverfahren« liegen keine genaue Zahlen oder Schätzungen vor. Berücksichtigt man die verheerenden Zustände bezüglich der Versorgung und Hygiene zu diesem Zeitpunkt in den Anstalten, so wird klar, dass Menschen mit »Mongolismus« – besonders anfällig für Infektionskrankheiten – in dieser Phase des Hungers und einer mangelnden medizinischen Versorgung ein von »Euthanasie«-Maßnahmen unabhängiges hohes Sterberisiko hatten. Für die Tötung mittels gezielten Hungerns und/oder niedrig dosierten Medikamenten waren sie sicher leichte Opfer.

Aufgrund einer schwierigeren Quellenlage ist über diese dezentrale Phase der »Euthanasie« weit weniger bekannt als über die »Aktion T 4«.[501] Unabhängig von der »Euthanasie-Aktion« hatten die bei Kriegsbeginn verfügten Einsparungen und dadurch verringerten Verköstigungssätze zu einem Anstieg der Sterblichkeit in den Anstalten geführt (die durchschnittliche Sterberate stieg von 7,9% im Jahr 1939 auf 11% im Jahr 1940). Ab Januar 1940 wurden Anstaltspatienten der »Normalbevölkerung« gleich gesetzt, so dass zur Zeit einer massiven Ernährungskrise im Jahr 1941 die meisten Anstalten wohl dazu über gingen, die arbeitenden Patienten auf Kosten der Nichtarbeitenden besser zu verpflegen. Dies führte zu einem weiteren Anstieg der Sterberate auf ca. 15% im Jahr 1942 (1941 hatte sie

---

498 Zum Meldebogen vgl. Klee 1983, S. 176.
499 Mündliche Mitteilung von Dr. Fuchs 2004, Mitarbeiterin des Projekts zur Tiefenerschließung der T 4-Akten. Vgl. Hohendorf et al. 2003.
500 Vgl. Akte Nr. 9796 aus dem Bestand R 179 des Bundesarchivs Berlin.
501 Vgl. Hohendorf et al. 2003, S. 2628. Vgl. zum Folgenden die zusammenfassende Darstellung der Ereignisse von Benzenhöfer 1999, S. 127 ff.

bei 10,2% gelegen). In einzelnen Anstalten stieg die Sterberate jedoch ab 1942 weiter an. Ab Herbst 1942 wurden in diese Anstalten zahlreiche Patienten aus »luftgefährdeten« Gebieten verlegt, worauf die Sterberate in den betreffenden Einrichtungen nochmals anstieg. In der Landesheilanstalt Hadamar, wo solche Transporte aufgenommen wurden, stieg die Sterberate 1942 auf 59,2%, 1943 auf 75,2% und 1944 auf 75,8%.[502]

Im Sommer 1943 begannen Evakuierungen von Anstalten in der Rheinprovinz, in Westfalen, in Brandenburg und in Hamburg. Die Sterbeziffer der aus den genannten Regionen deportierten Patienten waren in den Aufnahmeanstalten besonders hoch. Es gibt Hinweise, die darauf schließen lassen, dass Karl Brandt im Zuge der beschriebenen Verlegungen einem Vorschlag Herman Nitsches vom Juni 1943 zustimmte, in bestimmten Anstalten gezielt medikamentöse »Euthanasie-Maßnahmen« durchzuführen.[503] Die Psychiater in den betreffenden Anstalten trafen dabei die Entscheidung, wer getötet werden sollte. Ausschlaggebend war auch hier die Arbeitsfähigkeit der Patienten. Die genaue Zahl der beteiligten Ärzte ist nicht bekannt, wird jedoch auf etwa 10–15 geschätzt.[504] Die benötigten tödlichen Medikamente bezogen sie über die »Zentraldienststelle« des fortbestehenden »Euthanasie-Apparates«. Die gezielten medikamentösen Tötungen betrafen oftmals Patienten, die durch Hunger bewusst geschwächt worden waren, so dass ein entsprechendes Mittel bereits in niedriger Dosis tödlich wirkte.[505]

Auch ohne medikamentöse »Euthanasie« oder gezielte »Hungereuthanasie« starben in den verbliebenen Heil- und Pflegeanstalten zahlreiche weitere »Pfleglinge« an Unterernährung bzw. Mangelversorgung.[506] Nach neueren Berechnungen (1998) sind zwischen 1939 und 1945, über die »Aktion T 4« hinaus, noch mindestens weitere 90.000 Menschen allein aus den staatlichen Anstalten der deutschen Länder und Provinzen als Opfer der »NS-Psychiatrie« zu Tode gekommen.

Menschen mit »Mongolismus« und die »zweite Phase der Euthanasie« – Berta S.

Im Fall von Berta S., einer Frau mit »Mongolismus«, ist eine gezielte Tötung mittels der oben beschriebenen Methoden sehr wahrscheinlich. Berta S. kam im

---

502 Zu den genannten Zahlen vgl. Benzenhöfer 1999, S. 127–128.
503 Der Psychiater Hermann Paul Nitsche war während der »Aktion T 4« als Obergutachter tätig gewesen. Vgl. Benzenhöfer 1999, S. 123 sowie im Folgenden S. 128–129.
504 Ebd., S. 129.
505 Die Zustände in den betreffenden (oftmals überfüllten) Anstalten waren hinsichtlich der hygienischen Verhältnisse und der körperlichen Verfassung der Insassen katastrophal (in Hadamar, beispielsweise, wo nie mehr als 30 Pflegekräfte tätig waren, gab es im Oktober 1944 732 Patienten, vgl. Winter 1994, S. 112). Die Durchführung der medikamentösen Tötungen erfolgte auf äußerst grausame Art und Weise, die Auswahl der Opfer war von großer Willkür gekennzeichnet. Vgl. Schmuhl 1992, S. 222 ff.
506 Vgl. hierzu und im Folgenden Benzenhöfer 1999, S. 129.

November 1942 in der Landesheilanstalt Hadamar ums Leben. In dieser Vernichtungsanstalt wurden nach dem August 1941 keine Gasmorde mehr begangen, jedoch gingen nach dem Rückbau der Einrichtung in den ursprünglichen Zustand ab Sommer 1942 die gezielten Tötungen weiter.[507] Im Zuge der oben beschriebenen großräumigen Verlegungen nahm Hadamar bis 1945 4.817 Patienten aus dem gesamten Reichsgebiet auf (darunter 174 Kinder und Jugendliche), davon kamen im gleichen Zeitraum 4.422 um, der größte Teil starb keines natürlichen Todes.[508] Tagsüber selektierte der Anstaltsarzt die zur Tötung bestimmten schwächlichen, kranken oder auch »aufsässigen« Patienten, nachts führten Schwestern und Pfleger den Mordbefehl aus, indem sie, häufig unter Gewaltanwendung und mit der erzwungenen Mithilfe anderer Patienten, den für den Tod ausgewählten Insassen überdosierte Medikamente verabreichten.[509]

Berta S. wurde im Jahr 1916 geboren und schon als Kleinkind in der »Provinzial-Taubstummenanstalt« Elberfeld aufgenommen, wo sie bis 16. Mai 1924 untergebracht war.[510] In einem Bericht zur Entlassung des Kindes wegen permanenter Unsauberkeit in Schule und angeschlossenem Pflegehaus schreibt der Leiter der Einrichtung: »Neben körperlicher Schwachheit – Berta S. konnte z.B. ohne Hilfe Treppen überhaupt nicht steigen – war das Mädchen nach meinem Urteil sowohl motorisch als auch sensorisch hörstumm, hervorgerufen durch hochgradigen Schwachsinn. … Meines Erachtens ist die für das Kind zuständige Stätte eine Anstalt für schwachsinnige Kinder.« Aus der in der Akte erhaltenen Krankengeschichte geht weiterhin hervor, dass Berta S. am 29.11.1928 vom Franz-Sales-Haus in Essen in das St. Vinzenzhaus in Oberhausen eingeliefert wurde, wo sie bis zum 01.03.1942 fast 14 Jahre lebte.[511] An diesem Tag wurde sie in die Anstalt Kloster Hoven bei Zülpich aufgenommen, von wo sie am 18.08.1942 in die Landesheilanstalt Hadamar verlegt wurde. Berta S. muss also mit einem der ersten Transporte, die Hadamar nach dem Stopp der »Aktion T 4« und dem Rückbau des

---

507 Vgl. hierzu und im Folgenden Winter 1994, S. 118 ff.

508 Unter den Kindern war auch die achtjährige Christa Maar mit »Mongolismus«, die am 18. Feb. 1943 nach Hadamar verlegt wurde, wo sie am 22. Feb. 1943 ermordet wurde. Vgl. hierzu die Krankenakte Nr. 3905 aus dem Bestand K12 der Gedenkstätte Hadamar sowie Gabriel 2002.

509 Waren es während der Aktion T 4 ausschließlich die Ärzte, die die Gashebel betätigen durften, wurden die Morde der »zweiten Phase« vom Pflegepersonal ausgeführt. Vgl. Winter 1994, S. 118 ff.

510 Vgl. hierzu und im Folgenden die Krankenakte Nr. 22 aus dem Bestand K 12 der Gedenkstätte Hadamar. Auf einer in der Akte erhaltenen Abschrift (von 1936) der Geburtsurkunde geht hervor, dass der Vater von Berta S. Tagelöhner war.

511 Ab wann und wie lange sie im Franz-Sales Haus in Essen untergebracht war, ist der Krankenakte nicht zu entnehmen.

Gebäudes aufnahm, in die Anstalt gekommen sein.[512] Dort starb sie am 03.11.1942.

Auf dem Deckblatt der Krankengeschichte ist als Diagnose »Mongoloide Idiotie« eingetragen. Die krankengeschichtlichen Aufzeichnungen beginnen mit dem Tag der Aufnahme in das St. Vinzenzhaus in Oberhausen. Berta S. wird als »einigermaßen orientiert« und fähig, Regeln zu begreifen, beschrieben. Ihr körperlicher Zustand wird als durchweg gut beurteilt, in einigen Eintragungen wird dokumentiert, dass »keine ernsthaften Erkrankungen« vorgekommen seien. Lediglich auf ihren unsicheren Gang, »was sich besonders beim Treppensteigen bemerkbar macht« wird hingewiesen. Sowohl in den Aufzeichnungen aus dem St. Vinzenzhaus als auch in den Eintragungen der Anstalt Kloster Hoven (vom 1.3.1942 bis 18.08.1942) werden immer wieder aggressive Verhaltensweisen von Berta S., vor allem in Form von Zerreißen der Kleidung beschrieben. »In den letzten Wochen mehrfach gereizt, wurde wegen einer Nichtigkeit heftig gegen die anderen, schlug wohl ganz vereinzelt auf sie ein. Machte ein zorniges Gesicht. Riß verschiedentlich Wäsche und Kleidungsstücke entzwei. Zupft gerne, ist dabei eifrig und ausdauernd.«[513]

Eingeheftet in die Krankengeschichte ist ein Formblatt mit dem Titel »Krankengeschichtsvermerk betr. Gesetz zur Verhütung erbkranken Nachwuchses«. Das Formblatt ist gerichtet »An den Kreisarzt zu: Oberhausen/Rhld.« Berta S. wurde hiernach im Oktober 1934 dem Kreisarzt unter dem Punkt »Verdächtig auf« als »angeboren schwachsinnig« angezeigt mit der Bemerkung, »dass Pat. vorläufig dauernd anstaltspflegebedürftig.« Am Ende des Blattes ist unter »*Bemerkung*« eingetragen: »Ster. Verfahren lt. Entscheidung des Herrn Amts-Arztes Med. Rat Dr. Fleischer vom 16.11.34 wegen dauernder Anstaltspflegebedürftigkeit der Pat. zurückgestellt.«

Aus der Landesheilanstalt Hadamar, in der Berta S. zweieinhalb Monate vor ihrem Tod verbrachte, gibt es in der Krankengeschichte nur eine einzige schwer leserliche, handschriftliche Eintragung und zwar am Todestag: »Angeborener (??) Idiot. In letzter Zeit zu Bett wegen Schwäche. Seit einigen Tagen rapider Verfall. Heute exitus an Marasmus.«[514] Darunter befindet sich ein Kürzel als Unterschrift. Während der 14 Jahre Aufenthalt im St. Vinzenzhaus schwanken die Gewichtsangaben in der Krankengeschichte von Berta S. zwischen 45kg und 48 kg bei einer Körpergröße von 143 cm. Es liegt also nahe, dass eine mögliche starke Abmage-

---

512 Freundliche Mitteilung von Priv.-Doz. Dr. Lilienthal, Leiter der Gedenkstätte Hadamar, 2004.

513 Eintragung stammt vom 11.07.1942 aus der Anstalt Kloster Hoven. Vgl. genannte Akte.

514 Vgl. Krankengeschichte der genannten Akte. *Marasmus* bedeutet allgemeiner Verfall, Kräfteschwund verbunden mit hochgradiger Abmagerung durch quantitative Unterernährung. Vgl. Pschyrembel 1990, S. 1023.

rung erst in Hadamar begonnen hat.[515] Der Tod von Berta S. als Folge von gezieltem Hungern und/oder medikamentöser »Euthanasie« ist sehr wahrscheinlich.[516]

In der Krankenakte ist der Durchschlag der Sterbemeldung erhalten, die an das Standesamt in Hadamar ging, wo der Todesfall dann beurkundet wurde.[517]

Auf der Sterbemeldung ist eine Sammlung von Diagnosen bzw. möglichen Todesursachen aufgeführt. Es ist davon auszugehen, dass diese ungenau oder auch falsch sind.[518]

»a.) Idiotie
b.) Erschöpfung
c.) Herzschwäche
d.) Erschpfg. b. Schizo.
03.11.42, 2.00 Uhr., Pfleger, P.R., Landesheilanstalt Hadamar«[519]

Menschen mit »Mongolismus« gehörten während der nationalsozialistischen Diktatur zu den Opfern von Zwangssterilisation und »Euthanasie«. Innerhalb des Gesetzes zur Verhütung erbkranken Nachwuchses wurde den zuständigen Amtsärzten und Richtern die Möglichkeit eingeräumt, bei »drohender Fortpflanzungsgefahr« eine Sterilisation anzuordnen. In der ärztlichen Literatur und Krankenakten aus dieser Zeit finden sich Hinweise auf kontroverse Diskussionen über die Notwendigkeit einer Sterilisation bei »mongoloider Idiotie«. So gab es diesbezüglich auch keine eindeutige Verfahrensweise.

Menschen mit »Mongolismus« wurden ebenso Opfer der verschiedenen »Euthanasie-Aktionen«. Im Rahmen des »Reichsausschussverfahrens« wurde der »Mongolismus« innerhalb des geheimen Diagnosekatalogs explizit aufgeführt, im

---

515 Aus der Anstalt Kloster Hoven gibt es zwar keine Gewichtsangaben zur Patientin, jedoch machen die dort entstandenen detaillierten Aufzeichnungen über Tätigkeiten und Verhalten von Berta S. starkes Hungern eher unwahrscheinlich. Vgl. genannte Akte.

516 In der Krankenakte ist noch Korrespondenz zwischen der Landesheilanstalt Hadamar und dem »Rheinischen Provinzial-Instituts für psychiatrisch-neurologische Erbforschung« (Dir. Prof. Dr. Pohlisch) aus dem Jahre 1944 enthalten. Die in Bonn ansässige Einrichtung forderte die Krankenakte von Berta S. 1944 an (zunächst in der Anstalt Kloster Hoven, die das Gesuch nach Hadamar weiterleitete) und sandte die Akte im gleichen Jahr wieder nach Hadamar zurück. Die Schriftstücke des Rheinischen Instituts sind jeweils vom leitenden Oberarzt Dr. Panse unterschrieben. Er bat um die Angabe der Diagnose bei Berta S., falls die Krankenakte nicht mehr erhalten sei. Der Akte ist kein Hinweis auf einen Aufenthalt von Berta S. in der Bonner Klinik zu entnehmen. Vgl. genannte Akte.

517 Da die Anstalt nicht mehr über ein eigenes Standesamt verfügte, wurden die Todesfälle vom örtlichen Standesamt in Hadamar beurkundet. Bis 1942 wurden die Toten auch auf dem städtischen Friedhof begraben, danach in Massengräbern auf dem neu eingerichteten Anstaltsfriedhof. Vgl. Winter 1994, S. 118 ff.

518 Freundliche Mitteilung von Priv.-Doz. Dr. Lilienthal, Leiter der Gedenkstätte Hadamar, 2004.

519 Vgl. Krankenakte Nr. 22 aus dem Bestand K 12 der Gedenkstätte Hadamar.

geheimen Runderlass der »Aktion T 4« fielen die Betroffenen unter die Formulierung »Schwachsinn jeder Ursache«. Gerade langjährige Anstaltsinsassen mit »Mongolismus« waren wehrlose Opfer innerhalb der Vergasungsaktion und hatten nach dem Stopp der »Aktion T 4« weiterhin ein hohes Sterberisiko. Sie waren allein durch die schlechte Versorgungslage in den Anstalten stark gefährdet und wurden auch Opfer einer gezielten Hunger- bzw. medikamentösen »Euthanasie«.

Betrachtet man die oben beschriebenen Vorgänge der verschiedenen »Euthanasie«-Maßnahmen und berücksichtigt die in Kapitel 5.2 angesprochenen Aktionen, die nach dem Stopp der »Aktion T 4« unter Beteiligung des »Euthanasie-Komplexes« stattfanden (insbesondere auch der Zusammenhang zur »Endlösung der Judenfrage«), so wird deutlich, dass es sich bei der »Euthanasie« nicht um die Verbrechen einiger sadistischer Ärzte handelte, sondern dass die systematischen Tötungen von psychisch kranken und geistig behinderten Menschen Ausdruck einer umfassenden Ideologie der Vernichtung von vermeintlich »lebensunwertem Leben« waren (hierzu gehörten eben auch »Asoziale« und »Fremdrassige«).[520]

---

520 Vgl. Benzenhöfer 1999, S. 127.

6 Vom »Mongolismus« zur Trisomie 21: Menschen mit Down-Syndrom in der Medizin nach 1945

Der medizinische Fortschritt im Allgemeinen sowie gesellschaftliche Veränderungen, durch die sich, verbunden mit einer Etablierung der Geistigbehindertenpädagogik ab den 60er Jahren, ein institutionelles Fördersystem für behinderte Menschen entwickeln konnte, hatten Auswirkungen auf die Lebenserwartung und Lebensqualität von Menschen mit Down-Syndrom in den Jahren nach 1945.[521] Gleichzeitig veränderten die Entdeckung der chromosomalen Ursache und die spätere pränatale Diagnostizierbarkeit des Down-Syndroms die Sichtweise auf die Betroffenen. Im Folgenden soll, nach einer Zusammenfassung der wichtigsten medizinischen Entwicklungen nach 1945, anhand ausgewählter Monographien das ärztliche Bild von Menschen mit Down-Syndrom vor dem Hintergrund der wissenschaftlichen und gesellschaftlichen Neuerungen erarbeitet werden.

6.1 Für das Down-Syndrom bedeutsame Entwicklungen in der Medizin

Obwohl verschiedene Wissenschaftler schon in den 30er Jahren eine Chromosomenfehlverteilung als Ursache des »Mongolismus« postuliert hatten, dauerte es mehr als 20 Jahre bis überhaupt die exakte Chromosomenzahl des Menschen bestimmt werden konnte.[522] Dieser Durchbruch in der Methodik der Darstellung menschlicher Chromosomen gelang den Wissenschaftlern Tijo und Levan im Jahr 1956, sie konnten die Anzahl der Chromosomen des menschlichen Genoms endgültig mit 46 bestimmen.[523] Von da an begann sich die humane Cytogenetik rasant zu entwickeln. 1959 konnte der Arzt und Forscher Jérome Lejeune (er wurde 1964 der erste Professor für Genetik an der Medizinischen Fakultät in Paris) zeigen, dass die Ursache des Down-Syndroms im Vorliegen eines überzähligen, kleinen akrozentrischen Chromosoms liegt.[524] Nach fast 100 Jahren verschiedener Theori-

---

521 Zur Entwicklung der Geistigbehindertenpädagogik vgl. beispielsweise Droste 2000.

522 Der Niederländer Waardenburg schrieb 1932: »Man sollte einmal beim Mongolismus untersuchen, ob hier vielleicht ›chromosomal defiency‹ durch ›non disjunction‹ oder das umgekehrte ›chromosomal duplication‹ vorliegt. ... Meine Hypothese hat jedenfalls den Vorteil, daß sie kontrollierbar ist und daß sie auch den evtl. Einfluß des Alters der Frau erklären würde ... « Zitiert nach Allen 1974. Auch Bleyer (1934) und Fanconi (1939) vermuteten eine Chromosomenfehlverteilung, die während der Meiose entsteht.

523 Vgl. Tijo und Levan 1956.

524 Vgl. Léjeune und Turpin 1959. Zu den biographischen Angaben über Léjeune (1927–1994) vgl. http://trisomie.free.fr. Weiterhin beschrieben Charles Ford und Patricia Ja-

en zur Pathogenese des Mongolismus, darunter abstruse atavistische Deutungen (beispielsweise von Crookshank 1925) und metaphysische Erklärungsversuche noch im Jahr der Entdeckung der chromosomalen Ursache (von König 1959, siehe unten), wurde der »Mongolismus« nun zum Gegenstand humangenetischer Forschung und konnte mittels cytogenetischer Methoden neu beleuchtet werden. Schon im Jahr 1960 bestätigten Léjeune und auch andere Forscher, dass es sich bei dem 47. Chromosom um das mit der Nr. 21 handelt. Im gleichen Jahr entdeckte Polani das Vorliegen einer Translokationstrisomie als Ursache des Down-Syndroms; bei Vorliegen einer elterlichen balancierten Translokation kann dies zu einer familiären Häufung führen.[525] Innerhalb der nächsten zwei Jahre wurde von verschiedenen Forschern die seltene Mosaikform der Trisomie 21 beschrieben und es konnten die zugrunde liegenden Vorgänge einer non-disjunction als Ursache entweder der freien Trisomie, der Translokationstrisomie oder der Mosaikform erläutert werden.[526]

Ein entscheidender Schritt zur pränatalen Erkennung des Down-Syndroms erfolgte 1966, als zunächst die Kultivierung der im Fruchtwasser schwimmenden fetalen Zellen gelang.[527] Die erste vorgeburtliche Diagnose einer Trisomie 21 wurde dann von Valenti und Mitarbeitern in New York im Jahr 1968 gestellt.[528] In Deutschland wurde die Amniozentese 1970 eingeführt und fand von da an eine rasche Verbreitung.[529] Wurden in der damaligen BRD im Jahr 1970 sechs invasive Eingriffe dieser Art verzeichnet, waren es Jahr 1982 15.883 und im Jahr 1993 insgesamt 56.594 Amniozentesen und Chorionzottenbiopsien (letztere Methode wurde Anfang der 80er Jahre eingeführt) in den alten Bundesländern.

Im Jahr 1975 wurde der § 218 auf die so genannte Indikationsregelung hin reformiert.[530] Ein Schwangerschaftsabbruch aus embryopathischer Indikation war hiernach bis zur 24. SSW möglich. 1978 wurde das genetische Altersrisiko in die Mutterschaftsrichtlinien aufgenommen mit der Empfehlung, von ärztlicher Seite Frauen ab 35 Jahren zur Fruchtwasseruntersuchung zu raten. Der Ausschluss bzw. das Auffinden einer Trisomie 21, der häufigsten Form einer Chromosomenaberration unter Lebendgeburten, stets verbunden mit einer geistigen Beeinträchtigung,

---

cobs im gleichen Jahr den XO-Karyotyp beim Ullrich-Turner Syndrom und den XXY-Karyotyp beim Klinefelter-Syndrom. Vgl. hierzu Weiske 1993, S. 1–2.

525 Vgl. Polani et al. 1960.

526 Vgl. beispielsweise Gustavson 1964. Konnten zunächst menschliche Chromosomen nur an kultivierten Fibro-blasten und an Knochenmarkszellen dargestellt werden, wurde es ab 1960 möglich, eine Chromosomenanalyse aus peripherem Blut vorzunehmen (vgl. Moorhead 1960). Nun stand Untersuchungsmaterial zur Verfügung, dass risikolos und in ausreichender Menge entnommen werden konnte, was Karyotypanalysen in großem Umfang bei Menschen mit Down-Syndrom möglich machte.

527 Vgl. Steele und Breg 1966.

528 Vgl. Valenti et al. 1968.

529 Vgl. hierzu und im Folgenden Lenhard 2003.

530 Vgl. hierzu und im Folgenden Waldschmidt 1999.

wurde zum »Hauptziel« der pränatalen Diagnostik bei Vorliegen einer Altersindikation. Die wenigen frühen Studien belegen, dass die pränatale Diagnose einer Trisomie 21 schon in den Anfängen der Amniozentese in der überwiegenden Zahl der Fälle zu einem selektiven Schwangerschaftsabbruch führte.[531] Eine Untersuchung aus Großbritannien in den Jahren zwischen 1972 und 1980 zeigte einen Anteil an Abbrüchen von 87,5% nach positiver Diagnose, australische Daten, erhoben zwischen 1973 und 1980, ergaben eine Abbruchrate von 100% und eine US-amerikanische Studie verzeichnete von 1979 bis 1984 Schwangerschaftsabbrüche in 95,6% der Fälle.[532] Die Trisomie 21 stellt bis heute die Diagnose mit der höchsten Abbruchrate (insgesamt ca. 92%) unter den pränatal diagnostizierbaren Fehlbildungen dar.[533]

Die im Folgenden untersuchten Monographien ärztlicher Autoren aus den Jahren zwischen 1945 und 1980 zum »Mongolismus«/Down-Syndrom stammen überwiegend aus psychiatrischen und pädiatrischen Einrichtungen, zwei Werke aus humangenetischen Instituten.[534]

6.2 »Mongolismus« im Kontext konträrer Sichtweisen auf das Phänomen »Schwachsinn«
– Alfred Frank Tredgold (1947)

Im Jahr 1947 erschien in England in 7. veränderter Auflage die umfassende Monographie »A Textbook of Mental Deficiency« des Autors Alfred Frank Tredgold (1870–1952).[535] Nach Abschluss seines Medizinstudiums am London Hospital (1899) begann sich Tredgold im Rahmen eines Forschungsstipendiums mit dem Fach Mental defect zu beschäftigen.[536] Er wurde in England zu einer anerkannten Autorität auf dem Gebiet des »Schwachsinns«, erwarb jedoch erst nach dem Ersten Weltkrieg seinen Doktortitel (M.D.), wenig später wurde ihm der Titel

---

531 Vgl. Lenhard 2004.
532 Ebd., Tabelle 24, S. 176.
533 Zum Teil würden die Abbruchraten noch höher ausfallen, wenn nicht die spät erkannten Befunde mit einfließen würden. In einigen Ländern war und ist ein Abbruch nur bis zur Lebensfähigkeitsgrenze des Fetus erlaubt. Ebd., S. 70.
534 Alle Werke, mit Ausnahme das Tredgolds (siehe Kap. 6.2) sind in der Bibliographie von Koch aufgeführt. Vgl. Koch et al. 1986. Tredgolds Arbeit ist jedoch zusätzlich untersuchenswert, da sie als bekanntes Standardwerk in England bald nach Kriegsende (1947) in komplett überarbeiteter Auflage erschien. Vgl. Tredgold (1952): Obituary: Alfred Tredgold, S. 642. In Tredgolds Werk finden sich scheinbar gegensätzliche Sichtweisen auf den »Schwachsinn« in einem Autor vereint (siehe unten).
535 Vgl. Tredgold 1947. Erstmals erschien das Werk im Jahr 1908 und wurde nach Tredgolds Tod als die verständlichste Arbeit zum Thema »Schwachsinn« gewürdigt. Vgl. Tredgold (1952): Obituary: Alfred Tredgold, S. 642.
536 Vgl hierzu und im Folgenden Tredgold (1952): Obituary: Alfred Tredgold, S. 642.

M.R.C.P. zuerkannt.[537] Als Psychiater und Neurologe war er in verschiedenen Kliniken als praktizierender Arzt tätig, zudem lehrte er an unterschiedlichen universitären Einrichtungen.[538] Die oben genannte Arbeit publizierte er in seiner Eigenschaft als so genannter *Consulting Physician* des *University College Hospital* in London.[539]

Tredgold widmet sein umfangreiches Werk allen Menschen, die sich für das Wohlergehen der vom Glück weniger begünstigten *fellow-creatures* interessieren.[540] Im Vorwort erläutert der Autor, dass neue fachliche Erkenntnisse sowie gesellschaftliche Veränderungen, wie der *Education Act* von 1944, eine Überarbeitung des gesamten Werkes notwendig gemacht hätten.[541] Die Arbeit enthält ausführliche wissenschaftliche Kapitel zu den Themen Ätiologie, Häufigkeit, Klassifikation und Definition, Psychologie, Pathologie etc. sowie einen umfangreichen klinischen Teil mit ausführlichen Beschreibungen einzelner Syndrome bzw. Krankheitsbilder.

Im ersten Kapitel setzt sich Tredgold kritisch mit dem Begriff *mental deficiency* auseinander, indem er die Schwierigkeiten einer klaren Definition erläutert und die einzelnen Kriterien (Bildung, soziale Stellung, biologische Gegebenheiten) beleuchtet. Er kommt zu dem Schluss, dass sich aktuell eine andere Situation darstelle, als dies noch um die Jahrhundertwende der Fall gewesen sei. Während es sich damals bei den als geistig behindert diagnostizierten Patienten in erster Linie um eine überschaubare Zahl von »*low grade idiots*« und »*imbeciles*« gehandelt hätte, würde heutzutage realisiert, dass die dreifach größere Zahl der »*feeble minded*« dem Problem des »geistigen Schwachsinns« zusätzlich ein enormes Gewicht verleihen würde.[542]

Es folgt der wissenschaftlich/klinische Teil, der den Anspruch erhebt, das gesamte Spektrum des Phänomens *mental deficiency* zu behandeln.[543] Tredgold behandelt den »Mongolismus« unter den sog. *primary amentia* und fasst zunächst die bisherigen Erkenntnisse aus der Literatur zusammen, beginnend bei der Erstbeschreibung durch Langdon-Down.[544] Den Begriff »Mongolismus« hält er für unglücklich, da es sich lediglich um eine oberflächliche Ähnlichkeit mit der mongolischen Rasse handele, zudem wäre das charakteristische an dieser »Schwachsinnsform« die Kombination bestimmter Merkmale, die einzeln oder mehrfach auch bei anderen »Schwachsinnsformen« und bei »normalen« Menschen vorkämen. Tredgold nennt Zahlen zur Häufigkeit des »Mongolismus« und zitiert hierbei

---

537 *M.D. (Doctor of Medicine)*, *M.R.C.P. (Member of the Royal College of Physicians of London)*. Vgl. hierzu Pies 1996, S. 41.

538 Vgl. Tredgold (1952): *Obituary:* Alfred Tredgold, S. 642.

539 Vgl. Tredgold 1947, Titelblatt.

540 Ebd., Widmung.

541 Ebd., S. vii.

542 Ebd., S. 10.

543 Ebd., Kap. II–XVIII.

544 Vgl. hierzu und im Folgenden ebd., S. 193–194.

auch jene Angabe Vogts (1907, siehe Kap. 3.4), nach der in Deutschland 1% der »Schwachsinnigen« betroffen seien.[545] Seine eigenen Beobachtungen ließen ihn den Anteil der »mongols« in England auf ca. 5% schätzen. Bezüglich der Fertilität weist Tredgold hier erstmals auf Berichte über weibliche Betroffene hin, die geboren haben sollen, jedoch hätten diese Fälle noch nicht verifiziert werden können, so der Autor.[546]

Ausführlich diskutiert Tredgold die bisher publizierten Erkenntnisse bezüglich möglicher Ursachen des »Mongolismus«.[547] Entgegen der Meinung nahezu aller anderen Autoren, die dem erhöhten mütterlichen Alter einen entscheidenden Einfluss beimessen, zweifelt er einen solchen kausalen Zusammenhang stark an. Tredgold geht in diesem Abschnitt auch auf die atavistischen Theorien Crookshanks ein (siehe Kap. 4.2), denen er vehement widerspricht und die er durch eine Untersuchung von Penrose (1932), der Blut-Typisierungen von Betroffenen mit »Mongolismus« im Vergleich zu »normalen« Menschen und »non-mongoldefectives« europäischer Herkunft vorgenommen hatte, für widerlegt hält.[548] Er selbst glaubt an eine schon vor der Befruchtung veränderte Eizelle als Ausgangspunkt, deren Befruchtung zu einem fehlerhaft versorgten Embryo führe.[549] Über die Ursache der veränderten Eizelle spekuliert er, er hält eine vorübergehende schlechte Vitaminversorgung oder einen fehlerhaften Hormonspiegel für möglich.

Nach ausführlicher Beschreibung der bekannten physischen Merkmale beschreibt er die geistige Verfassung von Menschen mit »Mongolismus« als sehr variabel (von »feeble-minded« bis »idiots«).[550] Die meisten Betroffenen seien »imbeciles« und obwohl sie in der Entwicklung mit steigendem Alter immer weiter hinter den Geschwistern zurückblieben, blieben sie in einer glücklichen und vergnügten Verfassung. Tredgolds wohlwollende Beschreibungen lassen auf eine insgesamt positive Sicht auf die Betroffenen schließen: » … he [der »Mongoloide«, K.W.] is affectionate [liebevoll], good-tempered, and easily amused; he likes to be taken notice of, and he is usually a great favorite with all who have to do with him.«[551] Menschen mit milderen Ausprägungsformen könnten lesen und schreiben lernen sowie einfache Aufgaben übernehmen. Bezüglich Prognose und Behandlung erwähnt Tredgold die geringe Lebenserwartung, die jedoch durch Lebensweise und entsprechende Pflege positiv zu beeinflussen sei.[552] Er führt Langdon-Downs Trainings-Institut (Normansfield) an, in dem außergewöhnlich viele ältere Menschen mit »Mongolismus« gelebt hätten. Er weist weiterhin auf einen möglichst frühen Beginn geeigneter Förderung hin, um Verbesserungen im

---

545 Vgl. hierzu und im Folgenden Tredgold 1947, S. 194–195.
546 Ebd., S. 196.
547 Vgl. hierzu und im Folgenden ebd., S. 196 ff.
548 Ebd., S. 198–199.
549 Vgl. hierzu und im Folgenden ebd., S. 200–201.
550 Vgl. hierzu und im Folgenden ebd., S. 204–205.
551 Ebd., S. 205.
552 Vgl. hierzu und im Folgenden Tredgold 1947, S. 206–207.

kognitiven Bereich zu erzielen. Ganz wichtig sei hierbei spätestens ab dem 5./6. Lebensjahr schulische Förderung in speziellen Einrichtungen. Im späteren allgemeinen Kapitel zur schulischen Bildung spricht sich Tredgold dafür aus, dass auch »nicht bildbare Fälle« in der Verrichtung praktischer Fähigkeiten von staatlicher Seite zu fördern seien.[553] Nochmals weist er eindringlich auf die Notwendigkeit einer besonderen Lebensweise (Kleidung, Sonne, frische Luft etc.) zum Schutz der Gesundheit der Betroffenen hin, während er sich sehr skeptisch zu medizinischen Therapien wie Hormon-Injektionen oder Röntgenstrahlen äußert.

Im Anschluss an den klinischen Teil folgen drei Kapitel, die die Themen Diagnose und Prognose, Behandlung und Förderung sowie die englische Gesetzgebung hinsichtlich des Umgangs mit den *mental defectives* vor dem Hintergrund der so genannten *mental deficiency acts* in England von 1913 und 1927 behandeln.[554] In diesen Kapiteln macht Tredgold ausführlich und nachdrücklich auf die Notwendigkeit von Förderung, Bildung und adäquater medizinischer Versorgung von geistig behinderten Menschen aufmerksam und erläutert die positiven Effekte der verschiedenen Maßnahmen auf die körperliche und geistige Entwicklung der Betroffenen. Detailliert beschreibt er beispielsweise die seiner Meinung nach optimalen Konzepte einer schulischen Bildung je nach Grad der geistigen Beeinträchtigung und geht hierbei auf die genauen Aufgaben ein, die die Schulen bzw. Lehr- und Erziehungskräfte hierbei zu übernehmen hätten.[555] Schulische Bildung sei auch für die am schwersten Betroffenen überaus wichtig, auch wenn hier der Schwerpunkt auf praktischen Fertigkeiten läge.[556] Körperliche Züchtigung sollte in der Erziehung möglichst vermieden werden.[557]

Im letzten Kapitel, das sich mit der Beziehung zwischen der Gesellschaft und ihren geistig beeinträchtigten Mitgliedern beschäftigt, erwartet man als Leser nun einen Tredgolds vorangegangenen Ausführungen entsprechenden Appell an die Gemeinschaft, ihren behinderten Mitmenschen besagte Betreuung und Förderung zu Teil werden zu lassen. Stattdessen kündigt Tredgold zu Beginn des Kapitels an, im Folgenden nun nicht mehr wie bei seinen bisherigen Ausführungen den *mental defective* als Individuum zu betrachten, sondern das Phänomen *mental deficiency* mit seinen Folgen für die Gesellschaft beleuchten zu wollen.[558]

Im ersten Teil dieses Kapitels unter der Überschrift *Condition of Defectives* führt er dem Leser eine soziale Problematik vor Augen, die letztlich auf die Lebensweise und Fertilität der von ihm so genannten *psychopathic stocks* (er definiert diese als Familien mit einem gehäuften Vorkommen von geistiger Behinderung, geistiger Krankheit oder »intellektueller Dummheit«) zurückzuführen sei.[559]

---

553 Vgl. hierzu und im Folgenden Tredgold 1947, S. 436.
554 Vgl. hierzu und im Folgenden ebd., Kap. XIX–XXI.
555 Ebd., S. 429–441.
556 Ebd., S. 436 ff.
557 Ebd., S. 440.
558 Vgl. Tredgold 1947, S. 467 ff.
559 Vgl. hierzu und im Folgenden Tredgold 1947, S. 467–490.

Plötzlich bedient sich Tredgold einer aus der rassenhygienischen Literatur bekannten Argumentation (siehe Kap. 5), indem er mentale Beeinträchtigung mit Asozialität und Kriminalität verknüpft und ein für die Gesellschaft bedrohliches Szenario entwirft, in dem die Geburtenrate in den »gesunden Familien« sinke und die Zahl der »*feeble minded*« im Verhältnis immer größer werde. Zwar stellt er klar, dass geistige Behinderung in allen Rassen und allen sozialen Schichten vorkäme, jedoch wäre vielfach festgestellt worden, dass ein großer Teil unter den geistig beeinträchtigten Menschen aus sozialen Randgruppen wie Arbeitslose, Prostituierte, Obdachlose etc. stamme. Nachdem Tredgold das von ihm genannte *social group problem* ausführlich erörtert hat, macht er deutlich, dass trotz aller Bemühungen und Verbesserungen hinsichtlich der Betreuung und Förderung der *mental defectives*, die seit Beginn des Jahrhunderts unternommen wurden (und von denen ein großer Teil seines Werkes handelt), die Zahl der Betroffenen weiter ansteige und ein Großteil von ihnen zeitlebens eine finanzielle Bürde für den Staat bedeuten würde.[560]

Die Darstellung dieses »status quo« nutzt er, um zu seinen abschließenden Ausführungen unter der Überschrift *Remedial Measures* überzuleiten, wo er Vorschläge für eine seiner Meinung nach effektive Bekämpfung dieser Entwicklung macht.[561] Kurz skizziert er zunächst die möglichen Auswirkungen einer so genannten Politik des »laissez faire« im Sinne einer Darwin'schen Selektion durch den nackten Überlebenskampf und kommt zu dem Schluss, dass dies in der jetzigen Zivilisation nicht mehr möglich wäre und auch nicht den gewünschten Effekt brächte. Offen und ungeschminkt erörtert er dann die Möglichkeiten der Euthanasie, die er bei Betroffenen mit schwerer geistiger Behinderung befürwortet, deren Existenz eine fortwährende Quelle der Sorge und des Unglücks für die Eltern sei und die, sofern sie zu Hause lebten, einen störenden Einfluss auf die anderen Kinder und das Familienleben hätten. »*In my opinion, it would be an economical and humane procedure were their existence to be painlessly terminated, and I have no doubt, from personal experience, that this would be welcomed by a very large proportion of parents.*«[562] Tredgold fügt hinzu, er glaube, die öffentliche Meinung sei noch nicht reif für solche Maßnahmen, er selbst hält jedoch die Zeit für gekommen, »Euthanasie« auf Antrag der Eltern bzw. des Vormunds zuzulassen. Mit dieser Maßnahme sei jedoch die Wurzel des Übels nicht zu packen, die steigende Anzahl der *mental defectives* zu stoppen bzw. geistiger Behinderung vorzubeugen.

Im Folgenden diskutiert er dann mögliche Maßnahmen zur Verhinderung der Nachkommenschaft, einerseits von geistig behinderten Menschen selbst, andererseits von gesunden Eltern aus den so genannten *psychopathic families*, die Träger geistiger Defekte seien. Tredgold, als Mitglied des *Departmental Committee on Sterilization*, tritt ein für die Legalisierung der freiwilligen Sterilisation bei geisti-

---

560 Vgl. Tredgold 1947, S. 489–490.
561 Vgl. hierzu und im Folgenden Tredgold 1947, S. 490 ff.
562 Vgl. Tredgold 1947, S. 491.

ger Behinderung, die in England aus rein eugenischer Indikation zu diesem Zeitpunkt gegen das Gesetz sei, und führt hier als positives Beispiel die Erfahrungen aus Amerika an.[563] Der Hauptteil der *mental defectives* würde jedoch aus letzterer Gruppe, den *psychopathic stocks*, hervorgebracht, weshalb er sich für Heiratsverbote und die Schaffung eines öffentlichen Bewusstseins für die Problematik von Heirat und Elternschaft ausspricht. Während seiner Argumentation treten weitere rassenhygienische Theorien zu Tage, wie beispielsweise die Überzeugung, dass eine asoziale Umgebung nicht die Ursache, sondern die Folge von intellektueller Beeinträchtigung sei.[564] Ebenso prophezeit er eine mögliche sukzessive rassische Retrogression und Degeneration, ausgelöst durch eine Vermischung von *psychopaths* mit *normal members of the community*, die es zu verhindern gelte.[565] Hierzu müsse der medizinische Berufsstand seinen Beitrag leisten, einmal in Form von gezielter Eheberatung und zweitens durch die Bildung eines entsprechenden Problembewusstseins in der Bevölkerung. Hierbei meint er nicht eine Form der intellektuellen Erkenntnis, sondern » ... *a feeling of shame and repugnance at the thought of bringing into the world delicate and defective children ...*«.[566]

In Tredgolds Werk werden erstmals zwei scheinbar widersprüchliche Sichtweisen von einem einzigen Autor präsentiert. Einmal die ärztliche Sicht auf das kranke Individuum mit dem Ziel größtmöglicher Heilung und Förderung, wofür die Gesellschaft in die Pflicht genommen wird, andererseits der Blick auf das Wohlergehen eben dieser *community* (das Pendant zum rassenhygienischen »Volkskörper«). Hat Tredgold über mehrere hundert Seiten versucht, exakte wissenschaftliche Daten zusammenzutragen, die verschiedenen Arten geistiger Behinderung und Krankheiten voneinander abzugrenzen und die Möglichkeiten der Therapie und Förderung ausführlich aufzuzeigen und nachdrücklich zu befürworten, so verschwimmen im letzten Kapitel die medizinischen Diagnosen, durch eine Vermischung mit sozialen Wertmaßstäben, zu einer einzigen Bedrohung für die Gesellschaft, die es abzuwenden gilt.

6.3 Eine Form »tiefstehender Idiotie« als Bedrohung für die Gesellschaft – Markus Engler (1949)

Im Jahr 1949 erschien, ebenfalls in England, eine Monographie mit dem Titel »*Mongolism*«.[567] Der Autor, Markus Engler, studierte Medizin in Wien, wo er

---

563 Vgl. Tredgold 1947, S. 493 ff.

564 Bezüglich der Erbe-Umwelt-Diskussion vertritt Tredgold also die Ansicht (wie viele deutsche Rassenhygieniker dies auch taten), dass nicht die Umwelt die Entfaltung des genetischen Potenzials beeinflusst, sondern das sich das Individuum gemäß seiner Erbanlagen die entsprechende Umwelt sucht. Vgl. hierzu auch Bock 1986.

565 Vgl. hierzu und im Folgenden Tredgold 1947, S. 497–499.

566 Ebd., S. 489–499.

567 Vgl. Engler 1949.

1923 den Doktortitel erhielt.[568] Im Jahr 1949 erwarb er in England ein Diplom im Fach Psychologische Medizin. Als *Assistant Medical Officer* des *St. Lawrence's Hospital* in Caterham veröffentlichte er vorliegendes Werk.[569] Daneben sind zwei weitere Arbeiten aus den Jahren 1948 und 1952 von ihm bekannt, wovon letztere auch den »Mongolismus« behandelt.[570]

Im Vorwort formuliert der Autor die Intention seiner Monographie, nämlich zum einen alle bisher zum »Mongolismus« publizierten Ergebnisse zusammenfassen zu wollen und darüber hinaus zu zeigen, dass es nur eine einzige Erklärung der Ursache geben kann.[571] In einem kurzen Anfangskapitel äußert sich Engler zur Nomenklatur.[572] Gleich im ersten Abschnitt erwähnt er Tredgold, den er in seiner Beobachtung bestätigt, dass einzelne Merkmale des »Mongolismus« auch in *perfectly normal individuals* vorkämen. Engler wendet sich gegen den Begriff »Mongolismus«, unterstellt Langdon-Down die Vertretung atavistischer Theorien, die später von Crookshank gestützt worden seien. Er selbst schlägt als neuen Namen *peristatic amentia* vor. Es folgen ein kurzer historischer Abriss weiterer wichtiger Veröffentlichungen sowie eine Zusammenfassung der bis dahin bekannten Zahlen bezüglich Verteilung und Häufigkeit dieser »Schwachsinnsform«.[573] Auch Engler erwähnt wieder die Zahl Vogts aus dem Jahr 1907 (siehe Kap. 3.4), nach der in Deutschland nur 1% Betroffene mit »Mongolismus« unter den *mental defectives* vorkämen. Auf fast 100 Seiten widmet sich Engler dann der Pathologie des »Mongolismus«, danach folgen ein kurzer Abschnitt zu »Prognose, Behandlung und Training« sowie ein ausführliches Kapitel zur Ätiologie.

Im Kapitel *Pathology* behandelt der Autor zunächst ausführlich die körperlichen Merkmale[574] Auch er berichtet (wie Tredgold) von weiblichen »*mongolians*«, die Kinder geboren hätten, ein Wunsch nach Sexualität käme aber in beiden Geschlechtern praktisch nicht vor.[575] Ausführlich präsentiert Engler im Anschluss umfangreiche Ergebnisse zu den kognitiven Fähigkeiten der Betroffenen, die er durchweg viel negativer bewertet als Tredgold.[576] Die Mehrzahl der Betroffenen seien »*low grade imbeciles*« oder »*idiots*«.[577] Die Sprachentwicklung sei

---

568 Vgl. hierzu und im Folgenden *The medical directory* 1973, S. 373. Nach Informationen der *Wellcome library* in London gab es nach 1973 keine weiteren Einträge über Markus Engler. Ein Geburtsdatum Englers konnte auch über die Anfrage an die *Wellcome library* nicht eruiert werden.
569 Vgl. Engler 1949, Deckblatt.
570 Vgl. *The medical directory* 1973, S. 373. Ein Sterbedatum Englers ist (nach den verfügbaren Quellen) nicht bekannt.
571 Vgl. Engler 1949, Vorwort.
572 Vgl. hierzu und im Folgenden ebd., S. 1–3.
573 Ebd., Kap. II und III.
574 Vgl. Engler 1949, S. 12–78.
575 Ebd., S. 58–61.
576 Ebd., S. 78 ff.
577 Ebd., S. 84 und 95.

schwer gestört, selbst »*highly intelligent mongols*« seien selten in der Lage auch nur einen vollständigen Satz zu formulieren.[578] Aus seinen Ausführungen geht hervor, dass er über viele Jahre täglich »Mongoloide« bezüglich ihrer Intelligenz getestet hat und somit den Verlauf des geistigen Zustandes über Jahre studieren konnte.[579] Engler beschreibt sein Verhältnis zu den Betroffenen als »familiär«. Trotz dieses täglichen persönlichen Umgangs mit den Betroffenen zeichnet Engler von seinen Patienten das Bild von völlig teilnahmslosen »Idioten«, deren Desinteresse an ihrer Umwelt sich in der Regel durch die gesamte Entwicklung ziehe. »*In early youth they are almost without exeption dull and lifeless ...*«[580] Auch den meisten älteren Betroffenen bescheinigt Engler eine »*accustomed apathy*«. »*Frequently they sit for hours tailor-fashion or in Buddha position, moving trunk or head rhythmically in any direction, or they sit motionless like wax figures.*«[581] Selbst den intelligentesten unter ihnen sei nur mit viel Mühe ein wenig handwerkliche Arbeit beizubringen, lesen und schreiben sei nur von Ausnahmefällen und nur in Ansätzen zu lernen, zählen wäre ganz und gar unmöglich.[582] Ebenso gäbe es kaum eine Vorstellung vom Wert des Geldes (siehe hierzu auch Kap. 7.1). Nennenswerte Gedächtnisleistungen seien bei den Betroffenen nicht vorhanden.

Entsprechend fallen auch Englers Ausführungen bzw. Empfehlungen im Kapitel *Prognosis, Treatment and Training* aus.[583] Er spricht von einer allgemein schlechten Prognose (»*Prognosis as regards life is very bad in mongolism.*«) und weist auf die geringe Lebenserwartung hin, die er mit vielen Zahlen und Tabellen zu belegen versucht.[584] Alle medizinischen Therapien seien entgegen einiger optimistischer Berichte in der Literatur bisher erfolglos geblieben.[585] Er unterlässt es, in diesem Zusammenhang einen positiven Einfluss der Lebensweise unter optimaler Betreuung und Förderung zu erwähnen. Drastisch stellt Engler seine Meinung zu möglichen Fördermaßnahmen dar. »*In my opinion, however, it is complete waste of time to attempt any training in medium- or low-grade imbeciles, for these mentally defectives will never progress beyond laborious spelling, if that.*«[586] Anstelle Zeit, Geld und Anstrengung zu vergeuden, sollten die Betroffenen von Beginn an in der Verrichtung nützlicher Arbeiten unterwiesen werden, denn immerhin könnten Töchter mit »Mongolismus« ihre Mütter in einer Reihe von Arbeiten entlasten.[587]

---

578 Vgl. Engler 1949, S. 83.
579 Vgl. hierzu und im Folgenden ebd., S. 88–89.
580 Ebd., S. 88.
581 Ebd., S. 88–89.
582 Vgl. hierzu und im Folgenden ebd., S. 89 ff.
583 Vgl. hierzu und im Folgenden ebd., S. 108 ff.
584 Ebd., S. 108 ff.
585 Ebd., S. 114.
586 Ebd., S. 117.
587 Ebd., S. 117–118.

Zum Thema *Aetiology* diskutiert Engler ausführlich die bis zu diesem Zeitpunkt publizierten Ergebnisse anderer Autoren.[588] Er fasst die existierenden Theorien über mögliche Ursachen in drei Gruppen zusammen: Die erste seien die Erblichkeitstheorien, die zweite beinhalte in der Literatur diskutierte exogene Faktoren als Auslöser und die dritte Gruppe kombiniere eine erbliche Disposition mit exogenen auslösenden Faktoren. Der erste Verfechter einer Erblichkeitstheorie sei Langdon-Down gewesen, der einen »Rückschritt« in eine »primitivere Rasse« vorgeschlagen hätte.[589] Er hätte den Weg für Crookshank geebnet, den Engler als »Romantiker« bezeichnet und dessen Argumentationskraft er durchaus würdigt. *»This author, whose book must be read, even though one may not agree with his conclusions, has advanced his theories after careful study of these mentally defectives ...«* [590] Obwohl Engler Crookshanks atavistische Theorien als widerlegt ansieht, stellt er zunächst ausführlich dessen gefundene vermeintliche Übereinstimmungen zwischen den »Mongoloiden« und dem Orang Utan dar, die er durch äußerst entwürdigende Abbildungen von Betroffenen zu veranschaulichen versucht (siehe Abb. 6 und 7).[591]

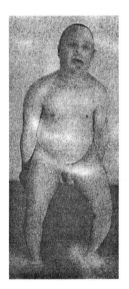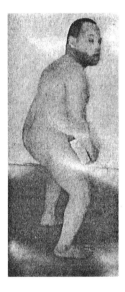

Abb.6: *»Thirty-year-old mongolian idiot with considerable stunting of growth and rachitic changes, whose facial expression and posture recall those of an orangutan.« (Vgl. Engler 1949, S. 122)*

---

588 Vgl. hierzu und im Folgenden ebd., S. 119 ff.
589 Vgl. hierzu und im Folgenden ebd., S. 121 ff.
590 Ebd., S. 122.
591 Ebd., S. 122–126.

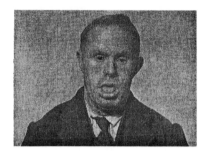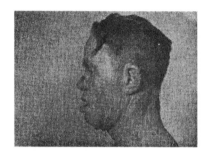

Abb.7: »Orangoid appearance of a 43-year-old mongolian idiot. Note the deformed ear.«
(Vgl. Engler 1949, S. 123)

Auch weitere Abbildungen im Kapitel Aetilogy zeigen Menschen mit Down-Syndrom in einer abstoßenden Weise. Die Betroffenen haben zum Teil zusätzliche körperliche Auffälligkeiten (siehe Abb. 8).

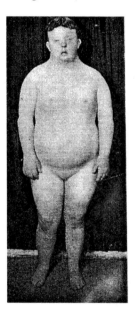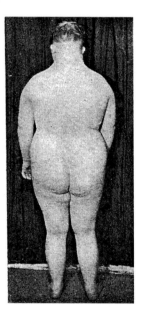

Abb.8: »Primary type of adiposity with absence of secondary sex characters in a 24-year-old mongol girl«. (Vgl. Engler 1949, S. 137.)

Weiterhin beschäftigt sich Engler insbesondere mit den Ergebnissen der jüngeren Zwillingsuntersuchungen, auf die viele Autoren ihre Erblichkeitstheorie stützen würden (bei zweieiigen nur ein Zwilling betroffen, bei eineiigen beide).[592] Er versucht diese zu entkräften (es gäbe Fälle von zweieiigen Zwillingen, wo beide von »Mongolismus« betroffen seien). Bei der Diskussion möglicher exogener

---

592 Vgl. hierzu und im Folgenden Engler 1949, S. 133 ff.

Faktoren würdigt Engler insbesondere Shuttleworth (siehe auch Kap. 3.5), der als erster den Zusammenhang zwischen dem Auftreten von »Mongolismus« und dem mütterlichen Alter erkannt hätte.[593] Er selbst ist überzeugt, dass die alleinige Ursache für die Entstehung von »Mongolismus« in einer defekten mütterlichen Uterusschleimhaut liege, die zu Fehlern in der Versorgung des Embryos führe.[594] In diesem Zusammenhang geht der Autor auf die Ergebnisse van der Scheers (1927) ein (siehe auch Kap. 4.3), der einen erhöhten Amniondruck für den »Mongolismus« verantwortlich gemacht hatte.[595] Mit steigendem Alter der Mutter sowie steigender Geburtenzahl würde die Zahl defekter Areale in der Schleimhaut zunehmen, zudem würden äußere Faktoren, hier vor allem chemische Abortiva sowie Curettage schädigend wirken.[596].

Innerhalb des kurzen Abschnitts *Conclusions* macht Engler zunächst noch einmal deutlich, dass keinesfalls ein erblicher Schaden in der Eizelle für die »Störung« verantwortlich sei, auch wenn bisher nicht alle schleimhautschädigenden Faktoren bekannt seien.[597] Dann, zum Schluss seines Werkes, macht er wie Tredgold die Bedrohung der Gesellschaft durch den »Mongolismus« zum Thema.[598] Da es keine Zweifel gäbe, dass die Häufigkeit dieser Form der »Idiotie« stetig steigen würde, müsse alles getan werden, um die Ursachen weiter zu erforschen mit dem Ziel, die Entstehung zu verhindern. Mütter bzw. zukünftige Mütter müssten massiv über die bisher bekannten Risiken aufgeklärt werden. *»If, however, one thinks of the worry and sorrow which thousands of families may be spared, the enormous burden of which the state may be relieved, as well as the usefulness to the community which is expected of a normal individual, the need for tackling this problem with all our might will become obvious.«*[599] Er vergleicht die drohende Gefahr, die vom »Mongolismus« ausgehe, mit der der Infektionskrankheiten Syphilis und Tuberkulose. Im Gegensatz zu Tredgold macht Engler jedoch wenig Vorschläge bezüglich konkreter Gegenmaßnahmen, weist lediglich auf die schon erwähnte Notwendigkeit von Aufklärungsarbeit und weiterer intensiver Ursachenforschung hin.

Eine durchweg negative Sichtweise auf Menschen mit »Mongolismus« und ihre Entwicklungsmöglichkeiten durchzieht Englers Werk, aus seinem persönlichen Umgang mit den Betroffenen hat er keinerlei positive Aspekte in die Publikation

---

593 Vgl. Engler 1949, S. 152 ff. Ausführlich stellt Engler auch seine eigenen Ergebnisse bezüglich des elterlichen Alters dar, die bestätigen, dass der Einfluss des mütterlichen Alters groß ist, während das des Vaters keine Rolle spielt.
594 Ebd., S. 169 ff.
595 Ebd., S. 169–176. Engler versucht zu beweisen, dass einem erhöhten Amniondruck eine Nidation in eine fehlerhafte Uterusschleimhaut vorangegangen sein muss.
596 Engler nennt hier ausdrücklich die Theorien von Fritz Lenz (siehe Kap. 4.1). Vgl. Engler 1949, S. 179.
597 Ebd., S. 191
598 Vgl. hierzu und im Folgenden ebd., S. 191–192.
599 Ebd., S. 192.

einfließen lassen. Seine *Conclusions*, in denen er zum Kampf gegen den »Mongolismus« als gesellschaftliche Bedrohung aufruft, sind daher weniger überraschend als die Schlussfolgerungen Tredgolds. Zahlreiche Abbildungen von Menschen mit »Mongolismus« dokumentieren zusätzlich den ärztlichen Blick Englers. Sie unterstreichen durchweg das Bild von »stumpfsinnigen Idioten«.

6.4 »Mongolismus« als neuer Menschentypus – Karl König (1959)

Fast 15 Jahre nach Kriegsende erschien in Deutschland eine ausführliche Monographie mit dem Titel »Der Mongolismus. Erscheinungsbild und Herkunft«.[600] Der Autor, Karl König (1902–1966) studierte in Wien Medizin.[601] Seine Interessen galten zunächst vor allem der Anatomie, Histologie und Embryologie. Später kam ein besonderes Interesse an der Heilpädagogik hinzu. Auf diesem Gebiet verfasste er zahlreiche Schriften, die von einer anthroposophischen Weltanschauung geprägt sind. 1939 flüchtete er vor den Nazis nach Schottland, wo er bis 1963 lebte. Dort verfasste er auch die oben genannte Arbeit.[602]

Der Arzt Karl König weist im Vorwort seines Werkes darauf hin, dass er als Gründer und Leiter von Heimschulen Gelegenheit hatte, »täglich und stündlich mit Mongoloiden zusammen zu sein«.[603] Daher wären seine Untersuchungen und Schlussfolgerungen nicht nur durch wissenschaftliches Interesse entstanden, sondern hätten ihre Wurzeln »in der menschlichen Begegnung mit mongoloiden Kindern«.[604] Königs Monographie enthält umfangreiche medizinisch/wissenschaftliche Betrachtungen bezüglich der Erscheinungsform der Betroffenen sowie über deren Mütter und Familien, bezüglich ihrer Physiognomie, die der Autor mit der Physiognomie menschlicher Feten vergleicht, und bezüglich der Embryogenese der »mongoloiden Symptome«.[605] Im zweiten Teil präsentiert der Autor »Untersuchungen an Hand von 2.728 Geburtsdaten mongoloider Kinder«.[606] Bei diesen Auswertungen geht es in der Hauptsache um jährliche, monatliche bzw. jahreszeitliche Verteilungen der Geburtsdaten sowie ihr Zusammenhang mit den Mondphasen. Im dritten Teil der Arbeit widmet er sich ausführlich dem »mongoloiden Menschen«.[607] Hier beschreibt König die Kindes- und Jugendentwicklung, die »Persönlichkeits-Gestalt des mongoloiden Menschen« sowie »die Psychologie des

---

600 Vgl. König 1959.
601 Vgl. hierzu und im Folgenden Müller-Wiedemann 1992, S. 476–478.
602 Als jüdisch-stämmig floh König vor den Nazis nach Schottland und gründete zusammen mit anderen österreichischen Emigranten die bekannte *Camphill*-Bewegung. Vgl. Müller-Wiedemann 1992, S. 476–478.
603 Vgl. König 1959, Vorwort.
604 Ebd.
605 Ebd., S. 22–75.
606 Ebd., S. 81–162.
607 Ebd., S. 163–244.

Mongolismus«. Im letzten Teil berichtet er von seinen »Erfahrungen in der Behandlung und Erziehung mongoloider Kinder«.[608]

Schon in der Einleitung seines Werkes wird klar, dass König eine von den bisher untersuchten Autoren deutlich verschiedene Sichtweise auf den »Mongolismus« bzw. auf die davon betroffenen Menschen einnimmt.[609] Er betont das »plötzliche Erscheinen« dieser »Schwachsinnsform« in der Mitte des 19. Jh. und die konstante Zunahme der Häufigkeit etwa zeitgleich mit der industriellen Entwicklung. Aus vereinzelten Fällen sei bis heute ein »seuchenartiges Auftreten geworden«. »Haben wir genug geläuterte Vorstellungsarten (Goethe) entwickelt, die uns das Phänomen des Mongolismus erschließen können?«[610] Seiner Meinung nach handele es sich bei den Menschen mit »Mongolismus« nicht um Produkte des Zufalls, sondern ihrer Erscheinung müsse ein Sinn zugesprochen werden, den zu finden sein Ziel gewesen sei.[611]

Es folgt ein historischer Abriss, in dem König Langdon-Down als Erstautor nennt sowie auch Fraser und Mitchell, Ireland, Shuttleworth, Neumann und andere der frühen Autoren erwähnt.[612] Interessanterweise unterstellt König Langdon-Down keine rassistischen bzw. atavistischen Hintergründe, sondern beschreibt dessen ethnisches Klassifizierungssystem als »neuartige Einteilung« der damals bekannten »Schwachsinnszustände«, wobei die dazu verwendeten »Rassemerkmale« lediglich als Einteilungskriterien gedient hätten. Bezüglich der Häufigkeit und Verteilung des »Mongolismus« beschreibt König einen »sprunghaften Anstieg« des »Mongolismus« mit Beginn der Industrialisierung und eine Ausbreitung ausgehend von Großbritannien über den europäischen Kontinent in alle Erdteile (trotz zeitgleichem Rückgang der Säuglingssterblichkeit). »Das wird wohl nicht damit zusammenhängen, dass die englischen Ärzte besser beobachten konnten als die deutschen, sondern einfach die Tatsache, dass das gehäufte Auftreten dieser Kinder sich zunächst auf die britischen Inseln beschränkte und erst später nach Europa und Amerika vorrückte.«[613] Als Stütze dieser Hypothese führt er die altbekannten Zahlen zur Auftretenshäufigkeit an, nach denen um die Jahrhundertwende der »Mongolismus« in England 5% aller »Schwachsinnsformen« ausgemacht hätte (Shuttleworth, 1909), wohingegen in Deutschland die entsprechende Anzahl nicht mehr als 1% betragen hätte (Vogt, 1907).[614] Nach mehr als 50 Jahren taucht hier also immer noch (unreflektiert!) die Zahl Vogts auf, die auf der Untersuchung einer einzigen Anstalt beruht hatte (siehe auch Kap. 3.4). Als eine der ersten größeren Darstellung des »Mongolismus« nach dem Ersten Weltkrieg bezeichnet König das Werk Crookshanks (1924, siehe auch Kap. 4.2), später wären Berichte

---

608 Vgl. König 1959, S. 245 ff.
609 Vgl. hierzu und im Folgenden König 1959, S. 9 ff.
610 Ebd., S. 9.
611 Ebd., S. 11.
612 Vgl. hierzu und im Folgenden ebd., S. 13 ff.
613 Ebd., S. 15.
614 Ebd.

aus vielen Ländern und Erdteilen hinzugekommen. Bis heute gäbe es keine befriedigende Erklärung der Ursache des »Mongolismus«, so König, was auch erst möglich wäre, »wenn der Mut und die Umsicht aufgebracht werden könnte, das Problem Mongolismus nicht allein als ein medizinisch-statistisches, sondern als ein umfassend soziales anzusehen.«[615]

Unter der Überschrift »Der mongoloide Mensch« beschreibt König den geistigen Zustand der Betroffenen als »unreife« Form des Menschseins.[616] Die Fähigkeiten zum abstrakten Denken seien gleich Null, ebenso bliebe die Entwicklung eines »Gewissens« aus. »Es [das »mongoloide« Kind, K.W.] bleibt gewissenlos und daher verantwortungslos.«[617] Geistiger Fortschritt sei in der Entwicklung lediglich bis zur Geschlechtsreife zu verzeichnen.[618] Die Ausbildung einer Sexualität unterbleibe, »erotische Affekte« würden im Umgang mit dem anderen Geschlecht fehlen.[619] Die weitere Entwicklung beschreibt König mit dem Satz: »Stillstand ist Rückstand«, da bald »eine langsam und sicher fortschreitende Demenz« einsetzen würde.[620] Eine »Menschenreife« würde der »Mongoloide« auch beim »besten Grade« nur selten erreichen. »Er bleibt ein Kind, ja, ein fast schicksalsloses Wesen. Dennoch ist er ein Mensch, dessen Existenz unser Staunen, unsere Hingabe, unsere Achtung fordert und notwendig hat.«[621]

In seinem Kapitel »Über den Ursprung des Mongolismus« tritt seine in erster Linie anthroposophische Betrachtungsweise besonders stark hervor, die ihn zu »abstrus« anmutenden Theorien verleitet.[622] Er wirft zunächst die Frage auf, ob man beim »Mongolismus« wirklich von einer medizinische Diagnose sprechen könne, da es sich doch »um einen unmittelbaren Akt des Wiedererkennens« handele.[623] Seine Argumentation führt den Autor zu dem Schluss, dass die »mongoloide Neotenie« eine »Sonderform des Typus Mensch« sei.[624] Die bisher in der Literatur diskutierten Ergebnisse bezüglich der Ätiologie hätten zwar als auslösende Faktoren sicher ihre Berechtigung (König nennt hier ausdrücklich van der Scheers beengte Amnionhöhle und Englers Versagen der Uterusschleimhaut, siehe auch Kap. 4.3 und 6.3), weit entfernt wäre man aber von der Erkenntnis der »wahren Ursachen«, die einen »neuen Typus Mensch« erzeugen könnten.[625] Auch verschiedene Erblichkeitstheorien wären bisher gescheitert. An dieser Stelle verweist König auf zwei erst nach Fertigstellung seines Manuskripts veröffentlichten Un-

615 Vgl. König 1959, S. 20.
616 Vgl. hierzu und im Folgenden ebd., S. 163 ff.
617 Ebd., S. 213.
618 Ebd., S. 219.
619 Ebd., S. 215–216.
620 Ebd., S. 222.
621 Ebd., S. 223.
622 Ebd., S. 224 ff.
623 Ebd., S. 224–225.
624 Ebd., S. 226.
625 Vgl. hierzu und im Folgenden ebd., S. 226–227.

tersuchungen (er nennt als Autoren Ford und Turpin) über das Vorhandensein eines überzähligen Chromosoms beim »Mongolismus«. Er sieht hierin die Bestätigung seiner Betrachtungsweise, dass es sich beim »Mongolismus« um eine »plötzlich entstandene neue Ganzheit« handele.

Im Folgenden behandelt er ausführlich den Zusammenhang mit dem mütterlichen Alter, wobei er interessanterweise Ergebnisse zur Altersdifferenz der Eltern vorlegt, nach denen in einer großen Zahl der Fälle die Mütter älter als die Väter seien.[626] Seine Schlüsse aus diesen Beobachtungen sind eher soziologischer Natur wie auch sein sich anschließendes Erklärungsmodell für die Entstehung und Ausbreitung des »Mongolismus«. So trüge die von einer älteren (und daher dominanten) Mutter regierte Familie ein altes Erbe aus der Vorzeit in sich und würde deshalb »zum Nährboden, darin die mongoloide Epidemie sich ausbreiten kann.«[627] Weiterhin sei der »Mongolismus« in größerer Zahl gerade dann aufgetreten, »als die ganze zivilisierte Menschheit sich in einem sozialen Umschichtungsprozess befand«.[628] Die Folge war »eine Verwirrung der Zeugungsgesetze«, die zur Ursache des »Mongolismus« wurde (in Naturvölkern würden sehr junge Frauen trotz bestehender Menstruation *noch* nicht und älterer Frauen nicht *mehr* schwanger). Der vertikale Aufstieg innerhalb einer Gesellschaft und damit das Verlassen des ursprünglichen »Sippenlebens« wären für diese generativen Veränderungen verantwortlich. »So wird der Mongolismus viel mehr zu einer soziologischen, denn zu einer medizinischen Frage.«[629]

Im Abschnitt »Ahnung und Ausklang« vertritt König die Meinung, dass der »Mongolismus« zwar früh angelegt sei, sich aber innerhalb der Ontogenese am Übergang zwischen Embryo und Fetus manifestiere.[630] Der gesamte Organismus bliebe unreif, müsse aber als eine neue Spezies Mensch angesehen werden, eine »ontogenetische Vorstufe des Homo sapiens«. »Beim Erblicken eines mongoloiden Kindes kommt es zu einem Akt des Wiederbegegnens mit unserer eigenen Vorzeit.«[631] Überschwänglich philosophiert König weiter über das Dasein des »mongoloiden Menschentypus«. »Dafür hat es [das »mongoloide« Kind, K.W.] sich ein uns nicht mehr zugängliches Gebiet des menschlichen Daseins erhalten, ein Stück paradiesischer Unschuld, ein Maß an Schicksalslosigkeit und ein Unverständnis für die Erdennöte, dem wir schon seit Jahrtausenden entwachsen sind.«[632] Beeindruckend ist Königs Auffassung von der Rolle des Arztes als Berater einer betroffenen Familie. Ihm falle die wichtige Aufgabe zu, die Eltern und Geschwister positiv zu motivieren, denn dann könne das »mongoloide« Kind »zum Segen seiner Familie« werden. Als erster und einziger Autor stellt König auch die Frage

---

626 Vgl. hierzu und im Folgenden König 1959, S. 232 ff.
627 Ebd., S. 233.
628 Vgl. hierzu und im Folgenden ebd., S. 236 ff.
629 Ebd., S. 238.
630 Vgl. hierzu und im Folgenden ebd., S. 239 ff.
631 Ebd., S. 241.
632 Vgl. hierzu und im Folgenden ebd., S. 241.

nach dem Selbsterleben der Betroffenen (siehe hierzu auch Kap. 7.2). »Es scheint wahrscheinlich, daß es [das »mongoloide« Kind, K.W.] erst nach der Pubertät, wenn der Altersprozeß einsetzt, etwas von seinem Schicksal zu wissen beginnt.«[633]

Seine Ausführungen im letzten Kapitel »Erfahrungen in der Behandlung und Erziehung mongoloider Kinder« erscheinen im Gegensatz zu seinen »wissenschaftlichen« Beobachtungen als revolutionär und erinnern an die Ausführungen Langdon-Downs.[634] Lebenslange Förderung und Betreuung sei notwendig, eine wichtige Rolle spiele der Familienverband. König betont die Notwendigkeit von Erziehung und Bildung unabhängig vom Schweregrad der geistigen Behinderung. »Jedes Seelenpflege-bedürftige Kind hat das Recht, Mitglied einer Klassengemeinschaft zu sein.«[635] Detailliert beschreibt er die seiner Meinung nach optimale medizinische Betreuung, Erziehung und schulische Bildung. Moderne pädagogische Forderungen (z.b. bei Notwendigkeit einer institutionellen Erziehung die Bildung von kleinen Familiengruppen) sind ebenso zu finden wie medizinische Fehleinschätzungen entgegen eindeutiger Ergebnisse aus der Literatur (so seien »Mongoloide« weniger anfällig für Infektionskrankheiten als »normale« Kinder).

Die Sichtweise auf den »Mongolismus« und die hiervon betroffenen Menschen in Königs Werk ist geprägt von der anthroposophischen Weltanschauung des Autors. Obwohl er sich immer wieder mit den Erkenntnissen anderer Autoren auseinandersetzt, scheut er sich nicht, hierzu konträre Befunde vorzulegen, z. B. einen Einfluss der Altersdifferenz der Eltern (zuletzt hatte Engler einen Einfluss des väterlichen Alters verneint, siehe Kap. 6.3), und seine Ergebnisse auf »abenteuerliche« Art und Weise zu interpretieren. Königs Intention, Menschen mit »Mongolismus« als einen »neuen Typus Mensch« anzuerkennen entspringt dem Bestreben, die defektorientierte Sichtweise aufzugeben, indem die Betroffenen nicht mehr an den Maßstäben der »Normalen« gemessen werden.

Obwohl König einerseits leidenschaftlich für die Akzeptanz der Betroffenen als eigene, in sich vollkommene Menschenform plädiert, schätzt er andererseits die Entwicklungsmöglichkeiten der Betroffenen, die nie die »Menschenreife« erreichen könnten, als nur gering ein. In seinen Beschreibungen der Betroffenen macht er geradezu widersprüchliche Aussagen. Einerseits spricht er von »Persönlichkeiten, die von einem Lebenslauf und dem darin sich bildenden Schicksal bestimmt werden.«[636] An anderer Stelle beschreibt er die Betroffenen als »schicksalslose Wesen«.[637] Auch König formuliert (wie Tredgold) die Unterscheidung zwischen dem Phänomen »Mongolismus« und dem »mongoloiden« Menschen. »Wir müssen lernen, zwischen dem Mongolismus und dem mongoloiden Menschen selbst

---

633 Vgl. König 1959, S. 242–243.
634 Vgl. hierzu und im Folgenden ebd., S. 245 ff.
635 Ebd., S. 246.
636 Vgl. König 1959, S. 217.
637 Ebd., S. 223.

zu unterscheiden. Der Mongolismus ist jene Zivilisationsseuche, die sich im Stratum bestimmter Sippenkreise ausbreitet.«[638] Etwas später schreibt er über das Individuum:»Das mongoloide Kind ist ein besonderes, in sich ruhendes und seinem Typus nach vollendetes Menschengebilde.«[639] In seinen Ausführungen zu optimaler Behandlung und Förderung wiederum scheint König seiner Zeit voraus, ebenso in der Frage nach dem Selbsterleben der Betroffenen. Königs insgesamt positive ärztliche Sichtweise auf seine Patienten spiegelt sich auch in seinen Abbildungen wider. Obwohl auch er typische Merkmale des»Mongolismus« demonstrieren möchte, ist sein Blick auf die Betroffenen als in erster Linie menschenwürdige Wesen erkennbar. [640]

6.5 Karyotypanalyse in Verbindung mit klinischen Parametern beim Down-Syndrom
– Karl-Henrik Gustavson (1964)

Im Jahr 1964 erschien aus dem Institut für Medizinische Genetik der Universität Uppsala eine Monographie mit dem Titel»*Down's Syndrome*«.[641] Der Autor, Karl-Henrik Gustavson (geb. 1930) arbeitete als Arzt auf den Gebieten Pädiatrie, geistige Retardierung und Humangenetik und war bzw. ist Mitglied zahlreicher universitärer Einrichtungen sowie medizin-wissenschaftlicher Gesellschaften.[642] Heute ist Gustavson Professor Emeritus der Universität Uppsala.[643]

Gustavsons Veröffentlichung ist die erste aus einem humangenetischen Institut, die für die vorliegende Fragestellung analysiert wird. Deutlich hebt sich diese Arbeit mit ihrem durchweg naturwissenschaftlichen Charakter von den bisher untersuchten ab.[644] Nur fünf Jahre nach der Veröffentlichung Karl Königs (siehe Kap. 6.4) präsentiert hier die junge Fachrichtung Humangenetik Erkenntnisse zum »Mongolismus« auf der Basis naturwissenschaftlicher, d. h. hier cytogenetischer Methoden. Die Trisomie 21, die Mechanismen ihrer Entstehung und der Zusammenhang zu den klinischen Symptomen stehen (nach fast 100 Jahren»wilder Spekulationen« bezüglich der Ätiologie) im Vordergrund von Gustavsons Werk.

Im Vorwort dankt der Autor verschiedenen Kollegen und erwähnt hierbei auch Penrose, der schon 1932 zum »Mongolismus« in einer modern anmutenden humanwissenschaftlichen Form veröffentlicht hatte (siehe Kap. 4.5).[645] In einem kurzen historischen Abriss erläutert Gustavson zum Erstbeschreiber Langdon-Down, dass dieser den »Mongolismus« als Regression in die mongolische Rasse

---

638 Vgl. König 1959, S. 236.
639 Ebd., S. 237.
640 Ebd., S. 220–221.
641 Vgl. Gustavson 1964, Deckblatt.
642 Vgl. www.chr.uu.se/gustavsonk-heng03.htm sowie http://copac.ac.uk.
643 Vgl. www.chr.uu.se/gustavsonk-heng03.htm.
644 Vgl. hierzu und im Folgenden Gustavson 1964.
645 Vgl. Gustavson 1964, S. 7 sowie Zellweger 1965, S. 8.

beschrieben hätte.[646] Wie zuvor schon Engler erwähnt auch er ihn gleichzeitig mit Crookshank, der diese These in der Folgezeit am stärksten gestützt hätte. In der weiteren historischen Beschreibung erwähnt Gustavson unter anderem auch die Autoren Fraser und Mitchell, Ireland, Shuttleworth und Engler. Im Anschluss beschreibt er kurz die Entdeckung der chromosomalen Ursache (von Waardenburg 1932, Bleyer 1934 und Fanconi 1939 schon vermutet) im Jahr 1959 durch Jérome Lejeune und formuliert abschließend vier Ziele seiner aktuellen Untersuchung, welche alle die chromosomale Analyse und ihren Zusammenhang zu den klinischen Symptomen beinhalten.

Bezüglich der Terminologie hält Gustavson alle gebräuchlichen Begriffe rund um den »Mongolismus« für irreführend, auch weil sie einen »rassischen« Aspekt implizieren würden.[647] Von den neueren Bezeichnungen kongenitale Akromikrie, Trisomie 21 oder Down's Syndrom wählt Gustavson letztere für seine Publikation. Als erster der untersuchten Autoren kritisiert er nicht nur den Begriff »Mongolismus«, sondern verwendet auch konsequent die seiner Meinung nach korrekte Bezeichnung Down's Syndrom.

In einem ausführlichen Kapitel fasst er den aus der Literatur überlieferten Stand der Erkenntnisse zum Down-Syndrom zusammen (Epidemiologie, Zwillingsuntersuchungen, mütterliche Faktoren, klinische Daten sowie Cytogenetik).[648] Schon bei der Beschreibung der Auftretenshäufigkeit tritt der gravierende Unterschied zum Werk Königs (1959) zutage. Hatte König Zahlen aus der Literatur vom Anfang des Jahrhunderts zitiert, präsentiert Gustavson ausschließlich neuere Untersuchungen aus den frühen 50er bis Anfang der 60er Jahre (einige Zahlen waren zur Zeit Königs also durchaus schon bekannt). Einmal wurde die Inzidenz des Down-Syndroms unter Neugeborenen untersucht (Ergebnisse verschiedener Studien variieren zwischen 0,45 und 3,4 per 1000), zum Zweiten präsentiert Gustavson Zahlen zur Häufigkeit innerhalb der Gesamtheit der *mental defectives*, welche nach einer Untersuchung von Øster (1953) in allen schwedischen Einrichtungen bei knapp 10% liege.[649] Der von vielen Autoren verzeichnete Anstieg des Auftretens des Down-Syndroms ist laut Gustavson in erster Linie auf eine sinkende Sterblichkeit zurückzuführen.

Bei der Beschreibung des klinischen Bildes äußert sich Gustavson auch zum intellektuellen Status sowie zu Charakter und Temperament der Betroffenen.[650] Wie auch die motorische Entwicklung sei der Grad der geistigen Retardierung bei den Betroffenen höchst variabel. Der Autor führt in erster Linie IQ-Werte aus verschiedenen Untersuchungen anderer Autoren an, nach denen die meisten Men-

---

646 Vgl. hierzu und im Folgenden Gustavson 1964, S. 9 ff.
647 Vgl. hierzu und im Folgenden ebd., S. 11.
648 Vgl. hierzu und im Folgenden ebd., S. 12.
649 Vgl. Gustavson 1964, S. 12.
650 Vgl. hierzu und im Folgenden ebd., S. 23 ff.

schen mit Down-Syndrom im Bereich der Imbezillität lägen.[651] Höchste IQ-Werte hätten zwischen 55 und 74 gelegen. Nach einer Studie von Øster (1953) könnten ca. 4% eines Untersuchungskollektives lesen, 2% schreiben. Die meisten Menschen mit Down-Syndrom wären dieser Studie zufolge in der Lage, im Alter über zehn Jahre Sprache zu verstehen, die meisten Erwachsenen könnten sprechen. Die Sprachentwicklung würde im Vergleich zu »normalen« Kindern lediglich später beginnen und langsamer verlaufen. Dies ist die bisher positivste Einschätzung bezüglich der Sprachentwicklung beim Down-Syndrom. Engler (1949) hatte beispielsweise noch von einem kaum vorhandenen Sprachvermögen gesprochen (siehe Kap. 6.3). Bezüglich des Charakters und des Temperamentes zitiert Gustavson Mitchell (1876) mit dessen Äußerung über den distinkten, gleich bleibenden geistigen Zustand, sowie Fähigkeiten, Vorlieben, Abneigungen etc., in denen sich alle Betroffene sehr ähneln würden (siehe auch Kap. 3.1).[652] Dann erwähnt der Autor noch Beschreibungen aus der Literatur mit den Vorlieben für Musik, Rhythmik, Singen und Imitation sowie den gutmütigen, aber sturen Charakter (unter anderem verweist Gustavson hier auf die Darstellung von Shuttleworth von 1909, siehe auch Kap. 3.5).

Gustavson erläutert im Anschluss Erkenntnisse zum normalen menschlichen Chromosomsatz sowie zu bisherigen cytogenetischen Befunden beim Down-Syndrom und ihre möglichen Entstehungsmechanismen (primäre/sekundäre *nondisjunction*).[653] Es folgt die Präsentation der eigenen umfassenden Untersuchungen anhand von 119 Fällen, die zwecks Chromosomenuntersuchung nach Uppsala überwiesen wurden.[654] Neben der Karyotyp-Bestimmung erfolgten hier zahlreiche klinische Erhebungen sowie Untersuchungen bestimmter Parameter bei den Eltern und der weiteren Verwandtschaft. Schwerpunkt ist der Zusammenhang zwischen Phänotyp und Karyotyp. In 93% der nicht familiären Fälle wurde eine freie Trisomie gefunden, bei 7% lag ein abweichender Karyotyp (Translokation oder Isochromosom mit involviertem Chromosom 21) vor.[655] Gustavson diskutiert im Weiteren cytogenetische Befunde bei familiären Fällen und kommt zu dem Schluss, dass phänotypisch kein Unterschied zwischen einer freien Trisomie und einer Translokationstrisomie festzustellen sei. Innerhalb der Diskussion der Ergebnisse sowie der abschließenden Zusammenfassung gibt es keine Äußerungen, die sich auf die Betroffenen als Menschen bzw. auf ihre Entwicklung und hier etwaige positive Umwelteinflüsse (z.B. Förderung) beziehen. Lediglich auf die Bedeutung der Chromosomenanalyse als sichere Methode für eine genaue Diagnose innerhalb des ersten Lebensjahres wird hingewiesen. Zudem verweist Gu-

---

651 Gustavson erwähnt auch eine Studie von Tredgold, der überwiegend Werte zwischen 25 und 45 gemessen hätte. Vgl. hierzu und im Folgenden ebd., S. 24.
652 Vgl. hierzu und im Folgenden ebd., S. 24–25.
653 Vgl. hierzu und im Folgenden ebd., S. 26 ff.
654 Vgl. hierzu und im Folgenden ebd., S. 53 ff.
655 Vgl. hierzu und im Folgenden Gustavson 1964, S. 97 ff.

stavson in der Zusammenfassung noch einmal auf die große phänotypische Variationsbreite und deren Zusammenhang zu Anzahl und Kombination der klinischen Symptome.[656] Im anschließenden Anhang werden alle Fälle kurz vorgestellt und meist gibt es kurze Hinweise auf IQ oder Sprachkompetenz der Betroffenen. Gerade bei den älteren Patienten des Kollektivs (1945 oder früher geboren) werden meist sehr niedrige IQ-Werte (zwischen 20 und 30) genannt.[657]

Als Repräsentant des Faches Medizinische Genetik liegt Gustavsons Schwerpunkt auf der Erhebung objektiven Datenmaterials (nach fast 100 Jahren mannigfaltiger Theorien bezüglich der Ätiologie). An erster Stelle stehen hier die Analyse des Karyotyps und dessen Beziehung zu den klinischen Symptomen. Die Sicht auf die Träger der Trisomie 21 und ihre möglichen Lebensperspektiven tritt in den Hintergrund. Therapien und mögliche Fördermaßnahmen werden nicht thematisiert. Präsentiert Gustavson einerseits möglichst aktuelle Zahlen aus neueren Untersuchungen (z.b. zur Auftretenshäufigkeit), greift er andererseits im Rahmen der Beschreibung von Charakter und Persönlichkeit auf sehr alte Publikationen zurück (Mitchell 1876 und Shuttleworth 1909). Bezüglich der intellektuellen Entwicklungsmöglichkeiten bezieht er sich wiederum hauptsächlich auf neuere Untersuchungen von Øster (1953), der im Gegensatz zu den meisten der bisher untersuchten Autoren, insbesondere im Punkte Sprachentwicklung, zu positiven Ergebnissen gekommen war.

6.6 »Down's Syndrom« vor dem Hintergrund der begonnenen »cytogenetischen Ära« – Hans Zellweger (1965)

Im Jahr 1965 erschien die umfangreiche Abhandlung des Schweizer Arztes Hans Zellweger mit dem Titel »Mongolismus – Down's Syndrom«.[658] Der Autor (1909–1990) studierte Medizin in Zürich und interessierte sich frühzeitig für das Fach Pädiatrie.[659] Im Zuge einer zweijährigen Zusammenarbeit mit Albert Schweizter verließ Zellweger die Schweiz und nahm nach mehreren Stationen schließlich seine ärztliche Tätigkeit in den USA, an der Universität von Iowa, auf. Unter anderem etablierte er in Iowa die Cytogenetik. Von dort, aus dem *Pediatric Department* der Universität, stammt auch das oben genannte Werk.[660]

Noch vor der Einleitung äußert sich der Autor zur Terminologie.[661] Er teilt die Begriffe in »gebräuchliche« und »ungebräuchliche« Synonyme ein und führt bei

---

656 Ebd., S. 115.
657 Ebd., S. 116 ff.
658 Vgl. Zellweger 1965 Deckblatt sowie www.medterms.com
659 Vgl. hierzu und im Folgenden www.southalabama.edu/genetics/zell.htm
660 Zu verweisen ist auf Zellwegers Entdeckung des nach ihm benannten Syndroms, einer Genmutation, die zu einer reduzierten bzw. fehlenden Bildung der Peroxisomen in den Zellen verschiedener Organe führt. Vgl. www.medterms.com.
661 Vgl. hierzu und im Folgenden Zellweger 1965, S. 287.

ersterer Gruppe unter anderem sowohl »Mongolismus« und »Mongoloidismus«, als auch »Down's Syndrom« und »Trisomie 21« an. Er selbst verwendet vornehmlich verschiedene Ausdrücke in Anlehnung an »Mongolismus« (siehe unten). Zellweger beginnt dann mit einem historischen Überblick über die von ihm so genannte »präcytogenetische Ära« und geht als erster der hier untersuchten Autoren auf eventuelle frühe Darstellungen des »Mongolismus« in der Kunst ein. [662] Es wäre nicht ungewöhnlich, so Zellweger, dass ein »Krankheitsbild« in Beschreibung oder bildlicher Darstellung vom Künstler eher begriffen würde als vom wissenschaftlich geschulten Fachmann. Er weist auf zwei Gemälde des flämischen Malers Jacob Jordaens (1593–1678) hin, die jeweils eine Frau mit Säugling darstellten, welcher eine »eindrückliche Fülle« »mongoloider« Stigmata aufweise. Diese künstlerischen Darstellungen ließen die Vermutung zu, »daß der Mongolismus, zum mindesten auf dem europäischen Kontinent, schon in früheren Jahrhunderten existierte und nicht erst um die Wende des 19. und 20. Jahrhunderts auftrat, wie König (1959) annahm.«[663] Ob der »Mongolismus« in der »modernen Zeit« häufiger geworden sei, ließe sich höchstens vermuten. Im Anschluss resümiert er Beginn und Verlauf der wissenschaftlichen Beschreibungen. Langdon-Down komme der Verdienst der endgültigen Abgrenzung des »Mongolismus« von anderen »Schwachsinnsformen« zu. In der nur kurzen Veröffentlichung aus dem Jahr 1866 (siehe Kap. 1.2) schildere Down in »meisterhafter Weise« Klinik, Verlauf und Prognose des »mongolian type of idiocy«. Zwar unterstellt auch Zellweger, dass Langdon-Down den »Mongolismus« als ethnische Regression bewertete, betont aber, dass der Verdienst Langdon-Downs um die Erforschung »dieses Zustandes« unbestritten bliebe. Die bis etwa 1960 kursierenden Theorien über Ursache bzw. Entstehung des »Mongolismus« präsentiert er unter dem Begriff »Ätiopathogenese«, unterscheidet also nicht streng zwischen Ätiologie und Pathogenese.[664] Ausführlich behandelt auch er im Anschluss die noch jungen Erkenntnisse der Cytogenetik und äußert sich auch zur Epidemiologie. Bezüglich der Auftre-

---

662 Vgl. Zellweger 1965, S. 287–288. Eines der Gemälde, dessen Entstehung zwischen 1635 und 1640 datiert wird, ist in der Arbeit abgebildet. Hinzuweisen ist hier auf die Publikation von Volpe (1986), der sich darin mit dem Thema Down-Syndrom in der Kunst befasst. Volpe weist auf eine mögliche Darstellung des Down-Syndroms bereits im 15. Jh. hin und nennt ein Gemälde von Andrea Mantegna (1454), auf dem ein Kind sowohl charakteristische Merkmale des Down-Syndroms als auch des Kretinismus aufwiese (beide Symptomkomplexe wurden ja bekanntlich zu dieser Zeit noch nicht unterschieden).

663 Vgl. Zellweger 1965, S. 288.

664 Vgl. Zellweger 1965, S. 291 ff. Der Autor teilt die verschiedenen Erklärungsansätze ein in: 1. Regressionstheorien, 2. Theorien eines Erbleidens, 3. Exogene und endogene peristatische Fruchtschädigung, 4. Schädigung des Keimplasmas.

tenshäufigkeit nennt er Zahlen von Untersuchungen verschiedener Autoren, die von der Geburt eines »Mongoloiden« auf 478 bis 785 Lebendgeburten sprechen.[665] Innerhalb des Kapitels »Klinik des Mongolismus« äußert sich Zellweger zur »mongoloiden Persönlichkeit« sowie zum Thema »Die psychomotorische Entwicklung und der Schwachsinn der Mongoloiden«.[666] Hat Zellweger zu Beginn seines Werkes einige Sätze Séguins (1866) über die von diesem so genannten »*furfuraceus cretins*« zitiert (»*They are morally good children to deal with; they may learn to speak and even become quite loquacious, with an incorrect utterance and in spite of their apparent stupidity, they may acquire a stock of knowledge and of practical common sense.*«) sowie sich offensichtlich mit einigen Ausführungen Langdon-Downs auseinandergesetzt, gleicht seine eigene Ausdrucksweise eher der der defektorientierten Publikationen der präcytogenetischen Ära (beispielsweise Vogt 1907).[667] Nach Zellwegers Auffassung sind nur »höher stehende Mongoloide« schulungsfähig bzw. zu einfachen Haushalts- und Landarbeiten in der Lage. »Eine gewisse Dressur mag beim Lernprozess nötig sein, um den Mangel an Überlegensfähigkeit zu überkommen«.[668] Er empfiehlt den Verbleib im Familienverband, da die weniger stimulierende Atmosphäre in Anstalten bald zu »stumpfer Verblödung« führe. Die Betroffenen bezeichnet er mal als »Mongolenkinder«, an anderer Stelle als »das Mongoloid« und spricht von ihrer »inhaltsarmen und läppischen Betriebsamkeit«.

Am Schluss seines Werkes unter der Überschrift »Therapie; Betreuung der Mongoloiden und ihrer Familie« stellt er zunächst fest: »Wenn der chromosomalen Störung tatsächlich entscheidende Bedeutung für den Mongolismus zukommt, dann kommt vermutlich alles, was nach der ausschlaggebenden Reifeteilung geschieht, zu spät.«[669] Trotzdem obliege dem modernen Arzt ein großer Aufgabenkreis in der Betreuung des »Mongoloiden« und seiner Familie. Zellweger diskutiert im Folgenden die Aspekte medizinische Behandlung, Erziehung und Heilpädagogik sowie die Behandlung und Beratung der Familie und weiterer Umgebung. Seine inhaltlichen Aussagen in diesem Abschnitt scheinen zum Teil entgegen der zuvor stark abwertenden Sichtweise zu stehen. So spricht er Themen an wie Diagnosemitteilung (er empfiehlt Takt und Offenheit seitens des Arztes), Akzeptanz durch die Eltern (hier sei eine religiöse Einstellung hilfreich) und die Sorge um das die Eltern überlebende betroffene Kind. Auch sieht er den »seelischen Gewinn« der Betroffenen durch eine »nützliche Tätigkeit«.

---

665 Ebd., S. 326-328. Auch heute werden in der Literatur Auftretenshäufigkeiten zwischen ca. 1:650 Geburten (vgl. Schmidtke 1997) und 1:800 Geburten (vgl. Wilken, E. 2002) angegeben, wobei in den letzten Jahren der Einfluss der pränatalen Diagnostik diskutiert wird, vgl. Wilken, E. 2002.

666 Vgl. hierzu und im Folgenden Zellweger 1965, S. 328–331.

667 Ebd., S. 288. Vgl. zu Vogt (1907) Kap. 3.4.

668 Vgl. hierzu und im Folgenden ebd., S. 330.

669 Vgl. Zellweger 1965, S. 359.

Zellweger als Autor der begonnenen »cytogenetischen Ära« beleuchtet den »Mongolismus« vor dem Hintergrund der neuen wissenschaftlichen Erkenntnisse einer chromosomalen Ursache dieses »Zustandes«. Hinsichtlich der Entwicklung der Betroffenen räumt er nur wenigen »höher stehenden Mongoloiden« bescheidene Möglichkeiten ein. Die Sprache Zellwegers spiegelt hier seinen ärztlichen Blick wider, der dem auf beschränkt dressierfähige Tiere gleicht. Eine Veränderung des Blickwinkels vollzieht sich im letzten Kapitel, wo es um die Rolle des Arztes vor allem im Umgang mit den Angehörigen geht. Innerhalb der ärztlichen Sichtweise auf die gesamte betroffene Familie und weniger auf den einzelnen Menschen mit Trisomie 21 steht bei Zellweger plötzlich der fürsorgliche, helfende Auftrag des Arztes im Vordergrund.

6.7 »Down's anomaly« aus humangenetischer und pädiatrischer Sicht – Lionel Sharples Penrose und George Franklin Smith (1966)

Im Jahr 1966 erschien in England eine Doppelveröffentlichung mit dem Titel *»Down's anomaly«*. Die Autoren waren Lionel Sharples Penrose (1898–1972) und George Franklin Smith (geb. 1924).[670] Die genannte Publikation verfasste Penrose in der Eigenschaft eines *Emeritus Professor of Human Genetics* der *University of London*, Smith arbeitete zum Zeitpunkt der Veröffentlichung als *Professor of Pediatrics, University of Miami, Medical School.*

Im Vorwort wird erläutert, dass Smith Autor der klinischen und pathologischen Aspekte sei, während Penrose hauptverantwortlich für die mathematischen Erhebungen wäre.[671] Bezüglich der Terminologie bekennen sich die Autoren zu dem Begriff *»mongolism«*, da es in der Fachwelt keine allgemeine Zustimmung zu einer anderen Bezeichnung gäbe. Jedoch distanzieren sie sich von jeglicher rassischer Bedeutung und schlagen zudem vor, im Kontakt mit betroffenen Familien von *»Down's anomaly«* zu sprechen. Ihr Werk sei jedoch für Studenten, Ärzte und Wissenschaftler gedacht, daher würde der Begriff *»mongolism«* verwendet. Die Autoren gebrauchen im Verlauf der Abhandlung jedoch ebenso Begriffe wie *»mongol«* oder *»mongol child«* (siehe unten).

Gerade durch die doppelte Autorenschaft, Penrose hier in der Eigenschaft eines Humangenetikers und Smith als Pädiater, werden unterschiedliche Blickwinkel auf Menschen mit »Mongolismus« deutlich. Während das Augenmerk der humangenetischen Wissenschaft auf objektives Datenmaterial gerichtet ist (nach fast 100 Jahren diffuser Theorien in der Ursachenforschung kann nun das Syndrom durch die cytogenetischen Methoden neu beleuchtet werden), beschäftigt sich der Pädiater Smith mit den klinischen Aspekten und hierbei auch mit den Punkten Behandlung, Förderung und Prognose (jene Aspekte, die bei Gustavson fehlen). So besteht die Monographie zwar hauptsächlich aus umfangreichem statistisch ausge-

---

670 Vgl. Penrose und Smith 1966, Deckblatt. Zu den Lebensdaten von Penrose vgl. auch Kap. 4.5. Zum Geburtsjahr von Smith vgl. http://copac.uk.
671 Vgl. hierzu und im Folgenden Penrose und Smith 1966, S. V.

wertetem Datenmaterial, beinhaltet jedoch auch einen kleinen Teil mit Ausführungen zu den betroffenen Menschen und ihren Entwicklungsmöglichkeiten unter den Überschriften *Mental Development* und *Treatment*.

In einem historischen Abriss fassen die Autoren die Forschung seit der Erstbeschreibung des Syndroms durch Langdon-Down zusammen.[672] Sie erwähnen weitere historisch bedeutsame Autoren wie Fraser und Mitchell, Shuttleworth, Neumann, van der Scheer und viele andere. Auch sie erwähnen Crookshank als Autor, der Langdon-Downs Konzept einer Reversion in einen »früheren phylogenetischen Typus« energisch gestützt hätte. Die Autoren beleuchten in diesem Kapitel die frühen Theorien zu möglichen Ursachen, die jüngere Forschung der letzten 30 Jahre, insbesondere die Entwicklung der Chromosomenforschung bis hin zur Entdeckung der Trisomie 21, sowie Vergleichsstudien bei niederen Tieren (z.b. Drosophila). Die Kapitel 2–8 befassen sich mit verschiedenen klinischen Parametern sowie der klinischen Diagnose und beinhalten auch ein Kapitel *Mental Development*. Neu ist hierbei eine ausführliche Untersuchung zu den charakteristischen Besonderheiten der Dermatoglyphen beim Down-Syndrom.[673] Nach einem Kapitel zur Cytogenetik (wird hier noch Cytologie genannt) folgt eines zu Häufigkeit und Lebenserwartung (*Vital Statistics*). Die letzten beiden Kapitel befassen sich mit den Themen Ätiologie und Behandlung. Auffallend sind die vielen Verweise auf die Publikationen anderer Autoren in allen Kapiteln.

Innerhalb des Kapitels *Mental Development* gibt es Ausführungen zur Intelligenz und zur Persönlichkeit der Menschen mit Down-Syndrom.[674] Bezüglich der Intelligenz präsentieren die Autoren umfangreiches Zahlenmaterial verschiedener Studien aus der Literatur. Die Variationsbreite der Ergebnisse erklären sie mit Untersuchungsfehlern bzw. »Vorlieben« der Untersucher. Nach derzeitiger Datenlage wäre es nicht möglich zu sagen, ab welchem Alter die mentale Entwicklung aufhören würde bzw. ob oder ob nicht der Prozess eines intellektuellen »Verfalls« mit dem Altern einhergehe. Auch stellen sie die Eignung der Testmethoden, z.B. des Stanford-Binet-Tests, speziell für das »*mongol child*« in Frage. In dem wesentlich kürzeren Abschnitt zur Persönlichkeit zitieren die Autoren einen langen Ausschnitt aus Langdon-Downs *Lettsomian-lectures* von 1887 (siehe auch Kap. 2.2), in dem dieser Fähigkeiten und Besonderheiten seiner Pfleglinge beschreibt.[675] Erstaunlicherweise sehen sie hierin die früheste Bestätigung einer stereotypen Persönlichkeit bei den »*mongols*«. Nachfolgend präsentieren sie Ergebnisse von Verhaltensstudien aus den Jahren 1953–1964, nach denen der klinische Eindruck einer stereotypen Persönlichkeit bestätigt würde. Abschließend

---

672 Vgl. hierzu und im Folgenden Penrose und Smith 1966, S. 1 ff.
673 Die charakteristischen Besonderheiten der Fingerbeerenbemusterung, z.B. der *total-ridge-count*, die Bemusterung von *Thenar* und *Hypothenar* und weitere Parameter, werden vorgestellt. Vgl. Penrose und Smith 1966, S. 57 ff.
674 Vgl. hierzu und im Folgenden ebd., S. 48 ff.
675 Vgl. hierzu und im Folgenden ebd., S. 54–55.

weisen die Autoren auf jüngste Untersuchungen (1965) zu psychiatrischen Problemen hin, nach denen emotionale Störungen bei Menschen mit Down-Syndrom gehäuft vorkämen. Ein Sachverhalt, der durch Probleme im familiären Umfeld begünstigt würde.

Innerhalb der Ausführungen zur Cytogenetik gehen die Autoren detailliert auf die bis dahin bekannten Mechanismen der Entstehung einer Trisomie 21 ein.[676] Neben der *standard trisomy* (freie Trisomie 21) erläutern sie die Entstehung einer Translokationstrisomie, der Mosaikform und einer partiellen Trisomie 21. Zudem stellen sie Einzelfälle einer Kombination aus Trisomie 21 und einer weiteren Chromosomenaberration vor, z.B. ein zusätzliches Klinefelter-Syndrom, ein Triple-X-Syndrom oder ein Turnersyndrom. Zum Schluss dieses Abschnitts erwähnen Penrose und Smith 13 bisher dokumentierte Fälle von Nachkommenschaft bei »*mongol females*«.

Im Kapitel *Vital Statistics* geben die Autoren eine Häufigkeit des »Mongolismus« unter Lebendgeburten von 1:700 an.[677] Ebenso verweisen sie auf dokumentierte Fälle aus nahezu allen nicht europäischen Völkern. Bezüglich der Lebenserwartung zitieren Penrose und Smith verschiedene Studien mit unterschiedlichen Ergebnissen. Die jüngste Studie (1965) stellte eine 6% höhere Sterblichkeitsrate als in der »Normalbevölkerung« fest (im Kleinkindalter sei die Sterblichkeitsrate dabei am höchsten, während sie sich mit steigendem Alter der »Normalbevölkerung« angleiche).[678]

Im Kapitel *Aetiology* weisen Penrose und Smith auf die wichtige Unterscheidung zwischen Pathologie (das Vorhandensein eines überzähligen Chromosoms 21 in den Körperzellen) und Ätiologie (die für diesen Zustand verantwortlichen Faktoren) hin.[679] Neben dem hauptsächlichen ätiologischen Faktor, dem mütterlichen Alter, diskutieren die Autoren davon unabhängige Faktoren, wie das Vorliegen eines elterlichen Gonadenmosaiks als Folge einer sekundären *non-disjunction*, eine parentale Translokation sowie Gene, die für eine gestörte Oogenese verantwortlich sein könnten (was bei Drosophila schon gefunden worden wäre). Mögliche Umwelteinflüsse seien denkbar, aber noch nicht nachgewiesen.

Im letzten Kapitel, *Treatment*, gehen die Autoren in einem kurzen Abschnitt auf die Möglichkeiten von *special education* ein.[680] Im Gegensatz zu den Bemühungen einer medikamentösen Therapie seien spezielle Schulprogramme sowie ein geeignetes Beschäftigungstraining hilfreich bei der Unterstützung der Betroffenen, *more useful individuals* zu werden. Viele dieser Programme seien zwar neu, das Konzept jedoch sei ein ganz altes und wäre schon von Langdon-Down und seinen Nachfolgern im *Earlswood Asylum* angewendet worden, was die überliefer-

---

676 Vgl. hierzu und im Folgenden Penrose und Smith 1966, S. 119 ff.
677 Ebd., S. 150 ff.
678 Ebd., S. 154.
679 Ebd., S. 160 ff.
680 Ebd., S. 172 ff.

ten *case reports* dieser Einrichtung dokumentierten. Den weitaus größeren Teil dieses Kapitels nehmen jedoch die Abschnitte *Prophylaxis* und *Genetical Prognosis* ein, in denen Penrose und Smith vornehmlich das Wiederholungsrisiko bei weiteren Kindern in Abhängigkeit des vorliegenden Karyotyps von Eltern und Kind diskutieren. Das Werk der beiden Autoren endet mit genetischen Details zu den Chromosomen 21 und 22.[681]

Während Penrose als Humangenetiker *»Down's anomaly«* mittels Darstellung statistisch aufbereiteter, möglichst objektiver Daten beleuchtet, überlässt er die Sicht auf die betroffenen Menschen seinem pädiatrischen Kollegen Smith (diese Aufgabenteilung zwischen den Autoren kann man dem Vorwort entnehmen). Im Zusammenhang mit dem klinischen Erscheinungsbild werden in kurzen Abschnitten die Persönlichkeit der Menschen mit Down-Syndrom und die Möglichkeiten zur positiven Beeinflussung ihrer Entwicklungsmöglichkeiten behandelt. Innerhalb der rund 200 Seiten starken Monographie tritt der Mensch mit Trisomie 21 jedoch hinter den zahlreichen über ihn erhobenen Daten stark zurück.

Im Folgenden werden drei Standardwerke aus den 70er Jahren zum »Mongolismus« untersucht, die in enger zeitlicher Abfolge erschienen waren (1976–1977). Im Zeitalter der Cytogenetik endgültig angekommen, wird sich die Analyse der Arbeiten auf die Entwicklungsperspektiven (Förderung, Therapie) der Betroffenen sowie auf die neuen Möglichkeiten einer pränatalen Diagnose konzentrieren (Themen wie Ätiologie, Klinik etc. werden vernachlässigt).

6.8 »Anpassung« des Phänotyps beim »Mongolismus« durch Therapie- Programme – Franz Schmid (1976)

Im Jahr 1976 erschien in Deutschland ein umfangreiches Werk mit dem Titel »Das Mongolismus-Syndrom«.[682] Der Autor, Franz Schmid (1920–1997), studierte an verschiedenen Universitäten Medizin und habilitierte sich 1951 im Fach Kinderheilkunde.[683] Viele Jahre war er an der Universitätskinderklinik in Heidelberg tätig, bevor er 1967 die Leitung der Städtischen Kinderklinik in Aschaffenburg übernahm. Der Schwerpunkt seiner Arbeit wurde hier die Behandlung und

---

681 Beim Thema *Prophylaxis* verweisen die Autoren auch auf eine Vermeidung von Schwangerschaften jenseits des 37. Lebensjahres, um so ein Drittel der Geburten von Kindern mit Trisomie 21 verhindern zu können. Vgl. Penrose und Smith 1966, S. 173– 175. Auf die Möglichkeit einer zukünftigen pränatalen Diagnose mittels Fruchtwasseruntersuchung wird nicht eingegangen (im Februar 1966 war eine Publikation zur pränatalen Chromosomendarstellung aus Fruchtwasserzellen erschienen, vgl. Valenti et al. 1966).

682 Vgl. Schmid 1976, Deckblatt.

683 Vgl. hierzu und im Folgenden von Voß 1997 sowie Schmid 1987, Klappentext.

Betreuung von schwer- und mehrfach behinderten Kindern. Während seiner Tätigkeit in Aschaffenburg verfasste er auch oben genanntes Werk.[684]

Schmids Arbeit gliedert sich in einen medizinisch-naturwissenschaftlichen und einen praktisch-therapeutischen Teil.[685] Der erste Teil hat nach den Aussagen des Autors den Anspruch, eine Darstellung des »Krankheitsbildes« in einer bis dahin nie da gewesenen Vollständigkeit zu geben. Im zweiten Teil setzt Schmid einen großen Schwerpunkt auf die Anwendung medizinischer Therapien sowie auch auf prinzipielle pädagogische Maßnahmen. In seinem historischen Abriss erwähnt Schmid nicht nur allgemein die wichtigsten Autoren, angefangen bei Langdon-Down, sondern präsentiert zusätzlich »Behandlungsansätze in historischer Sicht«.[686] Er kritisiert in diesem Abschnitt die jahrzehntelange therapieverneinende ärztliche Einstellung gegenüber dem »Mongolismus«, die durch den Nachweis der chromosomalen Ursache noch vertieft worden wäre. Erst in den letzten acht Jahren sei ein Wandel dieser »fatalistischen« Sichtweise eingetreten. Wurden 1969 nur 10% der betroffenen Kinder aktiv ärztlich betreut, wären bereits 1973 nur noch 6% der Kinder weder ärztlich noch pädagogisch behandelt gewesen.[687] Schmid verwendet durchgehend den Begriff »Mongolismus«. In einem kurzen Abschnitt erläutert er, dass die atavistischen Regressionstheorien (die am weitesten von Crookshank vorgetragen worden wären) auf Langdon-Down zurückgingen, der »aus der Einstellung der damaligen englischen Oberschicht heraus eine Degeneration der europäischen Rasseeigenschaften ... annahm.«[688] Zwar wären im Begriff »Mongolismus« und verwandten Bezeichnungen Reste dieser Gedankengänge enthalten, »der abwertende Charakter ist darin aber verschwunden.«[689]

Innerhalb des umfangreichen klinischen Teils geht Schmid nur in einem kurzen Abschnitt auf »Psychische und intellektuelle Veränderungen« ein.[690] Schon hier spricht er von »unbehandelten Kindern«, die in der Regel Intelligenzquotienten zwischen 30 und 50 (mit vereinzelten erheblichen Ausnahmen) erreichen würden. Schmids Ziel ist es, zu zeigen, dass »Mongolismus« kein unveränderliches Schicksal für das betroffene Kind und seine Familie ist, sondern in weiten Teilen »behandelbar«.[691]

Im zweiten Teil seines Werkes geht Schmid auf vielfältige medizinische Therapien ein, durch die möglichst viele Symptome des »Mongolismus« »weg thera-

---

684 Vgl. hierzu und im Folgenden Schmid 1976, Deckblatt.
685 Vgl. hierzu und im Folgenden ebd., Vorwort.
686 Vgl. hierzu und im Folgenden Schmid 1976, S. 1–6.
687 Ebd., S. 3.
688 Ebd., S. 88.
689 Ebd., S. 88. 1961 wandten sich 19 Menschen in einem Brief an »The Lancet«, um die Verwendung von Alternativbezeichnungen zu erreichen und 1965 beschwerte sich eine mongolische Delegation bei der WHO gegen die Verwendung des Begriffes »Mongolismus«. Vgl. Pies 1996, S. 107.
690 Vgl. hierzu und im Folgenden Schmid 1976, S. 16 und S. 33.
691 Ebd., S. 5.

piert« werden bzw. dem »Normalen« angeglichen werden sollen.[692] Im Vordergrund stehen hier unter anderem die komplexen Stoffwechselvorgänge der Betroffenen, die es anzuregen gelte und in Einklang zu bringen. Die vom Autor vorgeschlagenen medikamentösen Therapien reichen von der Gabe kombinierter Vitamin-, Mineral- und Aminosäurepräparaten über endokrine Substitution bis hin zur Zelltherapie mittels Injektionen oder Implantationen von fetalem Gewebe. Mit ihrer Hilfe soll eine Veränderung des äußeren Erscheinungsbildes, wie der Gesichtszüge und Mimik, eine Verbesserung des Muskeltonus sowie eine Beeinflussung der Gehirnentwicklung erreicht werden.

Darüber hinaus empfiehlt Schmid geeignete Krankengymnastik sowie Erziehungs- und Bildungsprogramme.[693] Schmid ist überzeugt, mittels der genannten Therapien, die schon im Säuglingsalter einsetzen sollten, die körperliche und geistige Entwicklung sowie das soziale Verhalten entscheidend beeinflussen zu können. So unterscheidet er auch durchweg das »behandelte« vom »unbehandelten mongoloiden Kind« und veranschaulicht dies anhand etlicher Fotogalerien nach dem Schema »vorher-nachher« (siehe Abb. 9 und 10).[694]

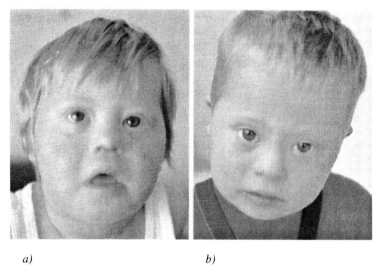

a)   *b)*

Abb. 9: »Mongoloider Junge mit chronischen Infekten; bei Behandlungsbeginn (a), 5 Monate später (b).« (Vgl. Schmid 1976, S. 244)

---

692 Vgl. hierzu und im Folgenden Schmid 1976, S. 120 ff.
693 Ebd., S. 142 ff.
694 Ebd., S. 17–32 sowie 241–249.

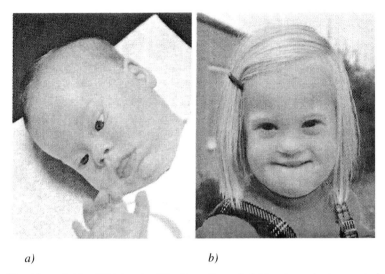

a)   b)

Abb. 10: »Mongoloides Mädchen im Säuglingsalter mit 4 Monaten; physiognomisch stark stigmatisiert (a), weitgehende Normalisierung der Gesichtszüge nach 5-jähr. Behandlung (b).« (Vgl. Schmid 1976, S. 244)

Unter der Überschrift »Profil einer Entwicklung« folgt die detaillierte Dokumentation (durch die Eltern) der Entwicklung eines seiner Patienten »Markus«, dessen »Bilderbuchentwicklung« auf die zahllosen Behandlungen, Medikamentengaben und Trainingsprogramme zurückgeführt wird.[695] Unter anderem wurde bei dem Jungen auch der Epikanthus »weg operiert«.[696] Schmid erläutert zwar auch die Grenzen der Therapierbarkeit, aber er zeigt sich überzeugt, dass durch die von ihm vorgeschlagene konsequente Behandlung in beträchtlichem Umfang »das Schicksal mongoloider Kinder günstiger zu gestalten ist.«[697] Zur genetischen Beratung äußert er sich nur bezüglich der Risiken für weitere Kinder und diskutiert hier das Wiederholungsrisiko bei Vorliegen entweder einer freien Trisomie oder einer Translokationstrisomie.[698] Die Möglichkeiten einer pränatalen Diagnostizierbarkeit diskutiert er nicht.

Schmid, der sein Werk »den Eltern behinderter Kinder« widmet, möchte mit seiner Arbeit »ein situationsgerechtes Bild« vom »Mongolismus-Syndrom« für die Öffentlichkeit geben. »Zu sehr weicht das, was an Erscheinungsbildern und Ent-

---

695 Vgl. Schmid 1976, S. 162–187. Der Leser gewinnt hier den Eindruck, der Alltag von Markus und seinen Eltern sei ausschließlich durch Therapien und Trainingsprogramme bestimmt gewesen.

696 In den 70er Jahren gab es das Bestreben, die charakteristischen Gesichtszüge beim »Mongolismus« durch plastische Chirurgie dem »Normalen« anzugleichen. Vgl. hierzu beispielsweise Olbrisch 1979.

697 Vgl. Schmid 1976, S. 258.

698 Ebd., S. 211 ff.

wicklungen mongoloider Kinder heute beobachtet wird, von den resignierenden klassischen Beschreibungen ab.«[699] Schmid prangert die jahrzehntelange therapieverneinende ärztliche Einstellung an, durch die betroffene Familien im Stich gelassen worden wären. Seine so viel positivere Sichtweise auf die Betroffenen versucht er auf vielfältige Weise darzulegen. Neben dem erwähnten Entwicklungsprofil von »Markus« lässt er den Heil- und Sozialpädagogen Heinrich Lenzen in einem Kapitel zu Wort kommen und reichert sein Werk mit zahlreichen Abbildungen »ansprechender mongoloider« Kinder an (sowie auch etlichen Kinderzeichnungen). Dieses von den früheren Beschreibungen so abweichende Bild ist jedoch laut Schmid nur der Anwendung moderner medizinischer Therapien und Förderkonzepte zu verdanken. So stellt er im letzten Kapitel »Effizienz der Behandlung« dem alten »Klischeebild« vom Menschen mit »Mongolismus« das veränderte Erscheinungsbild gegenüber und bezieht sich hier ausschließlich auf das »behandelte« Kind.[700] Die ärztliche Sicht auf seine Patienten ist also geprägt von der Therapierbarkeit verschiedener Symptome mit dem Ziel einer möglichst weiten Angleichung an das »Normale«.

6.9 »Mongolismus« und mögliche humangenetische Konsequenzen – Andreas Rett (1977)

Im Jahr 1977 erschien in Deutschland das Buch des Arztes Andreas Rett (1924–1997) mit dem Titel »Mongolismus. Biologische, erzieherische und soziale Aspekte«.[701] Rett schloss 1949 sein Medizinstudium in Innsbruck ab und übersiedelte nach Wien, wo er seine Facharztausbildung zum Pädiater begann.[702] Nach langjähriger Tätigkeit an der Universität Wien gründete er 1976 die neurologische Kinderabteilung am Rosenhügel.[703] Zum Zeitpunkt der Veröffentlichung seines Buches blickte er nach eigenen Aussagen auf eine 20jährige intensive Beschäftigung mit »mongoloiden« Neugeborenen, Kindern, Jugendlichen und Erwachsenen zurück.[704]

Rett spricht in seinem Vorwort von der Bedeutung der Menschenwürde, die den Menschen mit »Mongolismus« endlich zuerkannt würde, die früher nur »Strandgut der Medizin« gewesen seien.[705] Jedoch habe er zum Ziel, das Mögliche, was für die Menschen getan werden kann aufzuzeigen »ohne die Grenzen zu verwischen oder in utopische Illusionen übergehen zu wollen«. »Zwischen hem-

699 Vgl. Schmid 1976, S. VII.
700 Vgl. Schmid 1976, S. 235 ff.
701 Vgl. Rett 1977 sowie http://www.paulusverein.net.
702 Vgl. hierzu und im Folgenden http://www.paulusverein.net.
703 Er ist der Entdecker des nach ihm benannten Rett-Syndroms, einer Stoffwechselstörung, verursacht durch eine X-chromosomale Genmutation. Vgl. hierzu http://www.rettsyndrom.at.
704 Vgl. Rett 1977, Klappentext.
705 Vgl. hierzu und im Folgenden ebd., S. 7–8.

mungslosem Ausnutzen der Eltern, die aus Angst, ›doch etwas zu versäumen‹, auch den absurdesten Therapie-Methoden nachlaufen, über die ebenso gefährliche Pflicht-Euphorie im Grunde unwissender und unerfahrener Philanthropen bis zum hoffnungslosen Nihilismus ebenso Unwissender spannt sich ein weiter Bogen der verschiedenen menschlichen und therapeutischen Einstellungen zum mongoloiden Kind.«[706] Rett formuliert dagegen als Ziel: »Hilfe für den Alltag, Erziehung zu einem Leben, dessen Zweck nicht ein fiktives Glücksgefühl sein kann, sondern ein Leben, das für alle Betroffenen – das Kind, seine Angehörigen und die Gesellschaft – erträglich ist.«[707] Dies beinhaltet wiederum eine recht negative Wertung. Familienglück mit einem »mongoloiden« Kind wird in dieser Formulierung quasi ausgeschlossen. Alarmierend erscheint hier vor allem der Hinweis auf die Gesellschaft, für die das Leben mit den Mitmenschen mit »Mongolismus« »erträglich« sein muss. Zunächst jedoch zu seinem Werk allgemein:

In einem kurzen historischen Abriss macht auch Rett Langdon-Down für die »Grundsteinlegung« atavistischer Theorien verantwortlich und erwähnt »in einem Atemzug« Crookshank, dessen Ausführungen jahrelang unwidersprochen geblieben wären.[708] Die ausgrenzenden Schlussfolgerungen Crookshanks, in denen »Mongoloide« als »orangoide Wesen« vom Menschsein ausgeschlossen werden, kritisiert Rett allerdings nicht. Er erwähnt als weitere historisch bedeutsame Autoren neben anderen Fraser und Mitchell, Shuttleworth, Neumann, Penrose, Zellweger und Wunderlich. König (1959, siehe Kap. 6.4) stellt sich, nach Meinung Retts, durch seine »abwegigen Spekulationen« über die Ursachen des »Mongolismus« außerhalb der Diskussion. Der Autor erwähnt die erstmals 1973 erschienene Bibliographie von Koch, in der die mannigfaltigen Titel die Anziehungskraft der »im wahrsten Sinne des Wortes ›merkwürdigen‹ Erkrankung« auf die verschiedensten Fachleute deutlich machen würden.[709] Rett, sich der Gefahr »rassischer Diskriminierung« durch den Begriff »Mongolismus« bewusst, verwendet die Begriffe Down-Syndrom und »Mongolismus« parallel, da eine verständliche, sachlich einleuchtende und international gültige Bezeichnung noch nicht gefunden sei. Als »unerfreuliche verbale Artikulationen« bezeichnet er Verniedlichungen wie »Mongo«, »Mongölchen« oder »Mongerl«.

In den zahlreichen darauf folgenden, knapp gehaltenen Kapiteln versucht der Autor, sich zu möglichst allen Aspekten rund um das Thema »Mongolismus« zu äußern.[710] Neben Ätiologie und Häufigkeit beleuchtet er verschiedene Parameter des klinischen Erscheinungsbildes und hierbei auch die Aspekte Psychologie und Verhalten, Psychodiagnostik und Sexualität. Im Kapitel »Psychologie und Verhalten« kritisiert Rett zunächst die Versuche Königs (1959) und Wunderlichs (1970),

---

706 Vgl. Rett 1977, S. 8.
707 Ebd., S. 8.
708 Vgl. hierzu und im Folgenden ebd., S. 9 ff.
709 Ebd., S. 10.
710 Ebd., S. 12 ff.

eine »*spezielle Psychologie* des Mongoloiden aufzubauen« und das »mongoloide« Kind nicht als »mehr oder weniger zurückgebliebenes Normalkind« zu betrachten.[711] Er selbst stützt sich auf möglichst aktuelle Untersuchungen zu Intelligenz und Entwicklung und stellt »eine immer wieder verblüffende Variabilität in der Ausprägung« fest.[712] Von drei Faktoren hinge die Entwicklung eines »mongoloiden« Kindes ab. Vom Schweregrad der »Erkrankung«, vom Ausmaß der Zuwendung der Angehörigen und deren Erziehungsmethoden sowie von den heilpädagogischen und therapeutischen Möglichkeiten. Eine verlässliche Psychodiagnostik sei für eine positive Entwicklung unerlässlich.[713] Dem Thema Sexualität widmet Rett als einziger Autor ein eigenes Kapitel, da großer Beratungsbedarf aufgrund der Tatsache herrsche, dass das Sexualalter bei »Mongoliden« nicht dem Intelligenz-Alter, sondern dem Lebensalter der Betroffenen entspräche.[714] Etwaigen Tendenzen in Richtung eines Rechts geistig behinderter Menschen auf das Ausleben der sexuellen Bedürfnisse erteilt der Autor eine klare Absage.

In den letzten Kapiteln widmet sich Rett dem seiner Meinung nach optimalen Werdegang der Betroffenen vom Sonderkindergarten bis zur beschützenden Werkstatt und äußert sich zu geeigneten Therapien (Beschäftigungstherapie, Musiktherapie).[715] Der Autor fordert mehr und bessere Arbeitsmöglichkeiten für erwachsene Betroffene und schreibt: »Es wird für die Zukunft eine wichtige sozialpolitische Aufgabe sein, Erwachsenen-Heime zu gründen, oder, Wohneinheiten für Behinderten-Gruppen zu institutionalisieren, wenn der größte Teil der erwachsenen Mongoloiden nicht, so wie in früheren Zeiten, in den psychiatrischen Anstalten landen und enden soll.«[716]

Vor seinem Schlusswort diskutiert er nochmals die Möglichkeiten einer medikamentösen Therapie und kritisiert hier Schmid (1976, siehe Kap. 6.8), dessen vorgelegte Ergebnisse bezüglich der Wirksamkeit medikamentöser Therapien unhaltbar seien.[717] Konkret kritisiert er Schmids Beobachtungen nach dem Schema »vorher-nachher«. Allein schon die stärkere soziale Zuwendung zum »behandelten« Kind schaffe veränderte Bedingungen in seiner Beurteilung und stehe dem langjährigen und an »den hohen Schulen postulierten Nihilismus« gegenüber. Die »gedämpfte« Haltung Retts, die schon im Vorwort anklingt und das gesamte Werk durchzieht, wird hier noch einmal ganz deutlich. Einerseits zeigt er die Möglichkeiten einer positiven Entwicklungsbeeinflussung von Betroffenen mit »Mongo-

---

711 Vgl. Rett 1977, S. 78.
712 Vgl. hierzu und im Folgenden ebd., S. 85.
713 Ebd., S. 88–89.
714 Ebd., S. 90 ff. Der Autor plädiert für ein »reizarmes Klima schon im Kindesalter«, »in schwierigen Phasen medikamentöse Therapie zur Entspannung« sowie »Vermeidung von Situationen, die Anlass zu Geschlechtsverkehr geben könnten«. Bei Mädchen bzw. Frauen befürwortet er ggf. Sterilisation.
715 Vgl. hierzu und im Folgenden ebd., S. 111–137.
716 Ebd., S. 130.
717 Vgl. hierzu und im Folgenden ebd., S. 139 ff.

lismus« auf und sieht keinen Grund zu Resignation und Verzweiflung seitens der Eltern. Andererseits warnt er vor übersteigerter Euphorie und weist auf die Notwendigkeit des Aufzeigens von Grenzen hin, die der körperlichen und geistigen Entwicklung gesetzt seien.

Aufklärend bezüglich Retts ärztlicher Sichtweise ist das Kapitel »Humangenetische Konsequenzen«, in dem er als einziger der drei Autoren (Schmid, Rett und Wunderlich) auf die bestehenden und künftigen Möglichkeiten der pränatalen Diagnostik eingeht.[718] Die Amniozentese als Screening-Verfahren für Mütter ab einer bestimmten Altersstufe befürwortet er (ein Jahr später wurde eine solche Empfehlung in die Mutterschaftsrichtlinien aufgenommen), ebenso die dadurch mögliche Schwangerschaftsunterbrechung. »In einer Zeit, in der die Geburtenzahlen kontinuierlich sinken, müsste es doch möglich sein, den Wunsch nach einem Kind mit allen Möglichkeiten der Biologie, Medizin und Genetik so abzusichern, dass die bekannten Risiken einer Gravidität auf ein Minimum reduziert werden.«[719]

Auch Rett nimmt (wie Tredgold) in seinem Werk zweierlei Sichtweisen ein. Einerseits plädiert er für eine Fürsorge und Akzeptanz der bereits geborenen Menschen mit »Mongolismus«, denen ein menschenwürdiges Dasein ermöglicht werden müsse. Bezüglich einer lebenslangen Förderung der Betroffenen präsentiert Rett konkrete Betreuungsprogramme, die auf fundierten Erkenntnissen basieren. Andererseits thematisiert er eine mögliche zukünftige Verhinderung des Down-Syndroms durch die vorgeburtliche Liquidierung ihrer Träger in einer Gesellschaft mit reduzierter und geplanter Kinderzahl. Die gezielte pränatale Diagnostizierbarkeit der chromosomalen Veränderung beim »Mongolismus« mit der Konsequenz des Schwangerschaftsabbruchs tritt hier an die Stelle der von Tredgold vorgeschlagenen Maßnahmen wie Euthanasie, Sterilisation und Heiratsverbote zur Bekämpfung des allgemeinen Phänomens »Schwachsinn«.

6.10 »Mongolismus«: Akzeptanz einer bestimmten Form des Menschseins – Christof Wunderlich (1977)

Ebenfalls im Jahr 1977 erschien ein umfassendes Werk mit dem Titel »Das mongoloide Kind. Möglichkeiten der Erkennung und Betreuung«.[720] Der Autor Christof Wunderlich (geb. 1920) absolvierte während des Zweiten Weltkriegs ein Medizinstudium, das er 1948 abschloss.[721] Nach zweijähriger Tätigkeit an der Universitätsklinik in Heidelberg begann er seine pädiatrische Facharztausbildung an der Universitätsklinik in Mainz. Nach seiner Habilitation 1962 folgten freiberuflichen Tätigkeiten in München und Gemeringen. Seit 1970 ist Wunderlich a. pl. Prof. der Universität Mainz.

---

718 Vgl. hierzu und im Folgenden Rett 1977, S. 28 ff.
719 Ebd., S. 29.
720 Vgl. Wunderlich 1977.
721 Vgl. hierzu und im Folgenden ebd., Klappentext.

Wunderlich war also wie Schmid und Rett ebenfalls Pädiater in verschiedenen Einrichtungen und unterhielt zum Zeitpunkt der Veröffentlichung eine freie Praxis.[722] In seiner Einleitung erläutert Wunderlich einen Schwerpunkt seiner Arbeit, nämlich die Diskussion über sinnvolle, rechtzeitig einsetzende ärztliche Maßnahmen, die die »gesamthafte Persönlichkeitsentwicklung und damit die Sozialprognose dieser Kinder« dauerhaft beeinflussen.[723] Er verweist auf den »gerade hier weit verbreiteten therapeutischen Nihilismus und den dadurch bewirkten Trend zur passiven Euthanasie«, dem er mit Nachdruck entgegenwirken möchte.

Die Arbeit beginnt mit einem historischen Abriss, in dem Wunderlich nur Langdon-Down, Neumann (1899) und König (1959) als Autoren erwähnt.[724] In den direkt angeschlossenen Ausführungen zu Häufigkeit und Verbreitung verweist er noch auf die Arbeiten von Zellweger (1965) sowie Penrose und Smith (1966). Der Name »Mongolismus« sei durch »völlig irrige rassische Vorstellungen« zustande gekommen, jedoch sei er in Deutschland verbreitet und würde daher, im Hinblick auf allgemeine Verständlichkeit, auch in seinem Werk benutzt. Hatte König (1959) noch das epidemiologische Auftreten des »Mongolismus« ausgehend von Großbritannien sowie einen stetigen Anstieg beschrieben, stellt Wunderlich dar, dass die Auftretenshäufigkeit des »Mongolismus« zumindest in den letzten 20 Jahren gleich geblieben sei.[725] Bezüglich der Frage nach der Lebenserwartung, die gerade für die besorgten Eltern dringlich sei, zitiert Wunderlich neuere Studien mit unterschiedlichen Ergebnissen, die jedoch auf eine stete Verbesserung der Lebenserwartung hindeuten würden.[726] Hier seien neue Untersuchungen wünschenswert.

Einleitend zu den Kapiteln »Ätiologie« und »Pathogenese« bemängelt der Autor, dass beide Begriffe immer häufiger vermischt würden (er nennt hier Zellweger und dessen Begriff der »Ätiopathogenese«, siehe Kap. 6.6).[727] Gerade die cytogenetischen Befunde hätten dazu beigetragen, das Interesse an der Ätiologie in den Hintergrund zu drängen. Zudem seien in der »Mongolismus-Forschung« am ehesten die cytogenetischen Untersuchungen mit eindeutigen Ergebnissen wissenschaftlich anerkannt. Dieses Missverhältnis (also eine Dominanz der cytogenetischen Methoden und Ergebnisse) komme in allen neueren monographischen Arbeiten zum »Mongolismus« räumlich und sachlich zum Ausdruck. Sein Werk jedoch hätte das Anliegen, »weniger Entstehung und Deutung des Mongolismus,

---

722 Vgl. Wunderlich 1977, Vorwort.
723 Vgl. hierzu und im Folgenden ebd., S. 1–2.
724 Vgl. hierzu und im Folgenden ebd., S. 3–6.
725 Nach Ansicht Wunderlichs müsse bei den historischen Aussagen über das stetige Ansteigen des »Mongolismus« seit der Erstbeschreibung die Zunahme der Bevölkerung wie auch das wachsende Interesse für diese »Schwachsinnsform« berücksichtigt werden.
726 Vgl. hierzu und im Folgenden Wunderlich 1977, S. 7–9.
727 Vgl. hierzu und im Folgenden ebd., S. 10 ff.

als das Verständnis für das »mongoloide« Kind zum Schwerpunkt zu machen.«[728] Nach den Kapiteln Pathogenese und Ätiologie äußert sich Wunderlich zum Erscheinungsbild des »Mongolismus«: »In Anlehnung an die anthropologische Deutung des Mongolismus durch Kalb kamen wir zur Konzeption, den Mongolismus – in übertragenem Sinn – als eine genetisch bedingte, regressive, auf einer Fetalisationstendenz beruhenden ›Neotenie‹ – also eine ›neue Art Mensch-Sein‹ aufzufassen.«[729]

Wie vom Autor zuvor erläutert, liegt der Schwerpunkt seines Werkes in den Ausführungen unter der Überschrift »Die Betreuung des mongoloiden Kindes und seine Familie«.[730] In diesem Teil seiner Arbeit beschäftigt er sich in bisher einzigartiger Weise mit Fragen bezüglich der Interaktion zwischen dem Arzt oder anderen betreuenden Fachleuten (Psychologe/Pädagoge) und den betroffenen Familien. Die ärztliche Betreuung sei durch die ausschließlich naturwissenschaftliche Ausrichtung der ärztlichen Ausbildung erschwert. Das »Nicht-Ändern-Können genetischer Strukturen« würde »mit dem Unvermögen einer sinnvollen, dies berücksichtigenden und darauf aufbauenden ärztlichen Betreuung« gleichgesetzt.[731] Später kritisiert Wunderlich noch einmal die ärztlichen Bemühungen, die »bislang vorwiegend auf prophylaktische und eugenische Zielsetzungen« ausgerichtet seien.[732] Ausführlich erörtert er die Bedeutung einer geeigneten Gesprächsführung seitens des Arztes rund um die Diagnose-Mitteilung unmittelbar nach der Geburt, der Begleitung der Eltern in der schwierigen ersten Zeit sowie der dauerhaften medizinischen und heilpädagogischen Begleitung der Betroffenen und ihren Familien.[733] Wunderlich befürwortet nachdrücklich den Verbleib der Kinder im Familienverband und propagiert eine kinderpsychologisch orientierte dauerhafte Betreuung. Gegenüber medizinischen Therapien hat Wunderlich eine eher skeptische Haltung, er glaubt jedoch, dass die zu dieser Zeit gewonnenen Erkenntnisse über verschiedene Zellvorgänge (z. B. über die Proteinbiosynthese) viel versprechend für künftige therapeutische Möglichkeiten beim »Mongolismus« seien. Auch er präsentiert einige viel versprechende »vorher-nachher«-Abbildungen, kommentiert diese jedoch weitaus zurückhaltender als Schmid (1976, siehe Kap. 6.8).[734] Der Autor nähert sich auch Themen wie beispielsweise Sexualität, ist jedoch der Meinung, dass »Regungen in dieser Hinsicht" in der Regel keinen »Tief-

---

728 Vgl. Wunderlich 1977, S. 11.
729 Ebd., S. 53. Der Anthropologe Kalb hatte in seiner Dissertation den »Mongolismus« anthropologisch gedeutet. Vgl. Kalb 1957. Ebenso gibt es hier eine Übereinstimmung zu den Deutungen Königs (1959). Vgl. Kap. 6.4.
730 Vgl. hierzu und im Folgenden ebd., S. 78 ff.
731 Ebd., S. 82.
732 Ebd., S. 115.
733 Vgl. hierzu und im Folgenden Wunderlich 1977, S. 90 ff.
734 Ebd., S. 103–107.

gang« hätten und gut in »Schwärmereien« umzulenken bzw. durch Sport etc. »auszugleichen« seien.[735]

Insgesamt liegt Wunderlichs Ausführungen ein durchweg lebensbejahendes Menschenbild zugrunde. Sein Blick ist allein auf die Betroffenen und ihre Angehörigen gerichtet, zu deren Unterstützung er die Gesellschaft verpflichtet sieht. Zu einer möglichen Anwendung pränataler Diagnostik äußert er sich nicht konkret, jedoch lassen seine Schlussworte Rückschlüsse auf seine Meinung zu: »Schließlich ist das Buch als Appell an uns alle als Gemeinschaft gedacht. Es möchte um Verständnis, bejahende Einstellung und allgegenwärtige Hilfe für mongoloide Kinder und ihre Eltern werben.«[736] Dies sei notwendig, damit die erstaunlichen Möglichkeiten der modernen Medizin »nicht gleichzeitig zu modernen Erscheinungsformen der Lebensgefährdung dieser Kinder, als dies die Euthanasie darstellte« führten. Im Schlusssatz seines Werkes bezieht er noch einmal klar Stellung zur Rolle der Gesellschaft. »Wir glauben, daß wir die überkomme Verantwortung für diese Kinder voll und ganz übernehmen müssen, denn immer schon war das, was eine Gemeinschaft für ihre schwächsten Glieder zu tun bereit war, ein Gradmesser für ihren ethischen, moralischen und sittlichen Wert, nach dem sie beurteilt wird.«[737]

---

735 Vgl. Wunderlich 1977, S. 118.
736 Ebd., S. 159.
737 Ebd.

7 Die Sicht der Betroffenen: Anmerkungen zum Selbstbild von Menschen mit Down-Syndrom – Ergebnisse zweier Untersuchungen

»Es kann nichts auf der einen Seite geschehen, was nicht sein Gegenbild auf der anderen Seite hätte.«[738] Dieses »Prinzip der Gegenseitigkeit« wurde von dem Arzt Viktor von Weizsäcker (1886–1957) formuliert, der darin den Umgang des Arztes mit dem Patienten als ein Verhältnis beschreibt, in dem beide Seiten ihre Unabhängigkeit verlieren. Ein weiterer wichtiger Ansatz von Weizsäckers ist in diesem Zusammenhang die »Einführung des Subjekts« in die Medizin bzw. Biologie.[739] Hierbei geht es in erster Linie um die Einführung des Forschers (Arztes) als Subjekt. Er (der Arzt oder Forscher) wird darin aufgefordert, seine Selbsterfahrung, also seine Subjektivität im Umgang mit den Objekten (Patienten) ernst zu nehmen.[740] Vor diesem Hintergrund erscheint es geradezu notwendig, der bisher dargestellten ärztlichen Sicht die Gegensicht der Betroffenen gegenüberzustellen. In den bisher untersuchten Werken kommt die Perspektive der Menschen mit Down-Syndrom nicht vor, Möglichkeiten für eine Selbsteinschätzung werden nicht in Betracht gezogen bzw. werden den Betroffenen nicht zugetraut. Die Arbeiten der ärztlichen Autoren präsentieren sich überwiegend als vermeintlich objektive Untersuchungen des Phänomens »Mongolismus«/Down-Syndrom. Im Folgenden sollen daher Aspekte des Selbstverständnisses heute lebender Menschen mit Down-Syndrom dargestellt werden.

Im Rahmen des zweijährigen Forschungsprojektes (1998–2000) am Medizinhistorischen Institut der Universität Bonn mit dem Titel »Wie erleben Menschen mit Down-Syndrom die Welt – wie sieht die Welt Menschen mit Down-Syndrom? Eine Gegenüberstellung und ein Versuch der Erklärung« wurde erstmals im deutschsprachigen Raum eine Zeitung gegründet, deren Redakteure alle Down-Syndrom haben.[741] Über das wissenschaftliche Forschungsprojekt hinaus wird die Zeitung bis heute weitergeführt.[742] Wichtigstes Anliegen der Zeitung »Ohrenkuss

---

738 Vgl. von Weizsäcker 1929, S. 238.

739 Vgl. hierzu und im Folgenden Schott 1981, S. 422.

740 Die Theorien von Weizsäckers können im Rahmen der Gesamtfragestellung der vorliegenden Arbeit nicht ausführlicher dargestellt werden.

741 Leiter des Medizinhistorischen Instituts der Universität Bonn ist Prof. Dr. Dr. H. Schott. Die Projektleitung hatte Dr. rer. nat. Katja de Bragança. Zum Magazin *Ohrenkuss* vgl. auch www.ohrenkuss.de.

742 Seit dem Jahr 2002 ist das Magazin *Ohrenkuss* ein Projekt der downtown-Werkstatt für Kultur und Wissenschaft in Bonn. Vgl. hierzu auch www.downtown-werkstatt.de.

– darein, daraus« ist es, die Realität und Wünsche der Betroffenen zu spiegeln. Unter anderem hatte es sich die Redaktion zur Aufgabe gemacht, eine Umfrage unter Betroffenen zum Thema »Arbeit/Geldverdienen« durchzuführen. Des Weiteren wurde von der Redaktion ein Fragebogen zum Thema »Mann/Frau« entwickelt, in dem sich Menschen mit Down-Syndrom zu ihrem Selbstverständnis äußern konnten. Aus diesen beiden Umfragen sollen einige Ergebnisse sowie einzelne Aussagen von Betroffenen dargestellt werden, die einen Einblick in das Selbstbild von Menschen mit Down-Syndrom geben können.

7.1 Menschen mit Down-Syndrom über ihre Arbeitssituation

»Arbeitest du gerne?«, »Ist Arbeit wichtig?«, »Macht dir die Arbeit Spaß?«, »Verdienst du Geld?«, »Hast du einen Traumberuf?«: Diese und noch weitere Fragen stellten sich die Redakteure des Magazins *Ohrenkuss*, die alle das Down-Syndrom haben.[743] Als »Kenner der eigenen Sache« wollten die Betroffenen ihre Lebenssituation im Bereich »Arbeit« selbst untersuchen.[744] Ein halbes Jahr lang beschäftigten sich die Redaktionsmitglieder mit dem Thema Arbeit, unternahmen Exkursionen, befragten Arbeitnehmerinnen und Arbeitnehmer mit Down-Syndrom, verfassten Zeichnungen und Gedichte und vieles mehr.[745] Darüber hinaus entwickelten sie einen Fragebogen zum Thema Arbeit und Geldverdienen (ein Teil der Fragen zum Ankreuzen, der andere Teil zum Ausformulieren) und werteten die ausgefüllten Bögen im Anschluss aus.[746] Von den 102 zurückgesandten Fragebögen konnte ein Kollektiv von 48 Menschen mit Down-Syndrom zusammengestellt werden, zudem hatten 33 Menschen mit einer anderen Behinderung (Lernbehinderung, geistige Behinderung, psychische Beeinträchtigung, Rollstuhl etc.) den Fragebogen ausgefüllt sowie 34 Menschen ohne Behinderung.

Das Alter der Studienteilnehmer mit Down-Syndrom liegt überwiegend zwischen 20 und 40 Jahren, eine Zeitspanne, in der die meisten Menschen einer Arbeit nachgehen. Es handelt sich um 29 Berufstätige, sieben Auszubildende, zehn Schülerinnen und Schüler sowie zwei Rentnerinnen und Rentner mit Down-Syndrom. Von den 36 Berufstätigen (29+7) arbeiten mehr als zwei Drittel (25) in speziellen beschützenden Einrichtungen für geistig behinderte Menschen, meist in Werkstätten, in denen hauptsächlich Montage-, Verpackungs- und Sortierarbeiten verrichtet werden. Sieben weitere Teilnehmer mit Down-Syndrom erhalten eine Ausbildung, um eine Tätigkeit auf dem ersten Arbeitsmarkt ausüben zu können (Hotelfach, Kindergarten und Altenheim), eine Frau arbeitet als Hauswirtschafts-

---

743 Vgl. hierzu und im Folgenden auch Weiske 2001 und 2002.
744 Die Arbeitsstudie des Magazins Ohrenkuss wurde vom Stifterverband für die Deutsche Wissenschaft finanziell gefördert.
745 Das Thema Arbeit wurde präsentiert im Ohrenkuss-Heft Nr. 5/2000.
746 Unter Assistenz von Dr. Katja de Bragança, Brigit Mosimann und Katja Weiske wurde von den Redaktionsmitgliedern ein Fragebogen entwickelt, der mit Unterstützung von Katja Weiske ausgewertet wurde.

helferin im Kindergarten, eine weitere arbeitet in einer industriellen Firma und eine als Bibliotheksassistentin. Ein Mann mit Down-Syndrom arbeitet neben einer Werkstatttätigkeit noch im Filmgeschäft und als Künstler.[747]

Bei den zentralen Fragen der Studie wie »Ist die Arbeit wichtig für dich?« und »Macht dir die Arbeit auch einmal Spaß?« herrscht große Übereinstimmung zwischen den Kollektiven. Nahezu alle 102 Teilnehmer, ob mit oder ohne Behinderung, antworten auf diese Fragen mit »ja«, »sehr oft« oder »immer«. Die Begründungen der Studienteilnehmer mit Down-Syndrom beschreiben den Stellenwert, den die berufliche Tätigkeit in ihrem Leben einnimmt: »habe nette Kolleginnen«, »Geld verdienen ist wichtig für mich«, »Arbeiten macht Riesenspaß«, »... wichtig, weil ich ja auch etwas leisten kann«.

Die Teilnehmer mit Down-Syndrom haben eine klare Vorstellung vom »Geldverdienen«. Mehr als drei Viertel beantworten die Fragen »Möchtest du Geld verdienen?« und »Ist es wichtig, Geld zu verdienen?« mit »Ja«. Auch die Frage »Verdienst du Geld?« kann von allen Studienteilnehmern mit Down-Syndrom beantwortet werden. Die Wichtigkeit von Arbeit für den Einzelnen begründet ein Viertel mit dem Wunsch bzw. der Notwendigkeit des Geldverdienens. Die Frage nach der Höhe des erhaltenen Gehalts zeigt jedoch, dass viele Menschen mit Down-Syndrom keine differenzierte Vorstellung vom Wert des Geldes zu haben scheinen. So lauten die Antworten auf die Frage nach der Höhe des Verdienstes beispielsweise: »viel«, »viel Mark«, »20 Mio. und noch mehr«, »Ich bin reich«, »pro Tag 40 Stück Geld« und ähnliches. Nur 12 Berufstätige aus beschützenden Werkstätten geben ein konkretes Gehalt an, zwischen 100 DM und 500 DM pro Monat. Alle Teilnehmer mit Down-Syndrom, die auf dem ersten Arbeitsmarkt tätig sind, machen dagegen eine genaue Angabe zu ihrem Verdienst, welcher mit 899 DM bis 1098 DM pro Monat wesentlich höher liegt als in den Werkstätten.

Ähnliche Beobachtungen wie in der Studie des Magazins Ohrenkuss machten auch Hinz und Boban, die in einer umfangreichen Untersuchung zwei Gruppen geistig behinderter Menschen verglichen, die in Hamburg ein Arbeitstraining durchliefen.[748] Eine so genannte »Assistenz-Gruppe« absolvierte das Arbeitstraining oder Integrationspraktikum in Betrieben des ersten Arbeitsmarktes und wurde dabei von der Hamburger Arbeitsassistenz unterstützt. Eine »Werkstatt-Gruppe« durchlief das Arbeitstraining in verschiedenen Hamburger Werkstätten für Behinderte. Hinz und Boban schreiben: »Während der Verdienst bei der Werkstatt-Gruppe unter 200 DM beginnt und bei 1000 DM endet, beginnt er bei der Assistenzgruppe unter 500 DM und reicht bei 15% der Teilnehmer bis über 1500 DM. Auch wenn kein Zweifel darüber bestehen dürfte, dass der Bedarf des täglichen Lebens auch mit den höheren Verdiensten der Assistenz-Gruppe nicht voll-

---

747 In der Gruppe von Studienteilnehmern mit einer anderen Behinderung arbeiten ebenfalls 25 von 32 Berufstätigen in beschützenden Werkstätten und sieben gehen einer Tätigkeit auf dem ersten Arbeitsmarkt nach.

748 Vgl. hierzu und im Folgenden Hinz und Boban 2001.

ständig zu bestreiten ist und die Abhängigkeit von Leistungen der Sozialhilfe weiter besteht, so ist dieses Ergebnis ein dramatisches. Auffällig ist darüber hinaus, dass ein Drittel der Werkstatt-Gruppe keine Angaben über ihr Einkommen macht, der größte Teil weiß nicht, wie viel Geld er verdient.«[749]

Die Ohrenkuss-Studie untersuchte weiterhin die Zufriedenheit der Teilnehmer mit dem Verdienst. Knapp zwei Drittel der Werkstattberufstätigen mit Down-Syndrom sind demnach mit ihrem Verdienst unzufrieden, während die auf dem ersten Arbeitsmarkt berufstätigen Personen die Frage »Verdienst du genug Geld?« durchweg bejahen. Auffällig ist, dass einige Teilnehmer aus den Werkstätten Zufriedenheit mit dem Verdienst angeben, ohne diesen zu kennen bzw. eine reale Angabe darüber machen zu können. Hinz und Boban kommen hier zu folgendem Ergebnis: »Während zwei Drittel der Assistenz-Gruppe mit ihrem Verdienst zufrieden ist, ist es bei der Werkstatt-Gruppe knapp die Hälfte. Dagegen ist ein Drittel der Werkstatt-Gruppe und ein Sechstel der Assistenz-Gruppe unzufrieden. Ein gewisser Anteil der Werkstatt-Gruppe ist offenbar mit dem Verdienst zufrieden, obwohl er ihn nicht kennt.«[750] Hieraus ergibt sich die Frage nach der Ursache für das mangelnde Wissen vieler Erwachsener mit Down-Syndrom über den Wert des Geldes bzw. für das Unvermögen einer realistischen Einschätzung der eigenen finanziellen Situation. Liegt es an den eingeschränkten intellektuellen Fähigkeiten der Betroffenen oder am mangelnden Umgang und Zugang zum Thema Geld? Die weitere Auswertung der Arbeitsstudie der Redaktion Ohrenkuss ergab zumindest deutliche Hinweise darauf, dass der letztgenannte Punkt (mangelnder Umgang und Zugang zum Thema Geld) bei vielen Menschen mit Down-Syndrom eine Rolle spielt.

Die Redaktionsmitglieder von Ohrenkuss interessierte zunächst die Frage nach einem eigenen Konto. Weniger als die Hälfte der Studienteilnehmer mit Down-Syndrom (21) geben an, ein eigenes Konto zu besitzen, zwei Personen verneinen die Frage, 13 geben an ein Sparbuch oder Sparschwein zu besitzen, der Rest macht zu dieser Frage keine Angaben. Hier fällt neben der Höhe des Gehalts ein weiterer drastischer Unterschied zum Kontrollkollektiv (Teilnehmer ohne Behinderung) auf: Außer drei Schülerinnen und Schüler besitzen alle Teilnehmer ohne Behinderung ein eigenes Konto. Ein auffälliges Ergebnis ergeben die Antworten auf die Frage »Hast du genug Geld zum Ausgeben?« im Vergleich zu jenen auf die Frage »Verdienst du genug Geld?«. Während, wie oben beschrieben, sich zwei Drittel der Werkstatttätigen unzufrieden mit ihrem Verdienst äußern, geben ebenfalls zwei Drittel an, genug Geld zum Ausgeben zu haben. Hinweise auf eine Erklärung dieses scheinbaren Widerspruchs geben die schriftlichen Kommentare zweier Teilnehmer aus Werkstätten: Eine Frau schreibt, dass sie zum eigenen Verdienst noch Geld von den Eltern erhält, ein fast 30jähriger Teilnehmer gibt auf die Frage nach einem eigenen Konto an: »Ja, Mama hat was.«

---

749 Vgl. Hinz und Boban 2001, S. 85–86.
750 Ebd., S. 86.

Betrachtet man zusätzlich die Wohnsituation der Studienteilnehmer mit Down-Syndrom, von denen drei Viertel angeben, zu Hause bei den Eltern zu wohnen (in einem Alter, in dem Menschen ohne Behinderung meist ein eigenes Leben führen), wird klar, dass viele Menschen mit Down-Syndrom auch als Erwachsene in einer fortgeführten Eltern-Kind-Beziehung leben, die das Erreichen einer möglichst großen Selbstständigkeit in vielen Bereichen, unter anderem auch beim Thema Geld, sicher erschwert. Andererseits zeigen die Ergebnisse der Ohrenkuss-Studie sowie auch die Resultate aus der Untersuchung von Hinz und Boban, dass geistig behinderte Menschen in unserer Gesellschaft kaum die Möglichkeit haben, auch nur annähernd ihren Lebensunterhalt zu bestreiten, wodurch das Gehalt (vor allem von Werkstatttätigen) als eine Art Taschengeld empfunden wird. Dies spiegelt die Auswertung der Frage »Was machst du mit deinem Geld?« wider, auf »wie: »Eis, Gummibärchen, Kino, Kassetten, sparen« etc., während die Teilnehmer ohne Behinderung fast immer »Miete, Essen, Kleidung, Reisen« etc. angeben. Die Eltern vieler Menschen mit Down-Syndrom sind also gezwungen, auch im Erwachsenenalter ihrer Kinder die Elternrolle weiterhin zu übernehmen, wozu auch die finanzielle Fürsorge gehört.

Die Redakteurinnen und Redakteure des Magazins Ohrenkuss interessierten sich weiterhin für den Traumberuf der Studienteilnehmer. Von den 25 Berufstätigen mit Down-Syndrom, die in beschützenden Werkstätten für behinderte Menschen arbeiteten, geben knapp zwei Drittel (15) eine andere Beschäftigung als Traumberuf an, während dies nur zwei der elf Beschäftigten auf dem ersten Arbeitsmarkt tun. Überwiegend äußern sich die Berufstätigen bzw. Auszubildenden des ersten Arbeitsmarktes sehr zufrieden mit ihrem Job bzw. bezeichnen eben diesen als Traumjob, von einigen Veränderungswünschen abgesehen. Bemerkenswert ist, dass nur wenige Teilnehmer mit Down-Syndrom Traumberufe formulieren, die realistisch gesehen außerhalb ihrer intellektuellen Fähigkeiten liegen (z.B. »Anwalt« oder »Polizistin«), die meisten Teilnehmer mit Down-Syndrom äußern Berufswünsche, die durchaus im Rahmen ihrer Möglichkeiten lägen.

Ein Teil des Kollektivs wünscht sich ein anderes Arbeitsfeld als das, in dem es tätig ist: Ein junger Mann, der in einer beschützenden Werkstatt Bodenmatten verpackt, würde gerne in einer Brauerei arbeiten: »Wenn ein Fest ist, kann ich anzapfen und so«, ein anderer Teilnehmer, der Steckdosen montiert, würde lieber mit Pferden umgehen (»Es macht Spaß mit den Pferden, ich mache therapeutisches Reiten«). Eine Frau, die in einer Werkstatt Schläuche schneidet, würde gerne »Wäsche waschen«, eine andere schreibt: »Ich würde gerne im Büro arbeiten, weil es etwas anspruchsvoller ist.« Eine weitere Gruppe der Teilnehmer mit Down-Syndrom sieht ihren Traumberuf im künstlerischen Bereich. Von Musik (»Möchte eigene Rockband, damit ich endlich mal zu mir komme«) über Malerei bis zur Schauspielkunst (»Theater spielen, weil ich gerne was spiele, Texte lerne und tanze.«). Auch bei den Antworten der zehn Schülerinnen und Schüler auf die Frage nach dem Traumberuf gibt es keine utopischen Vorstellungen, die Studien-

177

teilnehmer mit Down-Syndrom scheinen sich selbst und ihre Fähigkeiten sehr gut einschätzen zu können.

Die Redaktionsmitglieder des Magazins Ohrenkuss stellten als Ergebnis ihrer Untersuchung zur Arbeit fest, dass die berufliche Tätigkeit einen sehr wichtigen Anteil an der Lebenszufriedenheit der Menschen während eines langen Lebensabschnitts hat, unabhängig davon, ob sie eine Behinderung haben oder nicht. Sie konnten weiterhin zeigen, dass viele Menschen mit Down-Syndrom einer Tätigkeit nachgehen, die nicht ihren Fähigkeiten und Neigungen entspricht, meist handelt es sich um eine gering entlohnte Beschäftigung in einer beschützenden Werkstatt. Die meisten dieser Studienteilnehmer haben konkrete andere Berufswünsche und möchten vor allem mehr Geld verdienen. Eine höhere Zufriedenheit mit ihrem Job, eine größere Unabhängigkeit bzw. stärkere Selbstständigkeit haben jene Studienteilnehmer gezeigt, die in einem besser bezahlten integrierten Beschäftigungsverhältnis auf dem ersten Arbeitsmarkt arbeiten.

Ohrenkuss-Redakteur Michael Häger beschreibt seine Sicht auf die Arbeit in folgendem Gedicht:

Arbeiten ist toll
Arbeiten ist toll.
Arbeiten – Spass
Ich mache Arbeiten allein.
Viel Arbeit.
Arbeiten ist schön.
Ich habe Bücher gemacht – heute.
Ich muss was tun.[751]

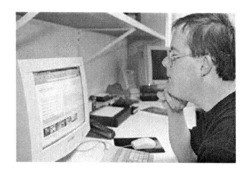

Abb. 11: Ohrenkuss-Redakteur Michael Häger bei der Arbeit

Innerhalb der Behindertenpädagogik und -politik scheint die Meinung der Betroffenen in den vergangenen Jahren zunehmend an Bedeutung zu gewinnen. So schreiben Hinz und Boban in der Einführung zu ihrer umfangreichen Untersuchung:»Und schließlich erhalten im Rahmen dieser Evaluation Äußerungen der unmittelbar Beteiligten, in erster Linie der TeilnehmerInnen an den beiden Maßnahmen [gemeint sind das Arbeitstraining sowie das Integrationspraktikum im Rahmen der Studie, K.W.] sowie der behinderten MitarbeiterInnen in Werkstätten für Behinderte, einen zentralen Stellenwert. Damit wird denen das Wort gegeben, die gemeinhin selten Gehör finden: den ExpertInnen für ihre eigene Situation, für

---

751 Vgl.»Ohrenkuss... da rein, da raus« zum Thema Arbeit, Nr. 5/2000, S. 25.

ihre Einschätzungen und ihre Zufriedenheit.«[752] Später, bei der Erläuterung ihrer Befragungsmethodik, kommen die Autoren erneut auf diesen Punkt zurück: »Die Aussagen derer, für die diese Maßnahmen angeboten werden, sind ein wichtiges, vielleicht sogar das wichtigste Datum. Dies gilt umso mehr, als in den letzten Jahren mit dem Paradigmenwechsel (vgl. Kap. 1.2) von einer institutionellen zur personalen Orientierung (u. a. in der Hilfe für Menschen mit Behinderungen) eine deutliche Aufwertung der Fähigkeiten und Kompetenzen des Personenkreises verbunden ist, seine Situation einzuschätzen, sie auch kritisch zu reflektieren und sich Gedanken über Zukunftsperspektiven zu machen.«[753]

Die Studie zum Thema Arbeit der Redaktion Ohrenkuss zeigt die Sicht der Betroffenen auf einen Aspekt ihrer Lebenssituation, nämlich auf ihr Berufsleben. Sie zeigt die Möglichkeiten von Menschen mit Down-Syndrom zur Selbsteinschätzung, zur Reflexion über die eigene Situation und zu Gedanken über Zukunftsperspektiven.

7.2 Menschen mit Down-Syndrom über ihr Selbstverständnis als Mann/Frau mit Down-Syndrom

Die Bonner Redaktion des Magazins Ohrenkuss beschäftigte sich in der zweiten Hälfte des Jahres 2002 ausführlich mit dem Thema »Frau und Mann«.[754] Zur Vorbereitung auf das Thema sah sich die Gruppe Bücher, Bilder, Ausstellungen und Filme an. Zudem war die Redaktion Gast im Cytogenetik-Praktikum für Biologiestudenten im Institut für Humangenetik der Universität Bonn, wo die Redakteurinnen und Redakteure die Technik der Darstellung menschlicher Chromosomen kennen lernten.

Die Redaktionsmitglieder entwickelten einen Fragebogen zum Thema »Frau und Mann«, den sie selbst beantworteten und an 45 weitere Personen mit Down-Syndrom verschickten.[755] 26 ausgefüllte Fragebögen wurden an die Bonner Redaktion zurückgesandt. Neben einigen Fragen zur persönlichen Lebenssituation der Studienteilnehmer sowie verschiedenen Fragen zum Thema »Frau und Mann« war ein wichtiger inhaltlicher Schwerpunkt des Fragebogens die Auseinandersetzung mit dem Down-Syndrom selbst. Die Teilnehmer konnten sich hier zu folgenden Fragen äußern: »Bist du eine Frau/Mann mit Down-Syndrom?«, »Woran merkst du, dass du Down-Syndrom hast?«, »Woran erkennt man einen Menschen mit Down-Syndrom?«, »Stört es dich, das Down-Syndrom zu haben?« und »Was ist das Besondere an Menschen mit Down-Syndrom?«.

---

752 Vgl. Hinz und Boban 2001, S. 12.

753 Ebd., S. 62 sowie S. 25 ff.

754 Vgl. hierzu und im Folgenden auch »Ohrenkuss...da rein, da raus« zum Thema »Frau und Mann«, Nr. 9/2002. Zu diesem Zeitpunkt arbeiteten in der Redaktion zehn Redakteurinnen und Redakteure mit Down-Syndrom.

755 Der Fragebogen wurde von den Redaktionsmitgliedern mit Unterstützung von Dr. Katja de Bragança und Katja Weiske entwickelt.

Alle Fragen des Fragebogens waren für ausformulierte Antworten konzipiert. Den Redaktionsmitgliedern erschien die Auszählung bestimmter Antworten bzw. die Form einer quantitativen Darstellung nicht möglich und auch nicht sinnvoll. Sie entschieden sich für die gesammelte Darstellung der Antworten auf eine bestimmte Frage und kennzeichneten die einzelnen Antworten mit Namenskürzeln der jeweiligen Befragten (die Teilnehmer hatten nicht den Wunsch anonym zu bleiben).[756] Im Folgenden sollen einige Antworten aus den Fragebögen und weitere Aussagen der Redaktionsmitglieder und der Gastkorrespondenten mit Down-Syndrom dargestellt werden, die ihr Selbstverständnis als Frauen und Männer mit Down-Syndrom ausdrücken. Nur da, wo es sinnvoll erscheint, werden die Aussagen kommentiert oder notwendige Zusatzinformationen gegeben.[757]

Die Ohrenkuss-Redakteurin Svenja Giesler (zu diesem Zweitpunkt 22 Jahre, Schülerin eines Berufskollegs) schreibt zum Down-Syndrom:

Ich habe Down-Syndrom
Ich habe Down-Syndrom
Aber ich stehe dazu
und ich bin kein Alien
denn ich bin so wie ich bin und jeder soll es verstehen
und mich respektieren

Ich wurde so geboren
Ich werde oftmals geärgert von den anderen mitschülern. Wegen meines ausehen und darunter leide ich sehr. Den keiner versteht mich aber ich kann nichts dafür. Ich wurde so geboren. Selbst auch meine Herzfehler leide ich darunter. Andere stahren mich an und fangen an zu lachen und zu attrakieren (*attackieren*) und das schmerzt zimlich Es gibt Leute die mich wegen meines Gesichtes ärgern, das kränkt mich[758]

Auf die Frage des Fragebogens »*Bist du eine Frau/Mann mit Down-Syndrom?*« gab es naturgemäß knappe Antworten (»*ja*«), die zeigen, dass die meisten Betroffenen wissen, dass sie das Down-Syndrom haben. Die weiteren Fragen zum Down-Syndrom boten die Gelegenheit für ausführlichere Antworten. Im Folgenden sollen exemplarisch die Antworten eines männlichen und eines weiblichen Studienteilnehmers dargestellt werden. Beides sind junge Erwachsene, die wie sehr viele Menschen mit Down-Syndrom einer Arbeit in einer beschützenden Werkstatt nachgehen und noch zu Hause bei den Eltern leben (siehe auch Kap.

---

756 Vgl. auch Darstellung der Antworten im Heft zum Thema »Frau und Mann«, Nr. 9/2002. Auf S. 48 des Heftes sind die vollen Namen der Teilnehmer mit den entsprechenden Namenskürzeln aufgelistet.
757 Alle Aussagen stammten von Menschen mit Down-Syndrom. Sie sind weder inhaltlich noch in der Rechtschreibung korrigiert.
758 Vgl. auch Ohrenkuss-Heft zum Thema »Frau und Mann«, Nr. 9/2002, S. 38.

7.1). Zusätzlich werden jeweils auch Antworten anderer Teilnehmer zitiert (zur Kennzeichnung werden sie mit dem entsprechenden Namenskürzel versehen), um einen Gesamteindruck des Antwortenspektrums vermitteln zu können.

Andrea Wicke (AW) ist zum Zeitpunkt der Befragung 26 Jahre alt und arbeitet in der Wäscherei einer beschützenden Werkstatt. Markus Hamm (MH) ist beim Ausfüllen des Fragebogens 19 Jahre alt und arbeitet ebenfalls in einer beschützenden Werkstatt.

Auf die Frage »*Woran merkst du, dass du Down-Syndrom hast?*« antwortet Andrea Wicke: »*Das Glotzen der anderen Menschen Den Führerschein nicht machen zu können.*« Markus Hamm dagegen schreibt als Antwort: »*Ich würde es sicher gar nicht merken, wenn nicht andere davon sprechen würden.*« Insgesamt zählen viele Teilnehmer bei der Beantwortung dieser Frage ihre empfundenen Defizite auf, der Maßstab scheint das »Normale« zu sein:

»*Ich kann kein Fahrrad fahren.*« (JBÜ)
»*Ich kann keine Reise organisieren. / Ich kann nicht selbstständig kochen. / Schwierigkeiten in Sachen Geld. / Ich kann nicht alleine leben.*« (ANI)
»*Das ich eher langsam bin und das ich nur herum gakere Wie ein Brüllaffe und das ich beim Sprechen stocke.*« (SG)
»*Ich bin anders als normale Menschen.*« (CF)
»*Weil ich nicht richtig sprechen, schreiben und rechnen kann.*« (MK)

Einige Teilnehmer scheinen dies anders zu empfinden:

»*Ich merke es gar nicht.*« (JBE)
»*Ich merke das nicht mehr.*« (AF)
»*Weil ich bei Ohrenkuss mitmachen kann.*« (MHÄ)

Diese Antwort stammt von Ohrenkuss-Redaktionsmitglied Michael Häger. Andrea Wicke beantwortet die Frage »*Woran erkennt man einen Menschen mit Down-Syndrom?*« folgendermaßen: »*große Zunge schreggestellte Augen*«. Markus Hamm äußert hierzu: »*können manchmal nicht so gut reden, sind meistens langsam, sehen sich oft ähnlich*«. Auch viele andere Studienteilnehmer nennen bei dieser Frage charakteristische Merkmale des Down-Syndroms:

»*An den Augen, an dem Gesicht.*« (AF)
»*Augen wie ich.*« (GJ)
»*Am Gesicht, an der Bewegung.*« (JBE)
»*Beim Sprechen. / Beim gehen. / In den Armbewegungen. / Dass man anders aussieht.*« (ANI)
»*Man erkennt es an den Augen die geometrisch fast gleich stehen, an den Händen ›Vierfingerfurche‹ mit einer Linie durchgezogenen Handfläche hat und Körpergröße Durchschnittlich meistens klein ist.*« (JKE)

Andere Antworten zu dieser Frage lauten:

»*Sie sind alle lieb.*« (BW)
»*Das Weiß ich nicht.*« (TW)
»*Weil die in der Werbung auftreten. Ich weiß das nicht.*« (MHÄ)

Auf die Frage »*Stört es dich, das Down-Syndrom zu haben? Wenn Ja, warum?*« antwortet Andrea Wicke: »*Ich will den Führerschein machen Ich weiß ich kann es nicht weil ich das Down-Syndrom habe*«. Markus Hamm dagegen stört es nach eigener Angabe »*überhaupt nicht*«, das Down-Syndrom zu haben. So wie Markus Hamm verneinen 15 weitere Teilnehmer diese Frage, neben knappen »*nein*«-Antworten gibt es auch Antworten wie:

»*Nein es ist Nomal ich möchte andere Menschen helfen.*« (CG)
»*Nein, ich kann trotzdem vieles lernen.*« (CK)
»*Nein eigentlich nicht ich bleibe so ich es bin und so werde glücklich sein.*« (JKE)
»*Na ja es yet so ich muß mich akceptieren wie ich bin.*« (SG)

Viele andere Befragte empfinden bestimmte Aspekte, die ihrer Meinung nach das Down-Syndrom mit sich bringt, jedoch als störend:

»*Weil ich dann Heiraten könnte, einen Lehre machen machen könnte und eine Stelle im Büro bekommen würde, Führerschein machen könnte etc.*« *(SJK)*
»*Schon – manchmal. Wenn jemand mich beschuldigt, dass ich behindert bin.*« *(ANI)*
»*Ja, weil ich wäre gerne normal. Weil mit Down-Syndrom man einfach viel nicht versteht.*«*(CJ)*
»*Ja stört mich ich möchte auch gerne Fahrrad fahren könen. Ich möchte rechnen könn.*« *(JBÜ)*

Andrea Wicke antwortet auf die letzte Frage zum Down-Syndrom »*Was ist das Besondere an Menschen mit Down-Syndrom?*« »*Weil die Leute mit Downsyndrom Wunschkinder sind.*« Markus Hamms Antwort auf diese Frage lautet: »*sie umarmen gerne andere Menschen / sie sind sehr freundlich.*«

Auch die meisten der anderen Teilnehmer nennen hier positive Eigenschaften:
»*Ich bin das Besondere.*« (AF)
»*Ich finde, das man stolz findet auf sich.*« (CJ)
»*Man kann schon viel machen, kommt drauf an: Ich mache den Haushalt.*« (ML)
»*Dass ich jemand tröste, der traurig ist, liebenswert bin, ich bin geduldig und aufmerksam, hilfsbereit.*« (ANI)
»*Sie sind bereit zu helfen / sie sind iteligent / und ein Gutes gedächtnis / sie sind begabt in sich.*« (CG)
Aber nicht nur positive Aspekte werden genannt:
»*Diese Menschen sind von Geburt an Geistig behindert, einer mehr, und einer weniger.*« (CF)
»*Die haben eine Zelle mehr, als 37 als 36 Zellen, Im Körper als andere und haben etwas mehr Probleme als andere; auf ganz unterschiedliche Weise, manche mit dem Sprechen, manche mit Schreiben.*« (AS)
»*Das ich mich freuen kann z. b. Tanzen Musik das ich schwer lernst und die Arbeit fällt mir auch ganz schwer.*« (JKL)

Aber es gibt auch ganz andere Antworten:
»Kein kommentar.« (SG)
»Dass ich günstiger in Musicals komme.« (JBE)
»Ich möchte nichts Besonderes sein, sondern so wie alle andern Menschen.« (CK)
»Keine Ahnung. Die machen immer weiter.« (MHÄ)
Die Redaktion Ohrenkuss konnte mit ihrer Umfrage zum Thema »Frau und Mann« und der Präsentation vieler Aussagen und Kommentare von Betroffenen im gleichnamigen Heft (von denen hier nur ein kleiner Ausschnitt dargestellt wurde) einen ersten Eindruck von Menschen mit Down-Syndrom und ihrem Selbstverständnis als Männer und Frauen mit einer geistigen Behinderung vermitteln. Sicher handelt es sich nicht um eine wissenschaftliche Untersuchung mit repräsentativen Ergebnissen, jedoch zeigen sich hier durchaus die Fähigkeiten von Betroffenen zur Auseinandersetzung mit einem Stück der eigenen Lebenswirklichkeit, die Möglichkeiten zu einer Meinungsbildung und –äußerung sowie zum Ausdruck negativer und positiver Gefühle. Auch inhaltlich schwierige Themen sind hiervon nicht ausgenommen, was z. B. der Beitrag der Gastkorrespondentin Michaela König (Down-Syndrom) aus Wien im Heft »Frau und Mann« zeigt.[759] Frau König war Gast einer Podiumsdiskussion zum Thema »Grenzen der Wissenschaft?« auf dem Festival *No limits* in Hannover (13.08.2000) und schreibt hierzu:

»Es ging los die Podiumsdiskussion fing an, ich ging auf die Bühne. Die Dr. Sabine Stengl Rudkofsky (*die Humangenetikerin Prof. Dr. Sabine Stengel-Rutkowsky*) war auch dabei, es ging um Wissenschaft ohne Grenzen. Wir redeten über Ärzte die Residenzgläser anfertigen, die wo Babys in Gläser kommen, das wird Untersucht, wenn das Kind Behindert ist, darf es nicht zur Welt kommen, wenn es aber gesund ist, darf die Mutter das Kind bekommen. Das war das Hauptthema, ich sagte meine Meinung dazu, ich sagte:»Ich finde es blödsinn, jeder Mensch ob Behindert oder nicht, das spielt keine Rolle, jeder Mensch sollte sich wehren können, jede Mensch hat ein Recht zu leben, wir sind auch nur Menschen die ein recht fordern. Wir die Behinderten sollten die gleichen Rechte haben, wir sollten aufwachen und uns fragen, warum man das Gesetz es verbietet, das Behinderte Menschen auch den Führerschein machen dürfen. Jeder hat das recht zu leben, wenn wir weinen dann spüren wir auch Schmerz. Wenn wir laufen kommen wir auch aus der Puste, wenn wir uns stechen Bluten wir auch ... wir sind auch Lebewesen, ich weiß es ganz genau weil ich selber Behindert bin, ich habe das Down-Syndrom und ich stehe dazu, weil es auch für Down-Syndrom Leute, ein Grund gibt zum leben, wir stehen zu uns egal was kommen mag!«

---

759 Zu verweisen ist hier auch auf das Ohrenkuss-Heft »Jenseits von Gut und Böse«, in dem die Redaktion unter anderem von einem Besuch im ehemaligen KZ Buchenwald berichtet. Vgl. »Ohrenkuss...da rein, da raus«, Nr.14/März 2005.

Die Redaktion Ohrenkuss möchte die Realität von Menschen mit Down-Syndrom widerspiegeln, ebenso ihre Wünsche und Hoffnungen. Andrea Wicke schreibt auf die Frage nach einem Traum oder Wunsch:

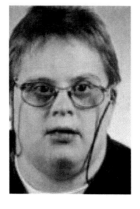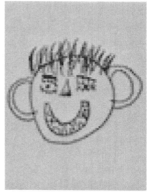

»Keine Schuppenflechte haben. Ich hätte gern mein Abitur gemacht. Ich hätte gerne studiert, am liebsten Medizin.«

Abb. 12: Andrea Wicke

In der Auseinandersetzung der Redaktion *Ohrenkuss* mit den Themen »Arbeit« und »Frau und Mann« haben die Redaktionsmitglieder die Aussagen vieler Menschen mit Down-Syndrom zu bestimmten Bereichen ihrer Lebenswirklichkeit gesammelt und der Öffentlichkeit präsentiert. Auch ohne Anspruch auf wissenschaftlich repräsentative Ergebnisse zeigen die Untersuchungen des Magazins *Ohrenkuss* ohne Zweifel die Fähigkeiten von Betroffenen zur Reflexion über die eigene Situation sowie auch ihren Willen zur Mitgestaltung ihrer Zukunftsperspektiven.[760] Je mehr Menschen mit Down-Syndrom in der Gesellschaft integriert sind, was auch heißt, dass sie mit den Problemen des Alltags (z.B. arbeiten und den Lebensunterhalt bestreiten) konfrontiert sind und an aktuellen gesellschaftlichen Diskussionen teilnehmen können (z.B. zum Thema Präimplantationsdiagnostik), umso mehr können sie ihre Möglichkeiten zur Mitgestaltung bestimmter Themen wahrnehmen.

Das Selbsterleben der Betroffenen steht einer vermeintlich objektiven ärztlichen Sicht, wie sie sich aus über 100 Jahren ärztlicher Literatur präsentiert, gegenüber. Zu dem dargestellten Selbstverständnis von Menschen mit Down-Syndrom passt ein weiterer Satz Viktor von Weizsäckers, der an die Ärzte bzw. die Forschenden gerichtet ist: »Um das Leben zu erforschen, muß man sich am Leben beteiligen.«[761]

---

760 Diese ersten Ergebnisse der Redaktion Ohrenkuss legen nahe, dass eine wissenschaftlich fundierte Studie zum Thema »Selbstverständnis von Menschen mit Down-Syndrom« sicher ein lohnendes Forschungsprojekt wäre.
761 Vgl. von Weizsäcker 1940, zitiert nach Schott 1981, S. 422.

8 Ausblick

Die heute immer noch bestehende defektorientierte Sicht auf Menschen mit Down-Syndrom hat weit zurückreichende historische Wurzeln in der ärztlichen Literatur. Der Beginn als Gegenstand ärztlicher Forschung war zunächst »hoffnungsvoll«, die Ansätze des Erstbeschreibers Langdon-Down hinsichtlich einer medizinisch-pädagogischen Betreuung und Förderung der Betroffenen basierten auf der Grundlage einer sozialen Medizin und waren für die damalige Zeit »bahnbrechend«.[762] In der Folgezeit jedoch rückten die »Defekte« vor dem Hintergrund der Erkenntnis der Unheilbarkeit des Syndroms in der ärztlichen Literatur in den Vordergrund. Allein die Diskussion um den ethnischen Aspekt, den Crookshank (1925) als Beweis für einen vormenschlichen (»orangoiden«) Status der Betroffenen ansah, hatte Auswirkungen im Sinne einer negativen Etikettierung der Menschen mit Down-Syndrom bis in die Gegenwart. So schreibt der Arzt Dr. Wolfgang Storm (1995), dass die »mongoloide« Physiognomie viel zur Stigmatisierung von Menschen mit Down-Syndrom als »schwachsinnig« beigetragen hätte. Auch die Befürworter einer chirurgischen Korrektur des »mongoloiden« Äußeren gehen in ihrer Argumentation davon aus, dass durch ein »normales« Aussehen eine Verbesserung der sozialen Beurteilung der Betroffenen (unter anderem hinsichtlich Intelligenz und Leistungsvermögen) durch Fremde und somit eine Förderung der sozialen Interaktionen erreicht werden könne.[763]

Aber auch eine »Erhöhung« der Betroffenen auf eine metaphysische Ebene (wie bei König 1959 und Wunderlich 1977) birgt die Gefahr der Ausgrenzung aus der Gesellschaft. Die Aussagen von Menschen mit Down-Syndrom in den Untersuchungen des Magazins Ohrenkuss zeigen deutlich, dass Betroffene als Teil der genetisch bedingten Vielfalt der Menschheit in der Gesellschaft akzeptiert werden möchten und sicher nicht als »*neuer* Menschen-Typus« angesehen werden wollen.

Ebenso ist das Ziel der »Verhinderung« des »Mongolismus« (da eine Heilung unmöglich ist) im ärztlichen Blick tief verankert. Sind in der ärztlichen Literatur der »prä-cytogenetischen Ära« immer wieder allgemeine Diskussionen über mögliche »sinnvolle« Maßnahmen zur Verhinderung »schwachsinniger« Nachkom-

---

762 So ist es unverständlich, dass Langdon-Downs Lebenswerk bis heute so wenig bekannt ist und er in der ärztlichen Literatur meist in einem Atemzug mit atavistischen Theorien genannt wird, die beispielsweise Schmid (1976) als Folge einer »englischen Oberklassen-Mentalität« darstellt.

763 Vgl. hierzu Storm 1995, S. 304–308. Storm selbst steht chirurgischen Eingriffen aus sozial-psychologischer Indikation beim Down-Syndrom sehr kritisch gegenüber. Vor allem in Israel würden solche Korrektur-Operationen in größerem Umfang durchgeführt (im Vergleich zu Deutschland, den USA oder Kanada).

men zu finden, wird seit der Einführung der Amniocentese die gezielte Verhinderung der Geburt eines Menschen mit Down-Syndrom thematisiert. Als neueste Entwicklung ist hier auf die Publikation einer Forschergruppe hinzuweisen, der es nun gelungen ist, Trisomie 21 und andere chromosomale Aneuploidien pränatal allein durch Untersuchung des mütterlichen Blutes nachzuweisen.[764]

Nach 30 Jahren humangenetischer Pränataldiagnostik ist heute das Töten ungeborener Kinder bei einer nachgewiesenen Trisomie 21 überwiegend akzeptiert.[765] Bis in das Jahr 2007 war in den Leitlinien zur genetischen Beratung des Berufsverbandes »Medizinische Genetik e.V.« der Anspruch einer Unterstützung der individuellen Entscheidungsfindung, *ohne direkte Einflussnahme* auf die Entscheidung selbst, fest verankert.[766] Dieser Versuch der ärztlichen Berater, sich auf eine neutrale Ebene zurückzuziehen bzw. die eigene Sicht auszublenden, erscheint in der Umsetzung innerhalb einer realen Beratungssituation als nicht durchführbar. Schon die Art des Informationsmaterials (z.B. Beschreibungen des Down-Syndroms, fotografische Abbildungen etc.), das den Ratsuchenden vom ärztlichen Berater an die Hand gegeben wird, bedeutet möglicherweise eine Einflussnahme auf die Entscheidungsfindung. Laut den überarbeiteten Leitlinien aus dem Jahr 2007 werden Entscheidungen in der genetischen Beratung nun gemeinsam von Berater und Ratsuchendem erarbeitet und stellen das Ergebnis eines kommunikativen Prozesses im Sinne einer personenzentrierten Beratung dar.[767] Ob und wie sich dieser veränderte Ansatz auf die tatsächliche Beratungssituation auswirkt, bleibt abzuwarten. Es ist festzuhalten, dass vorgeburtliche Untersuchungen mit den möglichen Konsequenzen häufig ohne Inanspruchnahme einer genetischen Beratung vorgenommen werden, also allein im Rahmen gynäkologischer Schwangerenbetreuung stattfinden.[768] Einem (defektorientierten) ärztlichen Blick begegnen Ratsuchende schon dann, wenn sie sich in einschlägigen medizinischen Nachschlagewerken über das Down-Syndrom informieren wollen.

Bemühungen, Menschen mit Down-Syndrom als zu unserer heutigen Gesellschaft zugehörig zu betrachten, sind vielfach vorhanden. Ein Beispiel ist der aufwändige Werbespot »du bist Deutschland« im öffentlich rechtlichen Fernsehen, in dem neben vielen Prominenten auch der Schauspieler Bobby Brederlow (mit Down-Syndrom) mitwirkt hat (Herbst 2005). Andererseits hat sich nach neueren

---

764 Vgl. Fan et al. 2008.

765 Die Humangenetikerin Sabine Stengel-Rutkowski spricht von einem vielfachen Schwinden der kritischen Distanz seitens der Ärzte und Laien gegenüber dem selektiven Abort und fordert die heutige Humangenetik dazu auf, sich davon zu distanzieren, als Wissenschaft der »Gendefekte« des Menschen und ihrer Verhinderung verstanden zu werden. Vgl. hierzu Stengel-Rutkowski 2002, S. 47.

766 Vgl. Berufsverband Medizinische Genetik e.V., Deutsche Gesellschaft für Humangenetik 1996.

767 Vgl. Berufsverband Medizinische Genetik e.V., Leitlinienkommission der Deutschen Gesellschaft für Humangenetik 2007.

768 Vgl. Zerres 1997, S. 73.

Untersuchungen durch die Praxis des selektiven Aborts die Zahl der Schüler und Schülerinnen mit Down-Syndrom an Förderschulen deutlich verringert, seit den 90er Jahren geht die Zahl an Lebendgeburten stetig zurück.[769] Erste empirische Befunde zum Einfluss der Praxis einer vorgeburtlichen Selektion können negative Folgen für die in unserer Gesellschaft lebenden behinderten Menschen weder nachweisen noch widerlegen.[770] So werden erst zukünftige Untersuchungen zeigen, wie sich die Lage von Menschen mit Down-Syndrom in unserer Gesellschaft vor dem Hintergrund der Praxis pränataldiagnostischer Untersuchungen und selektivem Abort weiter entwickeln wird. Das Bild von Menschen mit Down-Syndrom, insbesondere die ärztliche Sicht, wird hierbei weiterhin eine wichtige Rolle spielen.

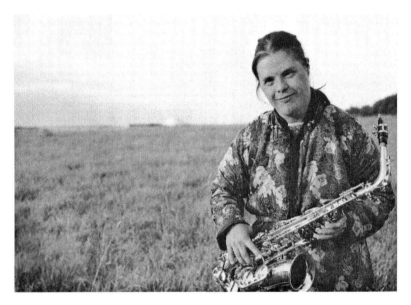

Abb. 13: Angela Fritzen, Redakteurin des Magazins »Ohrenkuss ... darein, da raus« im Sommer 2005 auf einer Reise durch die Mongolei, dem Land, mit dessen Einwohnern Menschen mit Down-Syndrom immer wieder in Verbindung gebracht wurden.

---

769 Vgl. Wilken, E. 2002, S. 162 und Lehnhard 2003, S. 165.
770 Vgl. van den Daele 2005, S. 246.

Quellen- und Literaturverzeichnis

Literatur

ALLEN, P. (1974): Aetiology of Down's syndrome inferred by Wardenburg in 1932. Nature 250, 436–437.

BAUR, E., FISCHER, E., LENZ, F. (1923): Grundriß der menschlichen Erblichkeitslehre und Rassenhygiene. Band I: Menschliche Erblichkeitslehre. Band II: Menschliche Auslese und Rassenhygiene. München: J. F. Lehmanns.

BENZENHÖFER, U. (1999): Der gute Tod? – Euthanasie und Sterbehilfe in Geschichte und Gegenwart. München: C. H. Beck.

BENZENHÖFER, U. (2003): Genese und Struktur der »NS-Kinder- und Jugendlicheneuthanasie«. Monatsschrift Kinderheilkunde 151, 1012–1019.

BENZENHÖFER, U. (2008): Der Fall Leipzig (alias Fall »Kind Knauer«) und die Planung der NS-»Kindereuthanasie«. Münster: Klemm & Oelschläger.

BERG, B. (2001): Düsseldorfer Kinder als Opfer der »Kindereuthanasie« – eine Spurensuche. In: Erbbiologische Selektion und Euthanasie, Hrsg. von F. Sparing, M.-L. Heuser. Essen: Klartext, S. 119–139.

BERUFSVERBAND MEDIZINISCHE GENETIK E V., DEUTSCHE GESELLSCHAFT FÜR HUMANGENETIK (1996): Leitlinien zur Erbringung humangenetischer Leistungen: 1. Leitlinien zur Genetischen Beratung. Medizinische Genetik 8 (Heft 3, Sonderbeilage), 1–2. Überarbeitung (2007): Genetische Beratung. Medizinische Genetik 19, 454–455.

Biographisches Lexikon hervorragender Ärzte des neunzehnten Jahrhunderts. Hrsg. von J. PAGEL. BERLIN: Urban und Schwarzenberg, 1901.

Biographisches Lexikon der hervorragenden Ärzte der letzten fünfzig Jahre. Hrsg. von I. FISCHER. BERLIN; WIEN: Urban und Schwarzenberg, 1933.

BLEYER, A. (1934): Indications that mongoloid imbecility is a gametic mutation of degressive type. American Journal of Diseases of Children 47, 346–348.

BOBAN, I., Hinz A., Lüttensee J. (1996): Das Stadthaushotel – ein Integrationsbetrieb in Hamburg. In: Selbstbestimmung. Kongreßbeiträge. Hrsg. von der Bundesvereinigung Lebenshilfe. Marburg: Bundesvereinigung, S. 442–448.

BOCK, G. (1986): Zwangssterilisation im Nationalsozialismus – Studien zur Rassenpolitik und Frauenpolitik. Opladen: Westdeutscher Verlag.

BOHNENSTENGEL, A., HOLTHAUS, H., POLLMÄCHER, A. (Hrsg.) (2003): Menschen mit Down-Syndrom begegnen. Würzburg: Edition Bentheim.

BRÖER, R. (1996): Down glaubte an eine angeborene Degeneration. Ärzte-Zeitung 15 (Nr. 179), 7. Oktober, S. 22.

Case and autopsy of a kalmuc idiot (1876). Diskussion zum Vortrag. Siehe unter: Fraser, J., Mitchell, A. (1876).

CLARK, J. (1869): Memoir of John Conolly. London: John Murray.

CROMWELL O. (1914): Crookshank/287. In: The Medical Who's Who. British Biographical Archive. Reprint London u. a.: K. G. Saur 1984 (Mikrofiche), S. 448.

CROOKSHANK, F. G. (1925): Der Mongole in unserer Mitte – Ein Studium des Menschen und seiner drei Gesichter. [The mongol in our midst: a study of man and his three faces, dt.]. Übersetzung von E. Kurz. München: Drei Masken, 1928.

DAELE, W. VAN DEN (2005): Empirische Befunde zu den gesellschaftlichen Folgen der Pränataldiagnostik: Vorgeburtliche Selektion und die Auswirkungen auf die Lage behinderter Menschen. In: Recht und Ethik in der Präimplantationsdiagnostik. Hrsg. von A. Gethmann-Siefert und St. Huster. Bad Neuenahr-Ahrweiler: Selbstverlag der Europäischen Akademie, S. 206–248.

Degener's Wer ist's. Hrsg. von A. L. Degener. Berlin: Herrmann Degener, 1935.

DROSTE, TH. (2000): Die Geschichte der Geistigbehindertenpädagogik in fachlicher Abhängigkeit von der Psychiatrie. Geistige Behinderung 39 (Heft 1), 5–19.

EARL, J. (1998): The Normansfield Theatre. In: O C. Ward: John Langdon Down. A caring Pioneer. London: The Royal Society of Medicine Press ltd., S. 205–207.

ENGLER, M. (1949): Mongolism (peristatic amentia). London: Simpkin Marshall ltd.

FAN, H. C., BLUMENFELD Y. J., CHITKARA U., HUDGINS L., QUAKE, S. R. (2008): Noninvasive diagnosis of fetal aneuploidy by shotgun sequencing DNA from maternal blood. Proceedings of the National Academy of Sciences. www.pnas./org/cgi/doi/10.1073/pnas.0808319105

FANCONI, G. (1939): Die Mutationstheorie des Mongolismus. Schweizerische Medizinische Wochenschrift 69, 81–83.

FANGERAU, H. (2001): Etablierung eines rassenhygienischen Standardwerkes 1921–1941. = Marburger Schriften zur Medizingeschichte, Bd. 43. Frankfurt am Main u. a.

FISCHER, I. (Hrsg.) (1933): siehe unter: Biographisches Lexikon der hervorragenden Ärzte der letzten fünfzig Jahre.

FRASER, J., MITCHELL, A. (1876): Kalmuc Idiocy: Report of a case with autopsy. The Journal of Mental Science 22, 169–179. Diskussion zum Vortrag von Fraser und Mitchell in: The Journal of Mental Science 22, 161–162.

FRASER, J. (1925): Obituary: The late Dr. John Fraser. The Lancet 205, 363.

GABRIEL, R. (2002): Kinder als Besucherinnen und Besucher der Gedenkstätte Hadamar. Historische Schriftenreihe des Landeswohlfahrtverbandes Hessen – Veröffentlichungen der Gedenkstätte Hadamar (Heft 1), 34–37.

GARROD, J. (1898): Congenital heart disease and the mongol type of idiocy. The British Medical Journal 1, 1200.

GELB, S. A. (1995): The beast in man. Degenerationism and Mental Retardation 1900-1920. Mental Retardation 33, 1–9.

Gesetz zur Verhütung erbkranken Nachwuchses vom 14. Juli 1933 mit Auszug aus dem Gesetz gegen gefährliche Gewohnheitsverbrecher und über Maßregeln der Sicherung und Besserung vom 24. Nov. 1933. Bearbeitet und erläutert von Dr. med. Arthur Gütt, Dr. med. Ernst Rüdin und Dr. jur. Falk Ruttke. München: Lehmanns, 1934.

GEYER, H. (1939): Zur Ätiologie der Mongoloiden Idiotie. Leipzig: Thieme

GODDARD, H. H. (1914): Feeble-Mindedness. Its causes and consequences. New York: The Macmillan Company. Reprint New York 1926.

GUSTAVSON, K.-H. (1964): Down's syndrome – a clinical and cytogenetical investigation. Uppsala: Almquist & Wiksells.

GÜTT, A., RÜDIN, E., RUTTKE, F. (1934): siehe unter: Gesetz zur Verhütung erbkranken Nachwuchses vom 14. Juli 1933.

HANHART, E. (1960): 800 Fälle von Mongoloidismus in konstitutioneller Betrachtung. Separatausdruck aus: Archiv der Julius Klaus-Stiftung für Vererbungsforschung, Sozialanthropologie und Rassenhygiene 35 (Heft1/2). Zürich: Art. Institut Orell Füssli.

HINZ, A., BOBAN, I. (2001): Integrative Berufsvorbereitung – Unterstütztes Arbeitstraining für Menschen mit Behinderung. Neuwied; Kriftel; Berlin: Luchterhand.

HOHENDORF, G., ROTZOLL, M. ET AL. (2003): NS-»Euthanasie«: Vom Wahn zur Wirklichkeit. Deutsches Ärzteblatt 100, 2626–2630.

HOVENBITZER, TH. (2001): Die Theorie vom »geborenen Verbrecher« und das Gesetz zur Verhütung erbkranken Nachwuchses: Cesare Lombrosos Einfluß auf die Sterilisierung von Straftätern und deren Nachkommen im Nationalsozialismus. Med. Dissertation Bonn.

IRELAND, W. W. (1898): The mental affections of children, idiocy, imbecillity and insanity. London: J. & A. Churchill.

JULIAN-REYNIER, C. (1995): Attitudes towards Down's syndrome: follow up of a cohort of 280 cases. Journal of Medical Genetics 32, 597–599.

KALB, H. W. (1957): Zur Kenntnis des »Mongolismus« – ein Beitrag zur Anthropologie der Schwachsinnsformen. Dissertation München.

KÁROLY, L. (1971): Johann Friedrich Blumenbach (1752–1840) – Der Naturforscher und seine physiologischen Schriften. In: J. F. Blumenbach: Über den Bildungstrieb und das Zeugungsgeschäfte. Hrsg. von L. Karoly. Stuttgart: Gustav Fischer, S. V–XX.

KLEE, E. (1985): »Euthanasie« im NS-Staat – Die »Vernichtung lebensunwerten Lebens«. Frankfurt am Main: Fischer.

KLEE, E. (2003): Das Personallexikon zum Dritten Reich. Frankfurt am Main: Fischer.

KOCH, G. et al. (1986): Down Syndrom. = Bibliographica genetica medica 21. Erlangen: Palm und Enke.

KÖNIG, K. (1959): Mongolismus – Erscheinungsbild und Herkunft. Stuttgart: Hippokrates.

KRAFT, I. (1961): Edouard Séguin and the 19th century Moral treatment of Idiots. Bulletin of the History of Medicine 35, 393–418.

LANGDON-DOWN, J. L. H. (1862): On the condition of the mouth in idiocy. The Lancet 79, 65–66.

LANGDON-DOWN, J. L. H. (1864): Abstracts of the introductory lectures delivered at the various Medical Schools at the Opening of the Session 1864–65. The Lancet 84, 405–408.

LANGDON-DOWN, J. L. H. (1866 a): Beobachtungen zu einer ethnischen Klassifizierung von Schwachsinnigen. [Observation on an ethnic classification of idiots, dt]. Originaltext mit einer Übersetzung von Horst Jahn und einem Nachwort von Prof. Dr. G. Heese. = Schriften zur Sonderpädagogik. Reihe A, Heft 6. Dortmund 1968.

LANGDON-DOWN, J. L. H. (1866 b): Marriages of consanguinity in relation to degeneration of race. London Hospital Medical Reports 3, 224–226.

LANGDON-DOWN, J. L. H. (1876): On the education and training of the feeble in mind. Auszüge der Publikation in: Ward, O C. (1998): John Langdon Down. A Caring Pioneer. London: The Royal Society of Medicine Press ltd., S. 85–89.

LANGDON-DOWN, J. L. H. (1887): Über einige der Geisteskrankheiten der Kindheit und Jugend. [On some of the Mental Affections of Childhood and Youth, dt.]. Übersetzung von Norbert Pies in: Norbert Pies (1996) : John Langdon Haydon Langdon-Down. Ein Pionier der Sozialpädiatrie. Karlsruhe: Braun, S. 137–214.

LEHNHARD, W. (2003): Der Einfluss pränataler Diagnostik und selektiven Fetozids auf die Inzidenz von Menschen mit angeborener Behinderung. Heilpädagogische Forschung, Heft 4, S. 165–176.

LEHNHARD, W. (2004): Die psychosoziale Stellung von Eltern behinderter Kinder im Zeitalter der Pränataldiagnostik. Phil. Dissertation. Würzburg.

LEJEUNE, J., TURPIN, R., GAUTIER, M. (1959): Le Mongolisme – Premier Exemple d´aberration autosomique humaine. Annales de Genetique 35, 41–49.

LENZ, F. (1923): siehe unter: Baur, E., Fischer, E., Lenz, F.

Lexikon der Völker. Siehe unter: Müller-Stellrecht, I. (1986).

MINY, P., HOLZGREVE W. (1999): Zytogenetik in der pränatalen Diagnostik. Medizinische Genetik 11 (Heft 3), 359–364.

MITCHELL, A. (1909): Obituary: Sir Arthur Mitchell. The Lancet 174, 1253.

MOORHEAD P. S., NOWELL P. C. ET AL. (1960): Chromosome preparation of leukocytes cultured from human periphal blood. Experimental Cell Research 20, 613–616.

MÖLLER, K. (1998): Schön und heiter – Eine Aktion gegen Intoleranz und Ausgrenzung. Nürnberger Nachrichten vom 26.09.1998.

MÜLLER-STELLRECHT, I. (1986): Kalmücken. In: Lexikon der Völker. Hrsg. von W. Lindig. München: Beck, 1986, S. 163–164.

MÜLLER-WIEDEMANN, H. (1992): Karl König: eine mitteleuropäische Biographie im 20. Jahrhundert. Stuttgart: Freies Geistesleben.

NEUHÄUSER, G. (1997): Zur Wirksamkeit von Therapiekonzepten – Behandlungsmöglichkeiten beim Down-Syndrom. In: Neue Perspektiven für Menschen mit Down-Syndrom. Hrsg. von E. Wilken. Rückersdorf: Selbsthilfegruppe für Menschen mit Down-Syndrom und ihre Freunde e.V., S. 100–107.

NEUMANN, H. (1899): Ueber den mongoloiden Typus der Idiotie. Berliner Klinische Wochenschrift 36, 210–212.

»Ohrenkuss ... da rein, da raus« zum Thema: Arbeit. Heft 5 (2000). Ohrenkuss, Buschstr. 22, 53113 Bonn.

»Ohrenkuss ... da rein, da raus« zum Thema: Frau und Mann. Heft 9 (2002). Ohrenkuss, Buschstr. 22, 53113 Bonn.

»Ohrenkuss ... da rein, da raus« zum Thema: Jenseits von Gut und Böse. Heft 14 (2005). Ohrenkuss, Buschstr. 22, 53113 Bonn.

OLBRISCH, R. R. (1979): Plastic surgery in mongoloid children. Fortschritte der Medizin 97 (34), 1475–1477.

ORTH, L. (1989): Die Transportkinder aus Bonn – »Kindereuthanasie«. Köln: Rheinland.

PAGEL, J. (Hrsg.) (1901): siehe unter: Biographisches Lexikon der hervorragenden Ärzte des neunzehnten Jahrhunderts.

PENROSE, L. S. (1932): On the interaction of heredity and environment in the study of human genetics (with special references to mongolian imbecility). Journal of Genetics 25, 407–422.

PENROSE, L. S. (1933): Mental defect. London: Sidwick & Jackson.

PENROSE, L. S., SMITH, G. F. (1966): Down's anomaly. London: J. & A. Churchill ltd.

PIES, N. (1996): John Langdon Haydon Langdon-Down. Ein Pionier der Sozialpädiatrie. Karlsruhe: Braun.

POLANI, P. E., BRIGGS, J. H. (1960): A mongol girl with 46 chromosomes. The Lancet 275, 721–724.

PRADER, A., LABHART, A., WILLI, H. (1956): Ein Syndrom Van Adipositas etc. Schweizerische Medizinische Wochenschrift 867, 1260–1261.

Pschyrembel Klinisches Wörterbuch. Berlin; New York: de Gruyter, 1990.

Quain's Dictionary of Medicine. Hrsg. von R. Quain. London: Longman Green, 1882.

REGENBOGEN, A., MEYER, U. (Hrsg.) (1998): Friedrich Kirchner – Wörterbuch der philosophischen Grundbegriffe 1907. Hamburg: Meiner

RETT, A. (1977): Mongolismus – Biologische, erzieherische und soziale Aspekte. Bern: Hans Huber.

RICHARDS, B. W. (1868): Correspondence. Lancet 92, 253.

RIX, B. (1989): Farce about face. London: Hoder and Stoughton.

SANDNER, P. (2003): Die Staatssicherheit und die NS-Forschung. Schlüsseldokumente zur Überlieferungsgeschichte der NS-»Euthanasie«-Akten gefunden. Vierteljahreshefte zur Zeitgeschichte 51, 285–290.

SCHEER, W. M. VAN DER (1927): Beiträge zur Kenntnis der mongoliden Missbildung (Mongolismus) – auf Grund klinischer, statistischer und anatomischer Untersuchungen. = Abhandlungen aus der Neurologie, Psychiatrie, Psychologie und ihren Grenzgebieten. Heft 41. Berlin: S. Karger.

SCHMID, F. (1976): Das Mongolismus-Syndrom. Münsterdorf: Hansen & Hansen.

SCHMID, F. (1987): Das Down-Syndrom. Münsterdorf: Hansen & Hansen.

SCHMIDTKE, J. (1997): Vererbung und Erbtests – Ein humangenetischer Ratgeber. Reinbek bei Hamburg: Rowohlt.

SCHMUHL, H.-W. (1992): Rassenhygiene, Nationalsozialismus, Euthanasie – Von der Verhütung zur Vernichtung ›lebensunwerten Lebens‹, 1890–1945. Göttingen: Vandenhoeck und Ruprecht.

SCHOTT, H. (1981): Selbsterfahrung im »Gestaltkreis«. Der Nervenarzt 52, 418–422.

SCHOTT, H. (1993): Die Chronik der Medizin. Dortmund: Chronik.

SCHOTT, H. (1996): Geleitwort. In Norbert Pies: John Langdon Haydon Langdon-Down. Ein Pionier der Sozialpädiatrie. Karlsruhe: Braun, S. 7–8.

SCHOTT, H. (2005): Das Ungeborene im Fadenkreuz der Medizin – Medizinhistorische Anmerkungen zur Pränataldiagnostik. Scheidewege – Jahresschrift für skeptisches Denken 35 (2005/2006), 155–172.

SCHULZ, B. (1931): Zur Genealogie des Mongolismus. Zeitschrift für die gesamte Neurologie und Psychiatrie, 134, 268–324.

Semi-Kürschner oder Literarisches Lexikon. Hrsg. von Ph. Stauff. Berlin: Selbstverlag, 1913.

SHUTTLEWORTH, G. E. (1909): Mongolian imbecility. The British Medical Journal 2, 661–665.

SIEGERT, F. (1910): Der Mongolismus. = Ergebnisse der Inneren Medizin und Kinderheilkunde, Bd. 6. Berlin: Julius Springer.

STEELE, M. W., BREG, W. R. (1966): Chromosome analysis of human amniotic-fluid cells. The Lancet 287, 383–385.

STENGEL-RUTKOWSKY, S. (2002): Vom Defekt zur Vielfalt – Ein Beitrag der Humangenetik zu gesellschaftlichen Wandlungsprozessen. Zeitschrift für Heilpädagogik 53 (Heft 2), 46–55.

STORM, W. (1991): Kinder mit Down-Syndrom – Paradepferde der pränatalen Diagnostik. In: Das Puzzle muss vollständig sein. Hrsg. von H. Stüssel. Gütersloh: Jakob van Hoddis, 2000, S. 130–136.

STORM, W. (1995): Das Down-Syndrom – Medizinische Betreuung vom Kindes- bis zum Erwachsenenalter. Stuttgart: Wissenschaftliche Verlagsgesellschaft.

STORM, W. (1999): Psychosoziale und Medizinische Betreuung von Menschen mit Down-Syndrom. Fachtagung Down-Syndrom vom 1.–3. Oktober an der Ruhr-Universität in Bochum, H2, S. 1–8.

STRICKSTROCK, F. (Hrsg.) (1997): Die Gesellschaft der Behinderer – das Buch zur Aktion Grundgesetz. Reinbek bei Hamburg: Rowohlt.

The Medical Directory. Edinburgh: Churchill Livingstone, 1973.

The Medical Who's Who (1914): siehe unter: Cromwell O. (1914).

TJIO, J., LEVAN, A. (1956): The chromomsome number in man. Hereditas 42, 1–6.

TREDGOLD, A. (1947): A text-book of mental deficiency. London: Baillière Tindall & Cox.

TREDGOLD, A. (1952): Obituary: Alfred Frank Tredgold. The Lancet 260, 642–643.

TRUS ARMIN (1995): »… vom Leid erlösen«. Zur Geschichte der nationalsozialistischen »Euthanasie«-Verbrechen. Frankfurt am Main: Mabuse.

VALENTI, C., SCHUTTA, E. J., KEHATY T. (1968): Prenatal diagnosis of Down's syndrome. The Lancet 292, 220.

VOGT, H. (1907): Der Mongolismus. Sonderabdruck aus: Zeitschrift für die Erforschung und Behandlung des jugendlichen Schwachsinns, Bd. 1. Jena: Gustav Fischer.

VOLPE, E. P. (1986): Is Down Syndrome a modern disease? Perspectives in Biology and Medicine 29 (3, Part 1), 423–438.

VOß, H. VON (1997): In memoriam Prof. Dr. med. Franz Schmid. Kinderärztliche Praxis 68 (Heft 3), 182.

WALDSCHMIDT, A. (1999): Vom autoritären Zwang zur individuellen Selbstbestimmung: Geschichte und Selbstverständnis der humangenetischen Beratung und vorgeburtlichen Diagnostik. In: Sichtwechsel – Schwangerschaft und pränatale Diagnostik. Hrsg. von M. Kurmann, H. Wegener. Düsseldorf: Selbstbestimmtes Leben, S. 38–44.

WARD, O C. (1997): Langdon-Down's 1864 case of Prader-Willi syndrome. Journal of the Royal Society of Medicine 90, 694–696.

WARD, O C. (1998): John Langdon Down. A caring Pioneer. London: The Royal Society of Medicine Press ltd.

WEBER, M. M. (1996): Ernst Rüdin, 1874–1952: A German Psychiatrist and Geneticist. American Journal of Medical Genetics 67, 323–331.

WEINGART, P., KROLL, J., BAYERTZ, K. (1996): Rasse, Blut und Gene – Geschichte der Eugenik und Rassenhygiene in Deutschland. Frankfurt am Main: Suhrkamp.

WEISKE, K. (1993): Spontane Zellteilungsaktivität der peripheren Leukocyten bei Feten und Neugeborenen. Chromosomendiagnostik und Zelltypcharakterisierung. Diplomarbeit Bonn.

WEISKE, K. (1997): Down-Syndrom als Mosaik. Leben mit Down-Syndrom, Heft 25, 30–32.

WEISKE, K. (2001): Wie viel verdienst du? Zusammen 21 (Heft 9), 4–7.

WEISKE, K. (2002): Arbeit ist wichtig, um zu leben. Zusammen 22 (Heft 7), 8–11.

WEIZSÄCKER, V. VON (1929): Kranker und Arzt. In: Viktor von Weizsäcker – Gesammelte Schriften, Band 5: Der Arzt und der Kranke – Stücke einer medizinischen Anthropologie. Hrsg. von P. Achilles et al. Frankfurt am Main: Suhrkamp 1987, S. 221–244.

WEWETZER, H. (1998): Paragraphen-Dilemma: Abtreibung oder Frühgeburt? Abbrüche im Spätstadium. Potsdamer Neueste Nachrichten vom 10.02.1998.

WEYGANDT, W. (1936): Der jugendliche Schwachsinn – seine Erkennung, Behandlung und Ausmerzung. Stuttgart: Ferdinand Enke.

WEYGANDT, W. (1937): Ist die mongoloide Entartung eine Erbkrankheit? Psychiatrisch-Neurologische Wochenschrift 39, 355–372.

WILKEN, E. (Hrsg.) (1997): Neue Perspektiven für Menschen mit Down-Syndrom. Rückersdorf: Selbsthilfegruppe für Menschen mit Down-Syndrom und ihre Freunde e.V.

WILKEN, E. (2002): Pränatale Diagnostik und Häufigkeit de Down-Syndroms. Frühförderung interdisziplinär, Bd. 21, S. 157–162.

WILKEN, U. (1999): Sexualpädagogische Aufgaben bei der Erziehung von Kindern und Jugendlichen mit mentalen Beeinträchtigungen. Fachtagung Down-Syndrom vom 1.–3. Oktober an der Ruhr-Universität in Bochum, M3, S. 1–8.

WINTER, B. (1994): Bürokratie des Massenmordes – die Planung und Durchführung der NS-»Euthanasie«-Aktion 1939–1941. In: Verlegt nach Hadamar – Die Geschichte einer NS-»Euthanasie»-Anstalt. Hrsg. vom Landeswohlfahrtsverband Hessen. Kassel, S. 68–118.

WUNDERLICH, CH. (1977): Das mongoloide Kind – Möglichkeiten der Erkennung und Betreuung. Stuttgart: Ferdinand Enke.

WUNDERLICH, CH. (1999): Nimm mich an, so wie ich bin – Menschen mit geistiger Behinderung akzeptieren. Holzgerlingen: Hänssler.

ZELLWEGER, H. (1965): Mongolismus – Down's Syndrom. = Ergebnisse der Inneren Medizin und Kinderheilkunde, Bd. 22. Berlin; Heidelberg; New York: Springer.

ZERRES, K. (1997): Pränataldiagnostik – Eine schwierige Thematik. In: Neue Perspektiven für Menschen mit Down-Syndrom. Hrsg. von E. Wilken. Rückersdorf: Selbsthilfegruppe für Menschen mit Down-Syndrom und ihre Freunde e.V., S. 70–75.

Unveröffentlichte Quellen

Krankenakte L., Otto: Archiv der Gedenkstätte Hadamar,
Akte Nr. 1995 des Bestandes K 12.

Krankenakte Maar, Christa: Archiv der Gedenkstätte Hadamar,
Akte Nr. 3905 des Bestandes K 12.

Krankenakte S., Berta: Archiv der Gedenkstätte Hadamar,
Akte Nr. 22 des Bestandes K 12.

Krankenakte W., Wally: Bundesarchiv Berlin,
Akte Nr. 9796 des Bestandes R 179.

Internetseiten

http://www.downtown-werkstatt.de   05.12.2005

http://www.ohrenkuss.de   05.12.2005

Biographische Informationen

CROOKSHANK, Francis Graham (Kap. 4.2)

http://copac.ac.uk   13.04.2005

GUSTAVSON, Karl-Henrik (Kap. 6.2.4)

http://copac.ac.uk   24.06.2005

http://www.chr.uu.se/gustavsonk-heng03.htm   24.06.2005

LEJEUNE, J. (Kap. 6.1)

http://trisomie.free.fr.   24.02.2005

PENROSE, L. S. (Kap. 4.5 und Kap. 6.2.6))

http://www.aim25.ac.uk 26.05.2005

RETT, A. (Kap. 6.2.8)

www.paulusverein.de 23.06.2005

www.rettsyndrom.de 23.06.2005

SCHEER, W. M. van der (Kap. 4.3)

http://galenet.galegroup.com 29.06.2005

http://www.kb.nl 29.06.2005

SCHULZ, B. (Kap. 4.4)

http://www.genetalogie.de 29.06.2005

http://www.springerlink.com 29.06.2005

SHUTTLEWORTH, G. E. (Kap. 3.5)

http://www.aim25.ac.uk 28.04.2005

SMITH, G. F. (Kap. 6.2.6)

http://copac.ac.uk 28.06.2005

ZELLWEGER, H. (Kap. 6.2.5)

www.southalabama.edu/genetics/zell.htm 24.06.2005

www.medterms.com

Abbildungsnachweise

Abb. 1 und 2 aus: WARD, O C. (1998), S. 151 und S. 101.

Abb. 3 aus: PIES, N. (1996), S. 108.

Abb. 4 und 5 aus: CROOKSHANK, F. G. (1925), Tafel II–IV und XI–XII.

Abb. 6, 7 und 8 aus: ENGLER, M. (1949), S. 122, S. 123, S. 137.

Abb. 9 und 10 aus: SCHMID, F. (1976), S. 244.

Abb. 11 aus: http://www.ohrenkuss.de/presse/mappe/images.

Abb. 12 aus: »Ohrenkuss … da rein, da raus« zum Thema: Frau und Mann. Heft 9 (2002), S. 24.

Abb. 13 aus: »Ohrenkuss… da rein, da raus« zum Thema: Mongolei. Heft 15 (2005), S. 31.